骨肌系统生物力学
建模与仿真

骨肌系统生物力学建模与仿真

主　编　樊瑜波　王丽珍

编　者（以姓氏笔画为序）

王亚伟　王宇星　王丽珍　王　超　田　山　刘笑宇　李　慧
郑　东　项　嫔　姚　杰　都承斐　莫中军　倪义坤　徐　鹏
高元明　郭俊超　唐桥虹　储照伟　樊瑜波

秘　书　冯成龙

人民卫生出版社

主编
简介

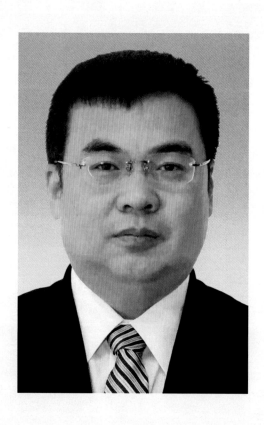

樊瑜波

教授,博士生导师
北京航空航天大学生物与医学工程学院院长
国家康复辅具研究中心主任
"生物力学与力生物学"教育部重点实验室主任

国家杰出青年科学基金获得者、教育部"长江学者"特聘教授,美国医学与生物工程院会士(AIMBE Fellow)。在生物力学工程、医疗器械生物力学设计与评价、组织工程、康复工程、航空航天医学工程等研究领域,取得了一系列创新成果,所带领团队已成为国家自然科学基金创新群体(2015)和科技部重点领域创新团队(2014)、教育部高等学校科学研究优秀成果奖自然科学奖一等奖(2015)、中国生物医学工程学会黄家驷生物医学工程奖(基础研究类)一等奖(2017)。

兼任
世界生物力学理事会(WCB)理事
国际生物医学工程联合会(IFMBE)执委
亚太生物力学理事会(APAB)理事
世界华人生物医学工程协会(WACBE)前任主席
中国生物医学工程学会前任理事长
中国生物医学工程学会中国力学学会生物力学专业委员会(分会)主任委员
SCI 期刊 *Medical Engineering & Physics* 编委、《医用生物力学》和《生物医学工程杂志》副主编

主编
简介

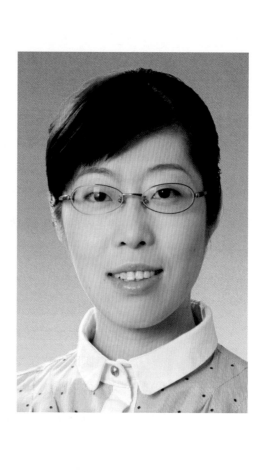

王丽珍

副教授
就职于北京航空航天大学生物与医学工程学院

主要研究方向为损伤与康复生物力学。获北航蓝天新秀、北航优秀博士论文、十佳期刊论文获得者等,已发表国际期刊论文 30 余篇。作为负责人主持国家自然科学基金、国家重点研发计划项目子课题等 5 项,以骨干成员参与国家自然科学基金创新群体项目"骨和心血管生物力学与力生物学"、科技部重点领域"植介入医疗器械的生物力学与力生物学"创新团队研究工作,获教育部高等学校科学研究优秀成果奖自然科学奖一等奖(2015)、中国生物医学工程学会黄家驷生物医学工程奖(基础研究类)一等奖(2017)。

兼任
国际矫形与创伤外科学会(SICOT)基础组委员
中国生物医学工程学会中国力学学会生物力学专业委员会委员
中国生物医学工程青年委员会副主任委员
SCI 期刊 *Journal of Mechanics in Medicine and Biology* 副主编,*Journal of Medical Imaging and Health Informatics* 编委

前言

　　建模仿真是骨肌系统生物力学研究的一种重要手段,在探索人体疾病发病机理和完善治疗方案等方面发挥着重要的作用。近年来,随着生物力学学科不断细化发展和研究队伍不断壮大,骨肌系统建模仿真技术被越来越多地应用于医疗器械研发、航空航天人体防护等领域,已成为骨科、口腔、眼科等生物力学领域中基本的研究方法。

　　骨肌系统是实现各种运动的生理基础,是人体与外界进行相互作用的根本。随着计算机科学、力学理论、医学理论的不断完善与发展,骨肌系统建模与仿真技术经历了从二维到三维、从局部到系统、从宏观到微观的发展历程。与此同时,骨肌系统生物力学也随着建模仿真技术的提升而朝着更为精细和深入的方向发展。骨肌系统建模仿真大体来说可以分成两类,一是宏观尺度上的骨肌系统器官与组织的建模仿真,主要针对人体骨肌系统整体或局部的力学响应机制方面的研究;二是微观尺度上的骨肌微结构的建模仿真,主要针对骨肌系统疾病发生、治疗与康复的力学、生物学机制研究。

骨肌系统建模过程需要详细考虑的主要因素有：真实的模型结构，基于人体解剖学结构特征参数提取、精确的解剖学结构三维扫描图像、人体冷冻切片数据库等不同数据来源的模型建立；准确的材料属性，考虑皮质骨、松质骨、肌肉纤维、韧带等基本组织的精确力学属性；精确的边界条件，考虑肌肉在骨的附着位置、骨和肌肉的运动学和动力学特性，得出较为真实的力学响应结构；模型的有效性验证，通过实验数据来证明所建立模型的有效性和可靠性。最后基于建模仿真技术针对研究需求开展研究和分析应用。

通过生物力学建模仿真方法，我国在骨肌系统相关问题的研究领域已经开展了大量的工作，并取得了一批具有国际水平的新成果。尽管在对不同的组织和器官进行生物力学建模仿真时，需要考虑的结构和功能各有差异，但这些建模仿真的思路大体相同。即紧密围绕临床问题，以临床病例（影像）为基础，应用固体力学理论、系统生物信息和控制理论，结合先进的应力场测试和医学影像技术，宏观与微观相结合、动物实验与力学模型及数值模拟相结合，对相关组织和器官进行建模与定量分析，从而建立精确规范的无创检测和分析技术，以及进行个体化治疗方案的生物力学设计。

十余年来，本团队针对脊柱、口腔、眼部、膝关节、头颈等部位的临床医学、航空防护及康复相关问题，开展了骨肌生物力学建模与应用研究，并取得了丰硕的研究成果。本书内容涉及骨肌系统建模与仿真的基本原理、方法以及所涉及的必备的解剖学等知识，针对具体研究问题设置了详细的算例，以帮助读者更快速的学习骨肌建模的基本原理和方法。算例涉及骨肌生物力学建模的冲击损伤和临床应用研究等相关内容。

1. 在冲击损伤生物力学建模方面，介绍了头部、脊柱、足踝膝、眼球等不同部位的冲击损伤生物力学仿真过程。

（1）建立了包括人体头颈、胸、腰部椎体、间盘和韧带的非线性有限元及多刚体动力学模型耦合的模拟平台，据此研究了飞行员弹射、过载、及过载约束的生物力学影响特征。

（2）建立了包含足、踝、膝的生物力学模型，研究了跳落着陆损伤的生物力学机制和防护方法。

（3）建立了一个全眼球有限元模型，包括了视网膜、角膜、巩膜、晶状体，玻璃体、房水以及眼眶等重要的眼组织，研究了弹丸碰撞导致视网膜脱落、爆炸冲击损伤眼球、白内障眼球钝体碰撞损伤机制等问题。

2. 在骨肌生物力学建模的临床应用研究方面，围绕骨科手术方案优化、骨内植物的优化设计等进行了详细介绍。

（1）脊柱的生物力学建模与应用：利用包含头颈胸腰椎体、间盘和韧带的非线性有限元模型平台，研究了椎内固定器械生物力学优化、人工椎间盘优化设计、脊椎融合术、椎间盘置换术、及混合（融合＋置换）手术的生物力学特性。

（2）骨重建过程的生物力学模拟及应用：针对在口腔种植体，建立了基于力学适应变化和微观损伤修复机制的骨重建算法，模拟预测了口腔种植体周围松质骨骨小梁分布形态的变化。

（3）下肢关节建模及模拟研究：模型包含了骨、软骨、半月板和韧带等组织，并考虑了韧带的超弹性特性和半月板等组织的各向异性特性，应用模型针对前交叉韧带手术重建等进行模拟，对手术中涉及的单/双束重建、隧道角度、固定骨钉尺寸的生物力学特征等进行分析。

本书是在主编所带领团队十余年的研究基础上编写完成的，其内容包含了编者对骨肌系统建模与仿真原理和方法丰富的经验和对学生学习过程常见问题的提炼，在前辈、同道的关怀和指导下、编者们精诚团结与协作努力下顺利完成。本书得到了国家自然科学基金创新群体项目(No.11421202)、国家重点研发计划(2016YFB1101100)、国家科学技术学术著作出版基金(2016-A-018)的联合资助。

本书内容由生物力学与力生物学教育部重点实验室骨肌系统建模与仿真研究室成员组成的编者团队完成，封面用图由重庆大学生物工程学院生物医学工程系本科生樊星雨同学绘制，书中所附视频编辑工作由秘书北京航空航天大学生物与医学工程学院冯成龙博士完成，在此一并致谢。同时向有志于学习骨肌系统建模与仿真技术的各行各业的人士表示衷心的感谢。

编写中难免有错漏和不足之处，为了进一步提高本书质量，以供再版修改，热切希望读者批评指正。

樊瑜波　王丽珍
2017 年 10 月

目录

视频

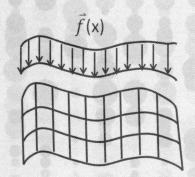

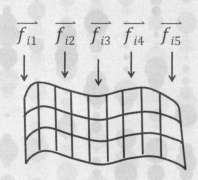

第一章

骨肌系统概论

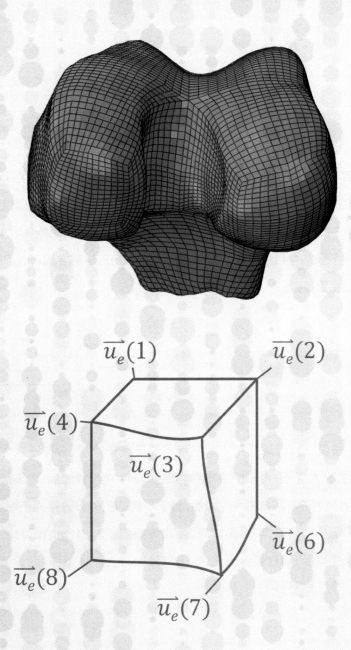

第一节　骨肌系统解剖学

倪义坤
niyikun@foxmail.com

　　人的生活与运动均离不开骨骼与肌肉的协同工作。例如,肌肉牵拉着骨骼产生了运动,并且通过各结构间复杂的相互作用控制着人的运动。即使在静止时,骨骼、肌肉和重力等外力的巧妙作用维持了人的空间位置,并支撑了人体的所有软组织。本节将简要介绍人体骨骼、肌肉系统的解剖学特征、力学特性,以便增进读者对骨肌系统的解剖学知识的了解,为骨肌系统的建模与仿真奠定基础。

一、骨

（一）骨的分类

　　骨根据形状可分为长骨、短骨、扁骨和不规则骨。长骨呈长管状,分布于人体四肢,分为一体两端。体又称为骨干,内部的空腔称为髓腔,其中容纳骨髓。体表面有1~2 个血管出入孔,称为滋养孔。两端膨大称为骺,骨干与骺的相邻部分称为干骺端。人在幼年时会在此处保留一片软骨,称为骺软骨,骺软骨细胞不断的繁殖和骨化,使得骨骼不断成长。在人成年后,骺软骨会骨化,骨干与骨骺融为一体,在其间遗留一骺线。

短骨形似立方体,多成群分布于连接牢固并且比较灵活的部位,主要由松质骨构成,外面包绕一层很薄的密质骨。如腕关节处的腕骨和踝部的跗骨都属于短骨。

扁骨形状呈板状,主要构成颅腔、胸腔和盆腔的壁,例如颅盖骨和肋骨。

不规则骨的形状不规则,所以这些骨不易进行分类。上颌骨、坐骨和耻骨都是不规则骨。

(二) 骨的构造

骨由骨质、骨膜和骨髓构成。

1. 骨质　骨质由骨组织构成,骨组织是由矿物、胶原纤维所组成的支持结缔组织。人体中每个骨的表面被一层致密的结缔组织所覆盖,这层结缔组织称为骨膜。人体中的骨组织分为两类:松质骨和密质骨。两种骨组织是由成骨细胞和破骨细胞产生并维持结构,在这两种细胞的作用下,使得骨骼以最小的体积和重量获得最大的强度。

(1) 松质骨:松质骨呈海绵状,是由骨小梁交织排列而成的具有多孔三维结构的骨组织,主要分布于骨的内部,其间填充有红骨髓。松质骨中骨小梁的形成与重建是沿着应力方向排列的,类似于建筑中使用的支架,骨小梁的存在赋予了骨骼最大的强度。松质骨的营养来自于外层密质骨,营养物质通过密质骨中形成管道的血管系统到达松质骨区。随着影像采集和图像处理技术的进步,通过对 Micro-CT 技术扫描骨骼后得到的图像进行重建与分析,可以得到松质骨的微观结构参数(表 1-1-1),从而可以对松质骨的情况进行科学的评价。这种评价方法对于骨质疏松等疾病的研究具有重要意义。

表 1-1-1　微观结构参数定义

显微结构参数	参数缩写形式	参数定义
骨体积分数	BV/TV	3-D ROI 中骨体积所占的百分比(%)
结构模型指数	SMI	该指数用以表示杆状或板状,范围为 0~3,越接近 0,表示形状接近板状,接近 3 则表示形状接近杆状
骨小梁厚度	Tb.Th	3-D ROI 中骨小梁的平均厚度(μm)
骨小梁数量	Tb.N	3-D ROI 中骨小梁的平均数量(1/μm)
骨小梁分离度	Tb.Sp	3-D ROI 中骨小梁之间的间隔大小(μm)
骨质密度	BMD	以 3-D ROI 为基础所得到的骨骼矿物质密度(g/cm^3)

注:ROI 为 research area of interests 的缩写

（2）密质骨：密质骨与松质骨的最明显区别就是密质骨远比松质骨致密，这是直观的认识。密质骨又称"骨密质"，其质地致密，抗压和抗扭曲性很强，主要分布于骨的外层，而松质骨则主要分布于骨的内部。在密质骨中，骨板呈同心圆排列，其包绕的小腔内环绕着中央哈弗管。哈弗管内包含血管和神经，正是通过这些血管，骨组织才能得到营养。另外，我们还可以看到，一些如同树枝状的骨小管在以哈弗管为中心呈放射状排列，在骨小管内分布有微小的血管和神经分支，以营养远处的骨组织。

2. 骨膜　骨膜紧密黏附于骨表面，是一层质密的结缔组织膜，其中包含丰富的血管、神经和淋巴管，因此对于骨骼的营养、再生和感觉具有重要的作用（图1-1-1）。骨膜分为内外两层，外层质密，内层疏松，骨膜的内层与骨的修复和再生具有重要的联系，一旦出现骨损伤，骨膜的成骨功能则表现活跃，从而促进骨再生。当骨膜损伤严重时，骨的再生功能将受到严重影响。

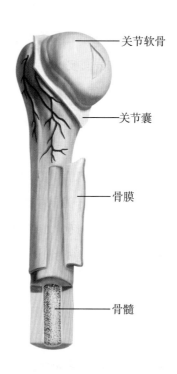

◎图1-1-1
骨膜与骨髓示意图

关节软骨
关节囊
骨膜
骨髓

3. 骨髓　骨髓为填充于骨髓腔和松质骨间的软组织，分为红骨髓和黄骨髓。红骨髓含有不同发育阶段的红细胞和其他幼稚型血细胞，呈红色，红骨髓具有造血功能。在5岁以后，长骨骨干内的红骨髓被脂肪组织代替，成为黄骨髓。黄骨髓失去了造血能力，但是在慢性失血过多或者重度贫血时，黄骨髓可转化为红骨髓，恢复造血能力。在人体椎骨、髂骨、肋骨、胸骨以及股骨等长骨的骺内终生都为红骨髓。

（三）人体骨骼

人体共有206块骨骼，可分为中轴骨和附肢骨。对于成人来说，中轴骨有80块，附肢骨有126块（图1-1-2）。

中轴骨组成了人体的中央部位，由躯干骨（51块）和颅及相关骨（29块）构成。躯干骨包括26块脊柱骨（24块椎骨、1块骶骨、1块尾骨）、1块胸骨和24块肋骨（12对），它们分别参与脊柱、骨盆和骨性轮廓的构成。颅部骨骼包括8块颅骨、6块听小骨和14块面颅骨。

◎图 1-1-2
人体骨骼

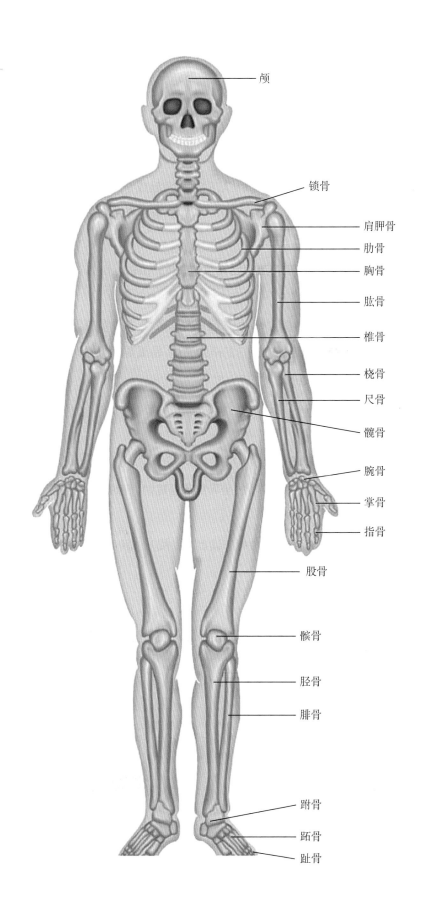

颅

锁骨

肩胛骨

肋骨

胸骨

肱骨

椎骨

桡骨

尺骨

髋骨

腕骨

掌骨

指骨

股骨

髌骨

胫骨

腓骨

跗骨

跖骨

趾骨

　　附肢骨包括 4 块上肢带骨、60 块自由上肢骨、60 块自由下肢骨和 2 块髋骨（构成骨盆）。

（四）骨性标志

　　骨性标志是指人体某些部位的骨,在体表形成比较明显的突起或者凹陷,由于这些特征常常在临床上用于定位等作用,所以被称为骨性标志。重要的骨性标志有乳突、第 7 颈椎棘突、胸骨角、肩峰、剑突、股骨大转子等。

　　乳突位于外耳下方,在其根部前缘的前内方有茎乳突,面神经则由此出颅。乳突深面的后半部为乙状沟。

　　第 7 颈椎棘突位于颈背部最突出的隆起,头部前屈时更容易触及,为计数椎骨的标志。

　　胸骨角是指位于胸骨柄与胸骨体的连接处向前的横向突起,是重要的骨性标志,为计数肋骨的标志。胸骨角平面是上、下纵隔的分界线。

　　剑突是指胸骨下方的突出,位于两侧肋弓之间,剑突与左侧肋弓的交点处是心包穿刺的常用部位。

　　肩峰高耸于肩关节的上方,为肩部的最高点。

　　股骨大转子指大腿外侧上部的突出。屈髋时,由坐骨结节至髂前上棘的连线通过股骨头转子。

　　以上仅列出了部分重要的骨性标志,其他骨性标志读者可参阅人体解剖学相关书籍。

二、肌肉

　　人体内的肌肉根据功能和结构不同可分为骨骼肌、心肌和平滑肌。由于本节重点阐述骨肌系统解剖学,因而在此重点介绍骨骼肌,关于心肌和平滑肌内容,读者可自行参阅解剖学相关书籍。

（一）骨骼肌的基本概念

　　骨骼肌一般都附着于骨,可以随人的意志而收缩,因此又称骨骼肌为随意肌,主要分布于躯干与四肢。

（二）骨骼肌的构造和形态

骨骼肌包括肌腹和肌腱两部分。肌腹主要由肌纤维组成,色红而柔软,具有收缩能力。肌腱主要由胶原纤维束构成,颜色为白色,无收缩功能,但是肌腱十分强韧并附着于骨骼。

肌肉按照形态可分为长肌、短肌、扁肌和轮匝肌四种(图1-1-3)。长肌主要分布于四肢,其特点是在收缩时能够显著缩短,因此可以产生大幅度的运动。长肌也分为多种形态,有些长肌的肌腹被中间肌腱分为两个或两个以上的部分,例如二腹肌、腹直肌;有些长肌的起端有两个以上的头,以后合成一个肌腹,称为二头肌、三头肌或四头肌。短肌多分布于躯干部的深层,收缩幅度较小。扁肌多分布于胸腹壁,具有保护内脏和运动的功能。轮匝肌多分布于孔裂的周围,由环形的肌纤维构成,收缩时可以关闭孔裂。

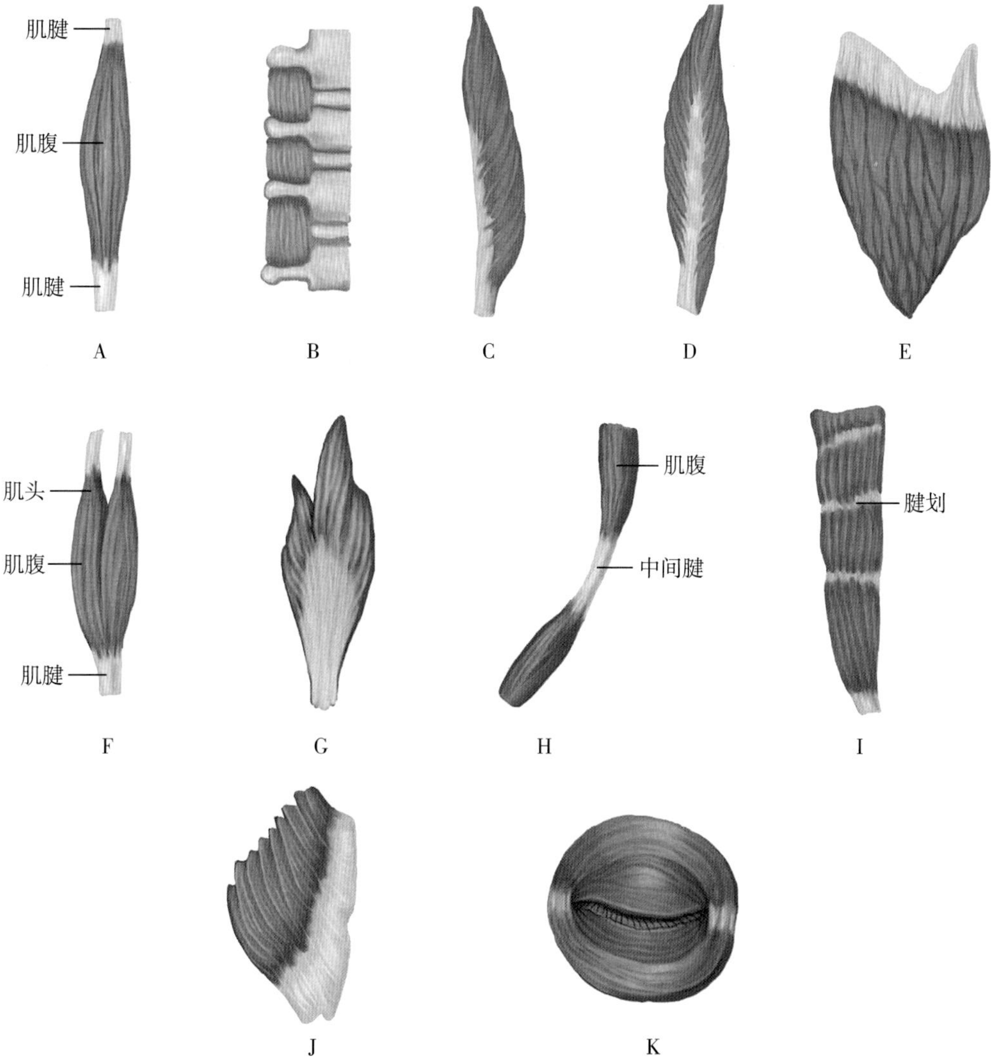

◎图 1-1-3
肌的类型
A. 长肌
B. 短肌
C. 半羽肌
D. 羽肌
E. 多羽肌
F. 二头肌
G. 三头肌
H. 二腹肌
I. 多腹肌
J. 扁肌
K. 轮匝肌

（三）肌的起止、配布和作用

肌在收缩时，两骨彼此靠近或者分离而产生运动，其中一骨的位置相对固定，而另一块相对地移动。肌在固定骨上的附着点称为起点，在移动骨上的附着点称为止点。肌在骨上的起点、止点是相对而言的，在一定条件下可以互换。

肌在关节周围配布的方式和多少与关节的运动轴相关，即在一个运动轴的相对侧至少配布有两组作用相反的肌或肌群，这两组作用相对抗的肌或肌群称为拮抗肌。而在一个运动轴同侧配布并具有相同作用的两块或多块肌，称为协同肌。在协同肌和拮抗肌的作用下，完成了关节的屈、伸等动作。

（四）人体的肌

人体全身的肌肉共约 639 块。全身肌肉约由 60 亿条肌纤维组成，图 1-1-4～图 1-1-12 展示了人体的主要骨骼肌。

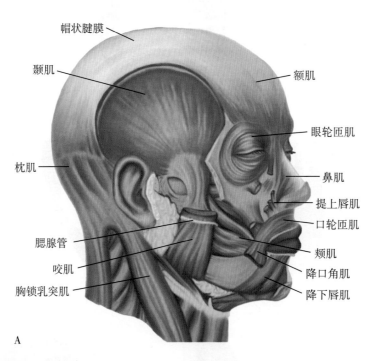

◎图 1-1-4
头面部肌肉
A. 侧面观

○图 1-1-4（续）
B. 前面观

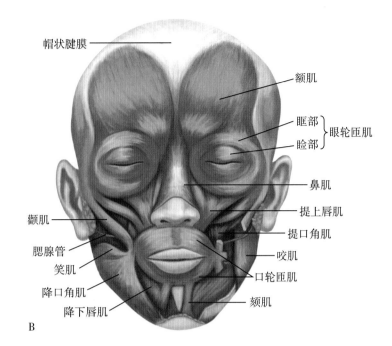

帽状腱膜

额肌

眶部
睑部 ｝ 眼轮匝肌

鼻肌

提上唇肌

提口角肌

咬肌

口轮匝肌

颏肌

颧肌

腮腺管

笑肌

降口角肌

降下唇肌

B

○图 1-1-5
颈部肌肉

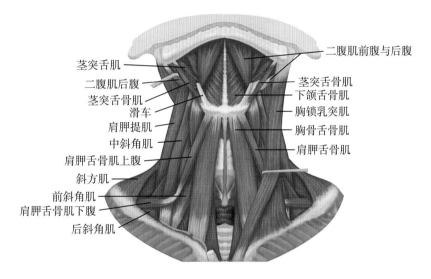

茎突舌肌

二腹肌后腹

茎突舌骨肌

滑车

肩胛提肌

中斜角肌

肩胛舌骨肌上腹

斜方肌

前斜角肌

肩胛舌骨肌下腹

后斜角肌

二腹肌前腹与后腹

茎突舌骨肌

下颌舌骨肌

胸锁乳突肌

胸骨舌骨肌

肩胛舌骨肌

○图 1-1-6
胸部肌肉

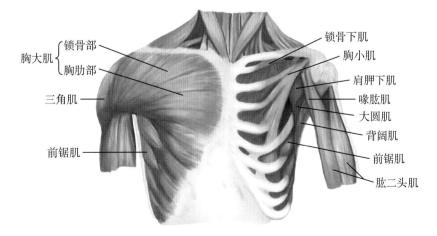

锁骨部
胸大肌 ｛
胸肋部

三角肌

前锯肌

锁骨下肌

胸小肌

肩胛下肌

喙肱肌

大圆肌

背阔肌

前锯肌

肱二头肌

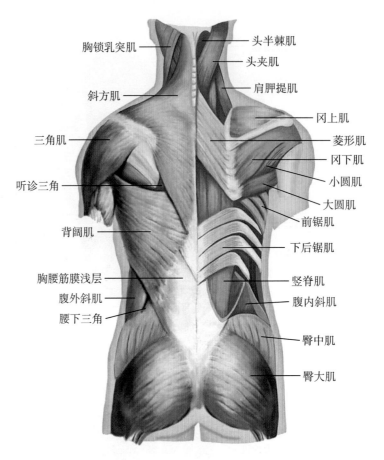

◎图 1-1-7

背部肌肉

胸锁乳突肌

头半棘肌

头夹肌

斜方肌

肩胛提肌

冈上肌

三角肌

菱形肌

冈下肌

小圆肌

听诊三角

大圆肌

前锯肌

背阔肌

下后锯肌

胸腰筋膜浅层

竖脊肌

腹外斜肌

腹内斜肌

腰下三角

臀中肌

臀大肌

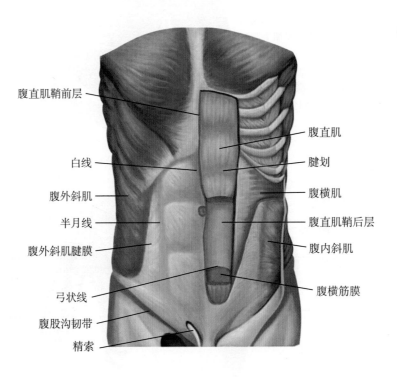

◎图 1-1-8

腹部肌肉

腹直肌鞘前层

腹直肌

白线

腱划

腹外斜肌

腹横肌

半月线

腹直肌鞘后层

腹外斜肌腱膜

腹内斜肌

弓状线

腹横筋膜

腹股沟韧带

精索

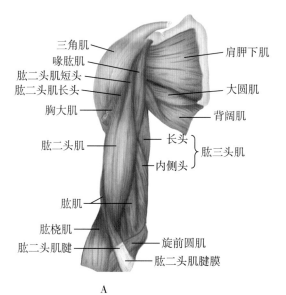

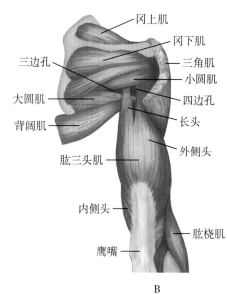

◎图 1-1-9
上肢肌肉
A. 上肢带肌与臀肌前群
B. 上肢带肌与臀肌后群

A 图标注：三角肌、喙肱肌、肱二头肌短头、肱二头肌长头、胸大肌、肱二头肌、肱肌、肱桡肌、肱二头肌腱、肩胛下肌、大圆肌、背阔肌、长头、内侧头（肱三头肌）、旋前圆肌、肱二头肌腱膜

B 图标注：冈上肌、冈下肌、三角肌、小圆肌、四边孔、长头、外侧头、肱桡肌、三边孔、大圆肌、背阔肌、肱三头肌、内侧头、鹰嘴

A　　　　　　　　　　　　　　　B

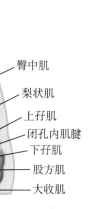

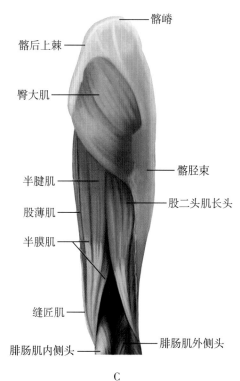

A 图标注：臀中肌、梨状肌、上孖肌、闭孔内肌腱、下孖肌、股方肌、大收肌

B 图标注：臀小肌、梨状肌、上孖肌、闭孔内肌腱、下孖肌、股方肌、股二头肌长头与半腱肌、半膜肌、大收肌、股二头肌短头、股二头肌长头

C 图标注：髂嵴、髂后上棘、臀大肌、髂胫束、半腱肌、股薄肌、半膜肌、股二头肌长头、缝匠肌、腓肠肌内侧头、腓肠肌外侧头

A　　　　　　　　　B　　　　　　　　　C

◎图 1-1-10
髋部肌肉与大腿部肌肉
A. 髋肌（深层）
B. 大腿肌后群（深层）
C. 大腿肌后群（浅层）

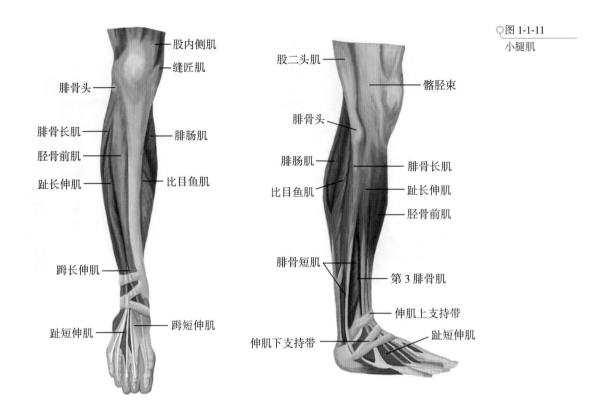

◎图 1-1-11
小腿肌

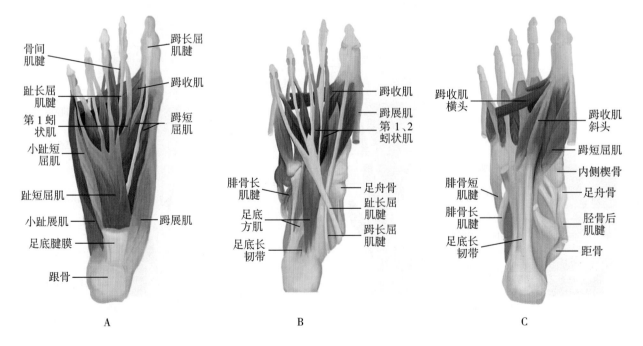

A   B   C

◎图 1-1-12
足底肌
A. 浅层
B. 中层
C. 深层

三、骨连结

这部分内容首先将简要介绍直接连结、间接连结的概念,关节的运动及人体关节的几种类型。接下来将重点介绍人体骨肌系统建模仿真中经常关注的脊柱、膝关节、髋关节、踝关节的详细解剖学特征以方便读者在建模仿真的过程中进行参考。

(一) 直接连结与间接连结

在人体中,骨与骨连结形成关节,连结的方式是通过纤维结缔组织、软骨或者骨相连。骨与骨之间连结的不同方式可以分为直接连结和间接连结两大类。

【直接连结】 直接连结较为牢固,不活动或者少许活动。可以分为纤维连结、软骨连结和骨性结合三类。

纤维连结可分为两种:韧带连结和缝。缝是骨间连续的骨膜连结,如颅骨间的缝(图 1-1-13)。韧带连结是指两骨之间通过条索状或者模板状的纤维结缔组织相连接,如小腿骨间膜(图 1-1-14)等。

软骨连结指两骨之间通过软骨相连接,可分为透明软骨结合和纤维软骨结合。软骨连结比纤维连结有更大的活动范围,连结中的软骨增加了关节的柔韧性,还可以允许轻微的运动,如椎体间的连结。在肋与胸骨结合处,由于软骨连结的存在使得胸廓可以扩大或者缩小以利于呼吸运动(图 1-1-15)。软骨连结同样存在于耻骨联合处,在人的行走或者奔跑运动中,骨盆的软骨轻微连结使其看起来类似一个悬浮系统,以对运动进行缓冲。

◎图 1-1-13
纤维连结:颅骨间的缝

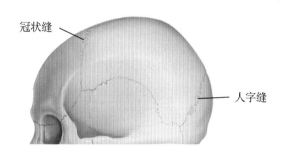

冠状缝

人字缝

◎图 1-1-14
纤维连结:韧带连接

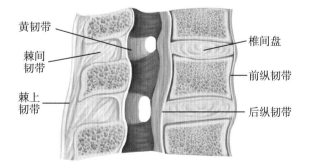

黄韧带
棘间韧带
棘上韧带
椎间盘
前纵韧带
后纵韧带

◎图 1-1-15
软骨连结:肋与胸骨结合处的软骨连结

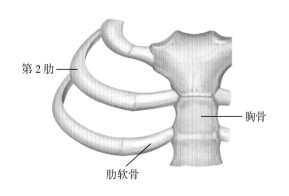

第 2 肋
胸骨
肋软骨

　　骨性结合指两骨之间以骨组织连结,常由纤维连结或者透明软骨骨化而成,例如盆骨的髂骨、耻骨和坐骨之间就是骨性结合。

　　【间接连结】　间接连结又称为关节或者滑膜关节,在几类骨连接中,间接连结一般具有较大的活动性。

　　关节由关节面、关节囊和关节腔组成(图 1-1-16)。关节面是参与组成关节的各相关骨的接触面。对于关节来说,一般至少包括两个关节面,一凹一凸,凹者为关节窝,凸者称为关节头。关节面上覆盖着关节软骨。关节囊的外层为纤维膜,内层为滑膜,滑膜内富含血管网,可以产生滑液,它为

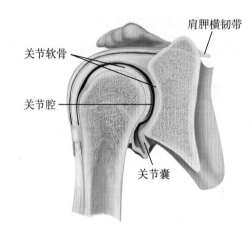

◎图 1-1-16
滑膜关节

肩胛横韧带
关节软骨
关节腔
关节囊

关节腔内提供了液态环境,不仅可以增加润滑,而且可以作为关节软骨等新陈代谢的重要媒介。关节腔为关节囊的滑膜层和关节面共同构成的密闭腔隙,其中含有滑液并且呈负压,对于关节的稳定具有一定的作用。

　　覆盖在关节面上的关节软骨可以减少运动时的摩擦,滑膜层产生的滑液可以减少摩擦,并且作为新陈代谢的媒介。韧带可以支持关节囊并稳定关节。

(二) 关节的运动及分类

　　1. 关节的运动　关节的运动包括移动、屈和伸、收和展、旋转和环转五种。其中收和展是指关节沿矢状轴进行的运动,对于手指和足趾的收展,则人为地规定以中指和第二趾为中轴的靠拢或散开的运动。环转是指运动骨的上端在原位转动,下端则做圆周运动,例如肩关节、髋关节等。

　　2. 关节的分类　关节的分类多种多样,可以按照构成骨的数目分类,也可以按照一个或者多个关节同时运动的方式进行分类,一般常用的关节分类是按照关节运动轴的数目进行分类,可以分为单轴关节、双轴关节和多轴关节。其中单轴关节只可以绕一个运动轴做运动,包括两种形式:屈戌关节和车轴关节。双轴关节同样包括以下两种形式:椭圆关节和鞍状关节。多轴关节则可以进行多方向的运动,包括球窝关节和平面关节(滑动关节)两类。以上关节的示意图均在图 1-1-17 中列出,请各位读者参阅。

◎图 1-1-17
人体关节类型
示意图

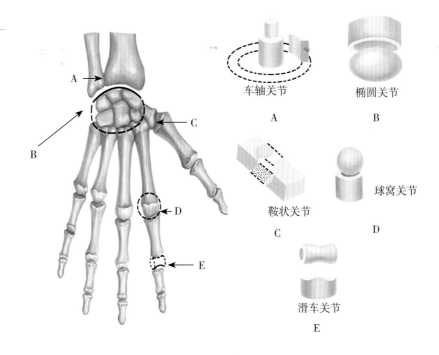

车轴关节　　　椭圆关节

A　　　　　　B

鞍状关节　　　球窝关节

C　　　　　　D

滑车关节

E

（三）脊柱

1. 脊柱的连接　脊柱由 24 块椎骨、1 块骶骨和 1 块尾骨通过骨连接形成,构成了人体的中轴。

2. 椎骨间通过韧带、软骨和滑膜关节相连接。具体可分为椎体间连结和椎弓间连结。

椎体间的连结借助于椎间盘及前纵韧带、后纵韧带相连结(图 1-1-18)。其中椎间盘是连结相邻两个椎体的纤维软骨盘,由中央部的髓核和周围部的纤维环构成。纤维环富于坚韧性牢固地连结在各椎体上下面,保护并限制髓核向周围膨出。23 个椎间盘的厚度各不相同,中胸部较薄而腰部最厚,颈部椎间盘厚度介于两者中间,并且椎间盘的厚度随年龄变化而有差异。

◎图 1-1-18
椎体间连结
示意图

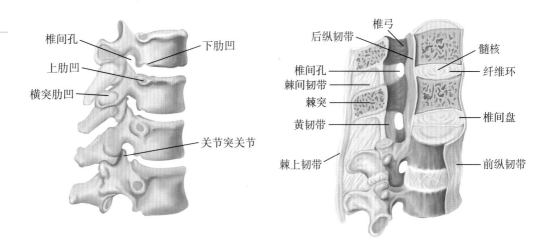

椎间孔　　　　　下肋凹
上肋凹
横突肋凹
　　　　　　关节突关节

椎弓
后纵韧带　　　　髓核
椎间孔　　　　　纤维环
棘间韧带
棘突
黄韧带　　　　　椎间盘
棘上韧带　　　　前纵韧带

前纵韧带上起自枕骨大孔前缘,下达第 1 或第 2 骶椎椎体,其纵行的纤维牢固地附着于椎体和椎间盘,可以防止脊柱过度后伸和椎间盘向前脱出。

后纵韧带位于椎管内椎体后面,起自枢椎,下达骶骨,有限制脊柱过度前屈的作用,它与椎体的结合较为疏松。

椎弓间连结包括椎弓板、棘突、横突间的韧带连结和向下关节突之间的滑膜连结(图 1-1-18)。其中涉及的韧带包括黄韧带、棘上韧带、项韧带、棘间韧带等。

3. 脊柱的整体观以及运动　脊柱的功能为保护脊髓和支持躯干,成年男性的脊柱约长 70cm,女性约长 60cm。从侧面观察脊柱(图 1-1-19),可以发现成人脊柱共有四个生理弯曲,其中颈曲和腰曲向前凸,胸曲和骶曲向后凸,这些弯曲对于维持人的重心稳定和减轻震荡具有重要意义。

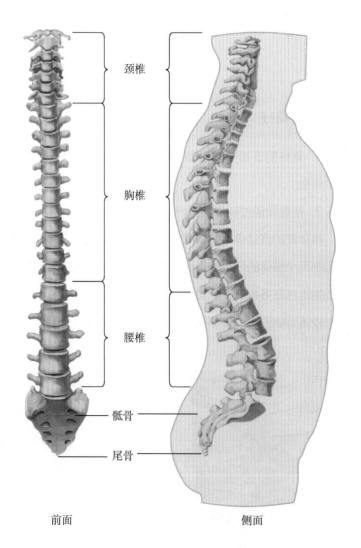

◎图 1-1-19
脊柱整体观

颈椎

胸椎

腰椎

骶骨

尾骨

前面　　　　　侧面

　　脊柱的活动范围较大,可以做屈、伸、侧屈和环转运动。但是脊柱各部位的活动范围和运动性质不同。在颈部,椎间盘较厚而且关节囊松弛,因此屈伸和旋转的幅度较大。而胸部的椎间盘较薄,并且关节突的关节面呈冠状位,棘突呈叠瓦状,在这些因素的限制下,胸椎的活动范围较小。

(四) 髋关节

　　髋关节由髋臼与股骨头构成,属于多轴的球窝关节。

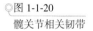

◎图 1-1-20
　髋关节相关韧带

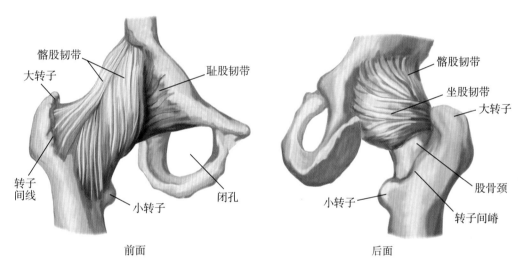

髂股韧带　　　　　　　　　耻股韧带
大转子　　　　　　　　　　　　　　　　　髂股韧带
　　　　　　　　　　　　　　　　　　　　坐股韧带
　　　　　　　　　　　　　　　　　　　　大转子
转子
间线
　　　　　　　　　　　　　　　　　　　　股骨颈
　　　　小转子　　闭孔　　小转子　　　　转子间嵴

前面　　　　　　　　　　　　　　后面

　　髋关节囊周围的韧带主要有以下几条:

　　1. 髂骨韧带　这条韧带最为强健,起自髂前下棘,呈人字形向下经过关节囊前方至于转子间线。可限制大腿过度伸运动,对于维持人类的直立姿势具有很大作用。

　　2. 股骨头韧带　连结股骨头凹和髋臼横韧带之间,被滑膜所包裹,其内含有营养骨组织的血管。

　　3. 耻骨韧带　由耻骨上支向外下于关节囊前下壁与髂骨韧带的深部融合,其作用是限制大腿的外展以及旋外运动。

　　4. 坐骨韧带　起自坐骨体,斜向外上与关节囊融合,附着于大转子根部,可限制大腿的旋内运动。

　　5. 轮匝带　是关节囊的深层纤维围绕股骨颈的环形增厚,可约束股骨头向外脱出。

（五）膝关节

膝关节由股骨下端、胫骨上端和髌骨构成，是人体最大、最复杂的关节（图 1-1-21）。

膝关节的关节囊很薄，而且松弛，附着于各个关节面的周缘，在其关节囊周围有韧带加固，从而增加关节的稳定性。主要有髌韧带、腓侧副韧带、胫侧副韧带、腘斜韧带和膝交叉韧带。

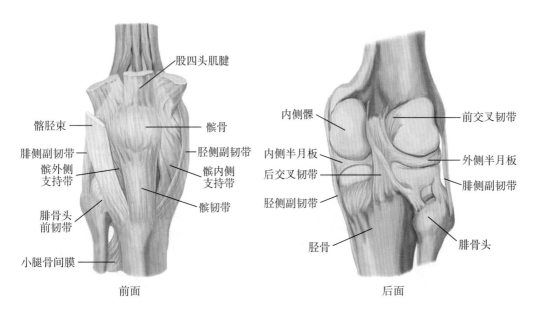

前面　　　　后面

◎图 1-1-21
膝关节前面观及后面观

其中膝交叉韧带分为前交叉韧带和后交叉韧带（图 1-1-22）。前交叉韧带起自胫骨髁间隆起的前方内侧，纤维呈扇形附着于股骨内侧髁的内侧。后交叉韧带起自胫骨髁间隆起的后方，附着于股骨内侧髁的外侧面。膝交叉韧带牢固地连结股骨和胫骨，可防止胫骨沿股骨向前、后移位。前交叉韧带在伸膝时最紧张，可防止胫骨前移。后交叉韧带在屈膝时最紧张，可防止胫骨后移。

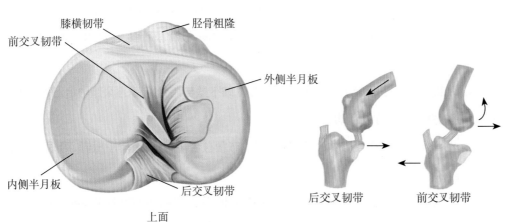

上面　　　后交叉韧带　　前交叉韧带

◎图 1-1-22
膝关节内韧带和软骨

半月板是垫在股骨内、外侧髁与胫骨内、外侧髁关节面之间的两块半月形纤维软骨板，分别称为内、外侧半月板。内侧半月板较大，呈 C 形，外侧半月板较小，呈 O 形。

(六) 踝关节

踝关节又称距小腿关节(图 1-1-23)。踝关节由胫骨、腓骨的下端与距骨滑车构成，近似单轴的屈戌关节，在足背屈或跖屈时，其旋转轴可变。踝关节的关节囊附着于各关节的周围，囊的前、后壁薄而松弛，两侧有韧带增厚加强，分别为内侧韧带和外侧韧带(图 1-1-24)。外侧韧带由不连续的距腓前韧带、跟腓韧带和距腓后韧带组成，三条韧带均起自外踝，分别向前、向下和向后内止于距骨及根骨，三条韧带均较薄弱。

◎图 1-1-23
足关节水平切面观

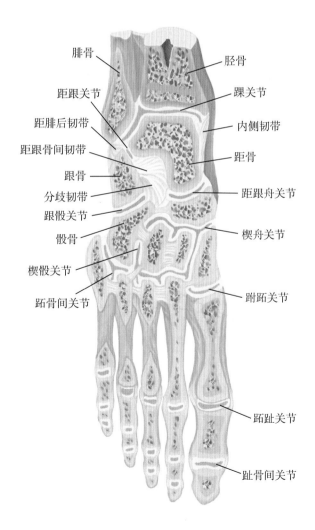

腓骨
胫骨
距跟关节
踝关节
距腓后韧带
内侧韧带
距跟骨间韧带
距骨
跟骨
分歧韧带
距跟舟关节
跟骰关节
骰骨
楔舟关节
楔骰关节
距骨间关节
跗跖关节
跖趾关节
趾骨间关节

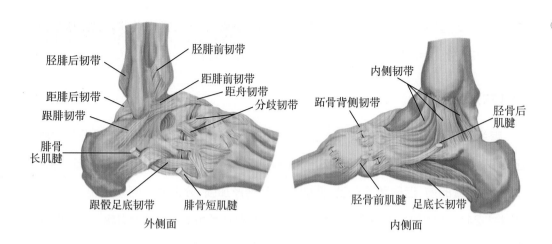

胫腓后韧带　　　　胫腓前韧带
　　　　　　　　　距腓前韧带
距腓后韧带　　　　　距舟韧带
跟腓韧带　　　　　分歧韧带
腓骨
长肌腱

跟骰足底韧带　　腓骨短肌腱
外侧面

内侧韧带
跖骨背侧韧带　　　　胫骨后
　　　　　　　　　　肌腱

胫骨前肌腱　　足底长韧带
内侧面

　　踝关节能做背屈(伸)和跖屈运动。距骨滑车前宽后窄，当背屈时，较宽的滑车前部嵌入关节窝内，踝关节较稳定。当跖屈时，由于较窄的滑车后部进入关节窝内，虽能做轻微的侧方运动，关节其实不够稳定，因此踝关节在下楼梯、下山等情况下易发生扭伤。

　　跗骨和跖骨连结形成向上的弓形，称为足弓(图 1-1-25)。足弓与肌肉和韧带构成了功能上不可分割的复合体。在习惯上，把足弓分为前后方向的内、外侧纵弓和内外方向的一个横弓。

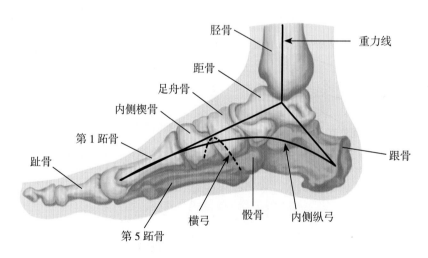

胫骨　　　　　　　重力线
距骨
足舟骨
内侧楔骨
第 1 跖骨
趾骨　　　　　　　　　　　跟骨

横弓　　骰骨　内侧纵弓
第 5 跖骨

第二节　骨学概论

高元明
yuanminggao@foxmail.com

一、骨结构

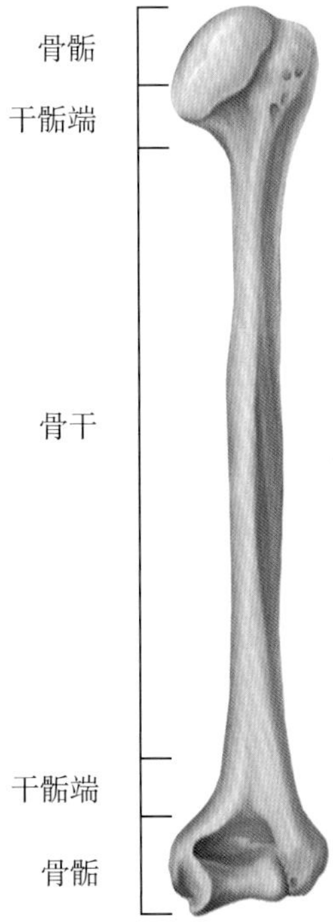

骨的形态各异,据其形态不同可分为长骨、短骨、扁骨和不规则骨。以长骨为例,其主要结构包括以下几部分,如图 1-2-1 所示。

(一)骨干

骨干(diaphysis)呈长圆柱的管状,是骨结构中的主要部分。其内中空构成髓腔,可以容纳骨髓。骨干的中空结构类似工程中的薄壁梁,在保证强度的同时减轻了自身质量。

◎图 1-2-1
长骨(肱骨)结构

骨骺
干骺端

骨干

干骺端
骨骺

（二）骨骺

骨干沿轴向在靠近末端处逐渐膨大形成骨骺（epiphysis）。大多数骨的末端都要比中部宽大，这是因为该处通常被关节软骨覆盖并构成关节面来承受载荷。较大的接触面积可以降低关节面上产生的应力，起到有效的保护作用。

（三）干骺端

干骺端（metaphysis）位于骨干与骨骺之间。在骨的生长阶段，该处的软骨可使骨干沿轴向加长。骨骼停止生长后，软骨骨化，留下一条骺线。

（四）密质骨与松质骨

密质骨和松质骨（compact bone & spongy bone）由骨组织构成（图 1-2-2），它们是骨肌系统建模与仿真的重要研究对象。后文将详细介绍。

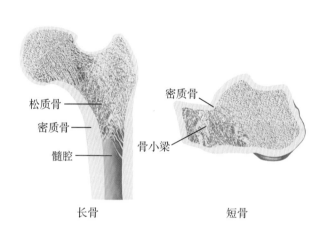

◎图 1-2-2
密质骨与松质骨

松质骨　密质骨　髓腔　长骨　密质骨　骨小梁　短骨

（五）关节软骨

关节软骨（articular cartilage）为一薄层透明软骨，附着在构成关节的骨骺上（见图 1-1-1）。关节软骨的厚度约为 1~7mm，并随着人从成年到衰老的过程而变薄。其形状与所附着的骨表面相吻合。关节软骨在关节的运动过程中起降低摩擦阻力和减缓冲击的作用。由于其自身缺乏软骨膜和血管，修复能力有限。

（六）骨膜

骨膜（periosteum）是致密结缔组织，覆盖于除关节面外的骨的表面，其含有丰富的血管、神经和淋巴管。骨膜分为内、外两层。内层骨膜含有成骨细胞和破骨细胞，在骨的生长阶段可以增加骨的厚度。骨膜可以为骨提供保护，为骨组织提供养分，促进骨折的愈合，并为韧带和筋腱提供附着点。

（七）骨内膜

骨内膜（endosteum）是附着在骨髓腔内表面和哈弗斯管（Haversian canal）的膜状结缔组织，其内含有的成骨细胞和破骨细胞可促进骨的修复和重建。

（八）骨髓

骨髓（bone marrow）为充填骨髓腔和松质骨间隙的软组织。成年人的骨髓分为红骨髓和黄骨髓。红骨髓多存在于长骨的骨髓腔和扁骨、不规则骨的松质骨间隙中，可产生红细胞、血小板和白细胞，具有造血能力。胎儿的骨髓全是红骨髓。黄骨髓主要是脂肪组织，可以储存能量但失去了造血功能，在机体缺血严重时可以转换成红骨髓来参与造血。

二、密质骨

密质骨分布于骨的表面，其上覆盖骨膜。密质骨坚硬，耐压性强，密度大，成年人骨骼80% 的质量集中于密质骨。骨单位（osteon）的重复排列形成了密质骨，它是由围绕哈弗斯管的同轴薄层构成。这些管状单位通常平行排列成圆筒结构，对于长骨来说这些单位的方向与骨的轴向相同。

骨单位的排列方向对密质骨的力学性能影响较大。如长骨这种细长杆结构容易发生弯曲变形，长骨骨干处的骨单位方向与骨的轴向平行可明显提高长骨的抗弯性，减小骨折发生的几率。骨的力学环境不是一成不变的。例如婴幼儿开始学习走路，运动员长期从事某特定项目的训练都会使骨的常规受力条件发生改变。此时，骨单位的方向也会随之发生变化来适应新的生理需求。

三、松质骨

松质骨位于骨的内部，其上覆盖骨膜起保护作用。与密质骨不同，松质骨不含骨单位，而是由相互交织的不规则且呈细小柱状或板状的骨小梁（trabecula）排列构成。骨小梁之间的空隙中容纳有骨髓，其中含丰富的血管，可为骨细胞提供养分。松质骨组成了长骨、短骨、扁骨和不规则骨的主要内部结构，如长骨骨骺的中心区域（见图 1-2-2）。

从微结构上看,松质骨的骨小梁的排列似乎没有密质骨的骨单位那样有组织性。但实际上骨小梁的方向正与骨应力方向吻合,这样松质骨可以保证骨在传导力的同时不会遭到破坏。由于松质骨存在的区域多为应力方向复杂多变且强度不大的区域,导致了骨小梁形成了错综复杂的空间结构,并且随着力学环境、年龄和疾病(如股骨头坏死、骨质疏松)等因素的变化而逐渐改变构形,如图 1-2-3。

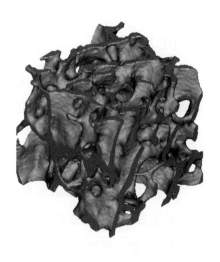

◎图 1-2-3
股骨头坏死导致的骨小梁异常重建

松质骨的结构类似于工程结构中的多孔材料,具有高强度低密度的特点。松质骨强度上虽逊于密质骨,但其显著地减轻了骨的质量。轻量化的骨有利于肌肉对其灵活驱动而完成各种运动。相互交错的骨小梁也为容纳其间的骨髓提供了足够的支撑和保护。

四、骨的细胞成分

骨组织中的细胞包括骨原细胞(osteogenic cell)、成骨细胞(osteoblast)、骨细胞(osteocyte)和破骨细胞(osteoclast)。

骨原细胞是一种源自间充质(mesenchyme)的干细胞。它可以通过分裂增殖并分化为成骨细胞。骨原细胞通常位于骨髓、内层骨膜和骨内膜等结缔组织中。

成骨细胞能够合成和分泌胶原纤维与骨基质的有机成分,称为类骨质(osteoid)。当其被所分泌的类骨质包埋后便成为骨细胞。成骨细胞是由骨原细胞在骨形态生成蛋白(bone morphogenetic protein,BMP)的诱导下分化而成,是嗜碱性的单核细胞,具有典型的蛋白质合成细胞的特征。成骨细胞以单层细胞的形式覆盖在发育中或进行重建的骨表面,在未成年人的骨中含量较高。对于成年人相对静止的骨,成骨细胞位于骨内膜的表面和密质骨深处的骨单位重建处。

骨细胞的胞体呈椭圆形并多突起,是成熟骨组织中的主要细胞成分。与成骨细胞不同,骨细胞不再进行细胞分裂。骨细胞主要分布在相邻骨板之间或分散在骨板内,其胞体所在椭圆形空腔称为陷窝(lacuna),细长突起所占的微小管道称为骨小管(canaliculi)。骨基质中遍布的骨小管一方面将相邻骨细胞连接起来,另一方面可为骨细胞与血管之间的给养和新陈代谢提供通道。

破骨细胞是由许多单核细胞（来自骨髓等造血组织）融合而成的多核大细胞，主要分布在骨表面的吸收湾（resorption bays）内。在破骨细胞朝向骨表面的一侧有由许多微绒毛构成的皱褶缘（ruffled border）。在皱褶缘与骨表面接触的区域形成一个微环境，破骨细胞可向其释放溶酶体酶和乳酸等来溶解骨组织。

五、骨的化学成分

组成骨的化学物质可分为有机物和无机物。有机物的主要成分为胶原（collagen）。胶原是一种结构蛋白，约占人体蛋白的 30%，有非常好的机械强度。胶原存在于人体的许多组织中，如真皮、血管、韧带、肌腱和骨骼等。骨中的胶原分子之间有着更强的共价键且相互交联，所以骨胶原构成的胶原纤维（collagen fiber）化学性质更稳定，结构更坚固。胶原分子内部的间隙也为无机物的沉积提供了空间。

矿物质是骨中的无机成分，其主要由结晶体构成，通常称为羟基磷灰石。矿物质首先在胶原纤维的微小间隙中结晶。当间隙被充满后，矿物质以针状、板状和棒状的结晶形式沉积于胶原纤维周围。

骨可看成由胶原纤维和羟基磷灰石组成的复合材料，具有优异的力学性能。羟基磷灰石沿轴向的杨氏模量为 165GPa，与常用的金属材料相当（钢的杨氏模量约为 200GPa）。胶原纤维不严格遵从胡克定律，其切向模量约为 1.24GPa。骨的杨氏模量（人的股骨，拉伸时为 18GPa）界于羟基磷灰石和胶原纤维之间，但其材料的力学性能比两者都要好。羟基磷灰石如钢筋混凝土中的水泥一样属于脆性材料，强度高但不抗拉，主要体现为骨的硬度。胶原纤维如同钢筋混凝土中的钢筋，抗拉而不抗压，保证了骨的韧性。无机物与有机物在骨中所占比例也随年龄等因素变化。成年人骨有机物和无机物的比例约为 3∶7。幼儿期骨中两者所占比例大体相等，骨体现为弹性强，易变形，不易断裂骨折。老年人骨的无机物成分偏高，脆性强。

六、骨的发育和生长

骨发育自胚胎的间充质。间充质以膜状分布，构成并限定了骨的初始形状和位置。有些骨在膜的基础上骨化，该过程称为膜内成骨（intramembranous ossification）；另一些骨先发育为软骨，再由软骨骨化，称为软骨内成骨（endochondral ossification）。

膜内成骨较软骨内成骨的过程简单,大多数的扁骨是通过该过程形成的。首先在骨发生的地方会有特定的化学信号促使间充质中的一些细胞聚集并分化为骨原细胞,进而分化为成骨细胞。成骨细胞开始分泌骨基质中的有机物成分,直至其被骨基质包埋起来形成骨细胞。骨细胞的树状突起向四周辐射伸展形成骨小管。无机物的沉积使骨基质发生钙化。在血管网周围随着骨基质的钙化将形成相互交织的骨小梁,构成原始的松质骨。骨小梁间隙中与血管相关的结缔组织将分化为红骨髓充填于骨小梁间隙腔内。在形成密质骨的区域,骨小梁继续增厚,骨小梁间隙变小并有基质胶原纤维附着于间隙腔壁上。最终骨细胞呈同心圆连续排列,且圆心处有哈弗斯管,构成骨单位。间充质在骨的表面形成骨膜,骨膜的内层具有成骨细胞可继续进行造骨。

人体中大多数的骨是通过软骨内成骨形成的。这里以长骨为例来简要说明该过程。在骨的形成位置上间充质细胞受到特定化学信号的刺激开始聚集并形成骨的基本形状,其中的一些细胞将分化为成软骨细胞(chondroblast)。成软骨细胞分泌软骨基质,生成由透明软骨组成的软骨雏形。间充质形成软骨膜覆盖在软骨雏形表面。成软骨细胞被深埋于软骨基质中便形成了软骨细胞。软骨细胞的不断形成可以促使软骨雏形在长度方向上生长,并伴随大量的软骨基质的分泌。软骨膜中新生成软骨细胞的骨基质在软骨雏形表面不断沉积造成了骨在厚度方向的生长。随着软骨雏形的生长,处在中部位置的软骨细胞变得肥大,其周围的软骨基质开始钙化。其他处在钙化软骨中的软骨细胞会因失去养分而死亡,留下陷窝。在软骨基质开始钙化的过程中会有血管和间充质侵入软骨雏形中部,形成红骨髓并刺激软骨膜中的骨原细胞分化成骨细胞和破骨细胞,开始造骨,此处称为初级骨化中心(primary ossification center)。破骨细胞会在中心位置破坏骨组织而形成空腔,即骨髓腔。成骨细胞分泌骨基质,开始形成松质骨的骨小梁。初级骨化会使软骨不断被骨组织所代替,并将这一变化从中心向骨的两端逐渐进行。在胎儿出生前后,骺动脉的分支将侵入长骨骨骺处,形成次级骨化中心(secondary ossification center),并在该处进行造骨。初级、次级骨化中心和骨膜不断造骨分别形成骨干和骨骺,两者之间有骺软骨,其主要完成长骨的不断加长。成年后骨骼停止生长,骺软骨完全骨化,形成骺线。

七、骨重建理论

　　骨是生物体的一种器官，它在生物体的生长发育、疾病康复和新环境适应的条件下要不断地用新骨组织代替旧骨组织，这一过程称为骨重建（remodeling），分为骨吸收（bone resorption）和骨沉积（bone deposition）两个阶段。在骨吸收阶段，破骨细胞贴住骨表面，在与之接触的皱褶缘周围形成相对封闭的微环境，破骨细胞向该微环境中释放酸性液体溶解骨组织中的无机物，释放蛋白酶来溶解骨组织中的胶原纤维等有机物。破骨细胞通过小泡把骨吸收的产物（蛋白和矿物质等）吞噬到细胞内，再从与皱褶缘相对的一侧通过胞吐作用排出。最终这些骨吸收的产物被扩散到相邻的毛细血管中。在骨沉积阶段，成骨细胞移行至需要造骨的区域并分泌骨基质，骨基质经钙化形成新骨。密质骨每年的重建率约为 4%，松质骨重建率约为 20%。同一骨不同部位的骨重建率也不相同，例如股骨末端每 4 个月更新一次，而股骨体在人的整个生命周期内都不会完成彻底更新。

　　骨重建可使新生成的骨组织适应最新的载荷强度和形式，并可以对骨的形状进行改变。从组织层面来看，骨重建也有其消极的一面。松质骨的重建可能会发生骨小梁的穿孔或丢失。密质骨的重建可能会增加骨的多孔性和减小密质骨厚度。这些都可以导致骨的强度降低。

第三节 骨肌系统生物力学基本理论

姚杰
yaojie@buaa.edu.cn

本节内容旨在介绍骨肌系统生物力学仿真中的基本理论,阐释了应力、应变、位移、应变能密度、本构关系等生物力学中的基本概念,列举了生物组织常用的线弹性、超弹性和黏弹性本构关系,进而对生物力学有限元仿真的基本原理进行了说明,旨在使读者在使用商业软件进行有限元分析的同时了解其内在的机制和过程。

一、骨肌生物力学基本概念

(一) 应力

组织的生长、改建、损伤和康复都与其所处的力学环境有着密切的联系。在骨肌系统生物力学中,骨的微观结构和密度会随着力学刺激的改变而改变,使骨量在足够承担力学负载的情况下达到优化的分配。长期失用会导致骨丢失,适度的承载则可使骨变强,过度承载则会导致微骨折。为了研究组织对于力学环境的响应,我们首先需要对组织上的受力情况进行定量的描述,即引入内力和应力的概念。

【内力】 当组织受到载荷作用后,其内部各部分之间相互作用的力。内力为矢量,其大小和方向与所考察的截面有关。如图 1-3-1A 所示,假设生物组织被截面 S 分成两部分,则截面 S 上的内力即为该截面受到的合力 F。

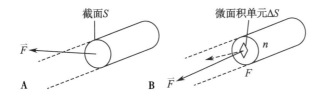

◎图 1-3-1
组织上的内力
A. 截面 S 上的
内力 $\vec{F}$
B. 微截面 ΔS 上
的内力 $\overline{\Delta F}$

【应力矢量】 是指单位面积上的内力。

如图 1-3-1B 所示,设微面积单元 ΔS 上的内力为 $\overline{\Delta F}$,则作用在 ΔS 上的平均应力即为 $\overline{\Delta F}/\Delta S$。当 ΔS 趋于 0 并且收敛于一点时该点上的应力为:

$$\vec{\sigma} = \lim_{\Delta S \to 0} \frac{\overline{\Delta F}}{\Delta S}$$

应力矢量的大小和方向与所考察截面的方向有关。例如,在图 1-3-2A 中,ΔS_1 上的应力大小为 P/S;而在图 1-3-2B 中,ΔS_2 上的应力大小为 0。

◎图 1-3-2
应力矢量与所考
察截面的方向
有关
A. 应力大小为
P/S
B. 应力大小为 0

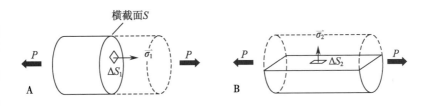

由于一点上的应力矢量会随着考察截面方向的改变而改变,为了清晰地描述给定点上任意方向的应力状态,我们需要引入应力张量的概念。

【应力张量】 定义为:

$$\sigma = \sigma_{ij} e_i e_j \quad (i,j=1,2,3)$$

其中,σ_{ij} 为应力张量 σ 的 9 个分量,e_i 为坐标基矢量。σ 的值与截面方向的选取无关,并且不随坐标系的改变而改变。σ 为对称张量,满足 $\sigma_{ij}=\sigma_{ji}$。而且,任意方向上的应力矢量可以由应力张量与该方向的单位矢量进行点积获得:

$$\vec{\sigma} = \sigma \cdot \vec{n}$$

其中 $\vec{\sigma}$ 为应力矢量,σ 为应力张量,$\vec{n}$ 为考察截面的法向单位向量。

(二) 位移

组织在一定的力学环境下会发生空间位置的改变,任意一点的位移是指:该点从初位置到末位置的空间距离和方向,位移为矢量。

如图 1-3-3 所示,A 在初始时
刻的坐标为 (x_1,y_1),A 在 $t+\Delta t$ 时
刻的坐标为 (x_2,y_2),则 A 在 Δt 时
间内的位移即为:

$$\vec{u}=(u_1,u_2)=(x_2-x_1,y_2-y_1)$$

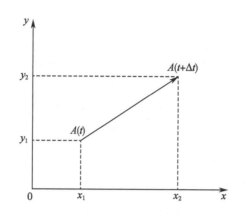

◎图 1-3-3
位移

(三) 应变

组织在一定的力学环境下会发生相应的变形,为了刻画组织内任意一点的变形程度,
我们需要引入应变的概念。

【应变】 组织在单位长度上的变形量。

如图 1-3-4 所示,组织在 x 方
向上 t 时刻的长度为 $L(t)=x_2-x_1$,
在 $t+\Delta t$ 时刻的长度为 $L(t+\Delta t)=$
$(x_2+u_2)-(x_1+u_1)$,则组织在 x 方
向上的伸长量为 $\Delta L=L(t+\Delta t)-$
$L(t)=[(x_2+u_2)-(x_1+u_1)]-(x_2-$
$x_1)=u_2-u_1$,该组织在 x 方向上的
应变即为 $\Delta L/L(t)=(u_2-u_1)/(x_2-$
$x_1)$。当 x_2 无限趋近于 x_1 时,x_1 点上的应变即为:

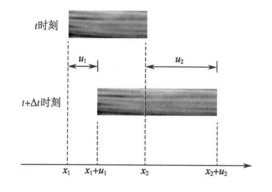

◎图 1-3-4
组织的应变

$$\varepsilon=\lim_{x_2\to x_1}\frac{u_2-u_1}{x_2-x_1}=\frac{du}{dx}$$

与应力相同,由于一点上的应变会随着考察方向的改变而改变,为了清晰地描述给定
点上任意方向的应变状态,我们需要引入应变张量的概念。

【应变张量】 定义为:

$$\varepsilon=\varepsilon_{ij}e_ie_j\quad(i,j=1,2,3)$$

其中,ε_{ij} 为应变张量 ε 的 9 个分量,e_i 为坐标基矢量。ε 的值与考察方向的选取无关,
并且不随坐标系的改变而改变。ε 为对称张量,满足 $\varepsilon_{ij}=\varepsilon_{ji}$。

（四）应变能密度

从能量的角度来看，当组织在一定的力学环境中发生变形时，组织内会积蓄起变形能。目前的研究显示，这种变形能的改变和分布与组织的改重建有着密切的联系。因此，为了定量地描述变形产生的能量，我们需要引入应变能密度的概念。

应变能密度是指：当组织的发生变形时，单位体积上的应力所做的功。其定义为：

$$W(\varepsilon_{ij}) = \int_0^{\varepsilon_{ij}} \sigma_{ij} d\varepsilon_{ij}$$

因而整个组织的总应变能即为：

$$U = \iiint_V W dV$$

其中，V 为组织的体积。

二、骨肌系统本构关系

在第一部分中，我们引入了应力和应变的概念来定量地刻画组织内部的力学状态和变形程度。由于不同组织对力学刺激的响应有所差异，在相同的应力状态下会呈现出不同的应变。本构关系正是用来刻画其应力与应变的关系的，它体现了组织固有的材料特性。组织的本构关系往往与其功能相适应，例如，骨是身体主要的承载组织，因此具有较强的抵御变形的能力；关节软骨主要起到润滑和缓冲的作用，软骨的刚度会随着加载速度的改变而改变；韧带是骨与骨之间的主要约束结构，因此它具有较强的抗拉刚度，却几乎不具有抗压的能力。不仅如此，相同组织的本构关系在不同的病理条件下也有显著的差异。例如，骨质疏松患者的骨组织刚度较低，极易发生骨折；骨性关节炎患者的软骨往往发生退化，大大减弱了其缓冲能力。因此，研究组织的本构关系对于认识骨肌系统的损伤、预防和治疗有着重要的意义。

在骨肌系统生物力学仿真研究中，需要对特定的组织赋予相应的本构关系。本构关系体现了该组织对力学刺激的响应能力，本构参数的准确与否直接关系到仿真研究的精度。组织的本构关系往往要通过力学实验进行测量（如单轴拉压、双轴拉压、三点弯曲等等），根据组织的应力 - 应变及加载历史的关系，建立应力与应变（及应变率）或应变能密度与应变（及应变率）的函数关系。严格地来说，生物组织都属于非线性黏弹性材料，但是在特定的仿真问题中，往往可以将组织的本构关系加以简化，在不影响计算精度的前提下大大提高计算的效率。在骨肌系统生物力学仿真研究中，常用的本构关系有线弹性模型、超弹性模型和黏弹性模型。

（一）线弹性本构模型

【线弹性本构关系】　组织上的应力与应变存在——对应的线性关系。

如图 1-3-5 所示,在一维的情况下,应力 - 应变曲线为一直线,应力关于应变的函数(本构关系)为胡克定律,即:

$$\sigma = E \cdot \varepsilon$$

其中 σ 为应力,E 为弹性模量,ε 为应变。线弹性组织的变形与其承载的历史过程无关。

在三维空间中,线弹性的本构关系可用张量表述为:

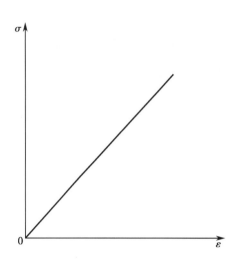

◎图 1-3-5
一维情况下线弹性本构关系的应力应变曲线

$$\sigma_{ij} = E_{ijkl}\varepsilon_{kl}$$

其中,σ_{ij} 为应力张量的分量,ε_{kl} 为应变张量的分量,E_{ijkl} 为弹性张量的分量。对于各向同性体,E_{ijkl} 的分量仅有两个独立分量,本构关系可进一步简化为:

$$\sigma_{11} = \frac{\mu E}{(1+\mu)(1-2\mu)}(\varepsilon_{11}+\varepsilon_{22}+\varepsilon_{33}) + 2G\varepsilon_{11}$$

$$\sigma_{22} = \frac{\mu E}{(1+\mu)(1-2\mu)}(\varepsilon_{11}+\varepsilon_{22}+\varepsilon_{33}) + 2G\varepsilon_{22}$$

$$\sigma_{33} = \frac{\mu E}{(1+\mu)(1-2\mu)}(\varepsilon_{11}+\varepsilon_{22}+\varepsilon_{33}) + 2G\varepsilon_{33}$$

$$\sigma_{12} = 2G\varepsilon_{12}$$

$$\sigma_{23} = 2G\varepsilon_{23}$$

$$\sigma_{31} = 2G\varepsilon_{31}$$

其中,E 为弹性模量,G 为剪切模量,μ 为泊松比。

在骨肌系统生物力学仿真中,虽然生物组织的本构关系多属于非线性黏弹性,但是在载荷较小的情况下,组织上的受力和变形往往处于线性的关系,此时采用线弹性的本构关系来刻画组织的材料特性可以提高仿真计算的效率,同时又不失精确性。从骨组织的单向拉伸实验中可以看到(图 1-3-6),在应变小于 ε_0 时,应力与应变呈现出较好的线弹性关系。表 1-3-1 列举了常用的几种线弹性本构参数。

◎图 1-3-6
骨的单向拉伸
实验

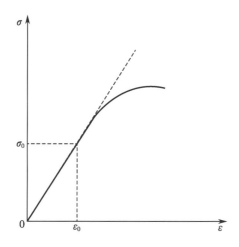

表 1-3-1　常用组织的线弹性本构参数

生物组织	弹性模量	剪切模量	泊松比
皮质骨	12~20GPa	4.5~6.2GPa	0.22~0.42
松质骨	0.044~1.531GPa	—	—
软骨	3.7~10.5MPa	2.6~4.1MPa	0.37~0.47

（二）超弹性本构模型

【超弹性本构关系】　组织上的受力和变形一一对应的理想弹性材料。在超弹性本构
关系中,组织的变形只与受到的载荷有关,与加载的历史无关。线弹性本构是超弹性本构
在小变形下的特例。

◎图 1-3-7
韧带的单向拉伸
实验应力应变
曲线

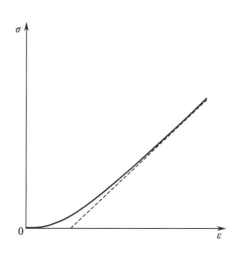

图 1-3-7 显示了韧带组织在
受到轴向拉力时的应力 - 应变曲
线,可以看到,虽然应力和应变之
间存在着一一对应的关系,但是
组织的刚度随着应变的改变而改
变,呈非线性的规律。此时,组织
对力学刺激的响应已不能用线弹
性本构关系来描述。在一维情况
下,应力和应变的关系为:

$$\sigma = \sigma(\varepsilon)$$

其中，σ 为应力张量，ε 为 Green 应变张量，σ 关于 ε 的函数需要通过实验加以确定。在线弹性本构关系中的应变为 Cauchy 应变张量，它是 Green 应变张量在小变形情况下的近似。

在三维情况下，超弹性本构关系往往采用应变能密度关于应变的函数来描述：

$$W=W(\varepsilon)$$

其中，W 为应变能密度，ε 为 Green 应变张量。

在骨肌系统的生物力学仿真研究中，超弹性本构关系对于准确模拟韧带等软组织的材料特性具有重要的意义。虽然生物组织普遍具有一定的黏弹性特性，即变形不仅与承受的载荷有关，还与加载的历史有关，这一现象大大增加了骨肌系统仿真的难度。然而大量实验表明，软组织中应变率的改变达到 1000 时，对应的应力的改变仅仅在 1~2 倍的范围内。这一现象意味着在加载速率变化不大的情况下，即使忽略加载历史的影响也能获得较准确的结果，从而为超弹性本构关系的使用提供了理论支持。

目前，超弹性本构关系常常用于对韧带和皮肤等组织的模拟，例如：

$$W=\alpha e^{\beta(I_1-3)}+C_1(I_2-3)$$

其中材料常数 α、β 和 C_1 通过实验测得，I_1、I_2 为应变张量不变量。

（三）黏弹性本构模型

生物组织对载荷的响应具有以下几个特点：

1. 在应力保持不变的情况下，组织的应变逐渐发生增长（蠕变，如图 1-3-8A 所示）。

2. 在应变保持不变的情况下，组织上的应力逐渐发生下降（松弛，如图 1-3-8B 所示）。

3. 组织的变形迟滞与受力的变化。

4. 组织上的应力同时与应变和应变率有关。

若要模拟生物组织的这些材料特性则需要采用黏弹性的本构关系。

【黏弹性本构关系】 是介于弹性本构关系和黏性本构关系之间的特性。因此，黏弹性的本构关系可以由弹性本构和黏性本构进行结合而得到。

已知理想弹性元件的本构关系为：

$$\sigma=E\varepsilon$$

其中 σ 为应力，E 为弹性刚度，ε 为应变。

理想黏性单元的本构关系为：

$$\sigma=F\dot{\varepsilon}$$

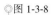

图 1-3-8
黏弹性情况下应力应变随时间变化的曲线
A. 蠕变
B. 松弛

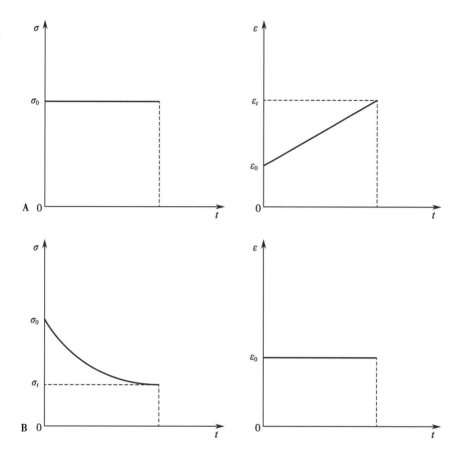

其中 σ 为应力，F 为弹性刚度，$\dot{\varepsilon}$ 为应变率。将弹性单元和黏性单元进行串、并联则可以构成更加复杂的黏弹性本构模型，经典的黏弹性本构关系包括 Maxwell 模型和 Kelvin 模型。

1. Maxwell 模型　将弹性元件与黏性元件进行串联，如图1-3-9所示。其本构关系为：

$$\sigma + p_1\dot{\sigma} = q_1\dot{\varepsilon}$$

2. Kelvin 模型　将弹性元件与黏性元件进行并联，如图1-3-10所示。其本构关系为：

$$\sigma = q_0\varepsilon + q_1\dot{\varepsilon}$$

图 1-3-9
Maxwell 黏弹性模型

弹性元件　　黏性元件

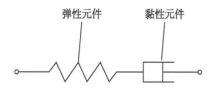

图 1-3-10
Kelvin 黏弹性模型

弹性元件

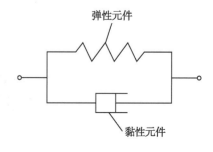

黏性元件

将经典的 Maxwell 模型和 Kelvin 模型进行组合便形成了一般形式的线性黏弹性模型：

$$\sigma + p_1\dot{\sigma} + p_2\ddot{\sigma} + \cdots = q_0\varepsilon + q_1\dot{\varepsilon} + q_2\ddot{\varepsilon} + \cdots$$

将黏弹性的本构模型应用到对骨的模拟中，有如下准线性黏弹性的本构模型：

$$\sigma(t) = \int_{-\infty}^{t} G_0(t-s)\frac{d\varepsilon}{ds}ds + \int_{-\infty}^{t}\int_{-\infty}^{t} G_1(t-s_1,t-s_2)\frac{d\varepsilon}{ds_1}\frac{d\varepsilon}{ds_1}ds_1ds_1 + \cdots$$

（四）骨重建的数值模型

生物组织区别于其他工程材料的重要特性在于它能够调整自身的力学特性从而适应力学环境的改变。在骨肌系统的生物力学中，这种应力 - 生长的关系是调控骨组织改重建的重要因素。

在骨组织中，骨密量及其强度的分布与其所处的力学环境有着密切的联系。若骨所承受的载荷长期处于较低的水平(例如宇航员处于失重状态下)，其骨量和强度都会发生下降。在骨科植入手术中，植入物的应力遮挡会导致低应力区的骨吸收，从而可能导致手术后的再骨折现象。适度的增加骨的载荷可以促进骨的生长。而过度的载荷可能会导致骨组织的微损伤。

骨组织上的应力分布会通过骨重建机制改变组织上的本构参数，而本构参数的改变则反过来使组织上的应力分布发生改变，这一循环耦合的过程不断进行最后形成动态的平衡。在骨肌系统生物力学仿真研究中，为了对这一过程进行模拟，获得力学环境对骨组织的远期影响，我们首先需要定量地刻画力学环境 - 骨重建的关系。

目前的研究发现，骨密度的改变与其应变能密度有着显著的联系。骨对力学刺激的响应可分为吸收、稳定、生长和破坏四个阶段，骨密度的改变率可以采用单位质量应变能密度进行表达，如下所示：

$$\frac{\partial \rho}{\partial t} = \begin{cases} B\left(\dfrac{w}{\rho} - K_{\min}\right) & \text{if } \dfrac{w}{\rho} < K_{\min} & \text{吸收} \\[2ex] 0 & \text{if } K_{\min} \leq \dfrac{w}{\rho} \leq K_{\min} & \text{稳定} \\[2ex] B\left(\dfrac{w}{\rho} - K_{\max}\right) & \text{if } K_{\max} \leq \dfrac{w}{\rho} \leq K_{\text{microdamage}} & \text{生长} \\[2ex] B\left(K_{\text{microdamage}} - \dfrac{w}{\rho}\right) & \text{if } \dfrac{w}{\rho} \geq K_{\text{microdamage}} & \text{微损伤} \end{cases}$$

其中，ρ 为骨密度，W 为应变能密度，常数 B 为 1.0g/cm^3，K_{min}、K_{max} 和 $K_{microdamage}$ 为骨重建的阈值，且分别为 0.0036J/g、0.0044J/g 和 0.0358J/g。骨密度与杨氏模量又存在如下经验关系：

$$E=C\rho^3$$

其中 E 为杨氏模量，常数 C 为 3790MPa/（g·cm^3）^{2}。根据上述方程可建立起弹性模量和应变能密度的联系，用更新后的弹性模量重新计算应变能密度的分布，从而迭代实现对骨重建的模拟。

三、骨肌建模仿真基本原理

骨肌系统生物力学的研究任务是获取组织在特定力学环境下的响应，从而研究力学因素对生物组织运动、生长、重建、损伤和治疗的影响。生物力学数值仿真则是将真实组织的形态、材料、载荷与边界条件通过合理的抽象和简化，用数学的语言加以描述，从而在虚拟的计算机环境中预测组织的力学响应。数值仿真技术的优点在于：①可以获取实验观测难以获取的信息。例如，组织内部的应力、应变及应变能分布等等。②可以模拟极端情况下组织的力学响应。例如，对骨肌系统进行损伤和破坏的模拟。③可以就特定问题进行参数化分析，效率高、成本低。数值仿真可以方便地对模型的参数进行调整，例如材料、尺寸、重力等等，从而便于对大量相似模型加以比较分析。

计算生物组织的力学响应，本质上就是计算生物力学模型的控制方程。

（一）生物力学模型的控制方程

生物力学模型的控制方程包括：平衡方程、几何方程和材料方程。

1. 平衡方程　当组织达到某个平衡状态时，其内部任意一点都处于力平衡的状态，为了达到这种状态，任意一点的应力必须满足以下方程：

$$\nabla\cdot\sigma+\vec{F}=0$$

其中，σ 为应力张量，$\nabla\sigma$ 为应力张量的散度，$\vec{F}$ 为单位体积上的外力矢量。该方程写成分量的形式为：

$$\frac{\partial\sigma_x}{\partial x}+\frac{\partial\tau_{yx}}{\partial y}+\frac{\partial\tau_{zx}}{\partial z}+F_x=0$$

$$\frac{\partial\tau_{xy}}{\partial x}+\frac{\partial\sigma_y}{\partial y}+\frac{\partial\tau_{zy}}{\partial z}+F_x=0$$

$$\frac{\partial \tau_{xz}}{\partial x}+\frac{\partial \tau_{yz}}{\partial y}+\frac{\partial \sigma_z}{\partial z}+F_x=0$$

2. 几何方程　在受到载荷作用下,组织上的点会发生空间位置的改变,这种改变包含组织变形和刚体位移两个方面。几何方程即是描述组织上的应变与位移场的关系的。在小变形的情况下,这一关系可以表示为:

$$\varepsilon=\frac{1}{2}(\nabla \vec{u}+\vec{u}\nabla)$$

其中,ε 为 Cauchy 应变张量,$\vec{u}$ 为位移矢量,$\nabla \vec{u}$ 与 $\vec{u}\nabla$ 分别为位移的左右梯度,以上表达式写成分量的形式为:

$$\varepsilon_{11}=\frac{du_1}{dx_1}$$

$$\varepsilon_{22}=\frac{du_2}{dx_2}$$

$$\varepsilon_{33}=\frac{du_3}{dx_3}$$

$$\varepsilon_{12}=\frac{1}{2}\left(\frac{du_1}{dx_2}+\frac{du_2}{dx_1}\right)$$

$$\varepsilon_{23}=\frac{1}{2}\left(\frac{du_2}{dx_3}+\frac{du_3}{dx_2}\right)$$

$$\varepsilon_{31}=\frac{1}{2}\left(\frac{du_3}{dx_1}+\frac{du_1}{dx_3}\right)$$

当组织的变形尺度处于有限变形阶段时,应变往往采用以下定义形式:

$$E_{IJ}=\frac{1}{2}\left(\frac{dU_I}{dX_J}+\frac{dU_J}{dX_I}+\frac{dU_K}{dX_I}\frac{dU_K}{dX_J}\right)$$

其中,E_{IJ} 为 Green 应变张量,U_I 为 Lagrange 描述下的位移分量,X_J 为 Lagrange 描述下的坐标分量。Cauchy 应变张量是 Green 应变张量在小变形下的近似。

3. 本构方程　生物组织在一定的应力环境中发生变形,变形的程度与组织的材料特性有关,组织上的应变与应力需要满足本构方程:

$$\sigma=\sigma(\varepsilon) \quad 或者 \quad W=W(\varepsilon)$$

左式为应力关于应变的函数,右式应变能密度关于应变的函数。本构方程的具体形式需根据生物材料的特性决定,常见的本构模型有线弹性、超弹性和黏弹性等等。而本构模型中的待定常数则需要根据实验来确定。

1、2、3 点表示的微分方程组即为生物力学模型的控制方程,理论上根据边界条件求解该方程组即可获得组织上任意点的应力、应变状态。然而,由于生物组织的形状不规则、材料非线性显著,我们往往无法直接解出该微分方程组,因此需要通过有限差分法、有限单元法等方法求得方程的数值解。

(二) 最小势能原理

最小势能原理从能量的角度阐释了组织的力学响应所应满足的条件,其本质等价于上述平衡方程。最小势能原理的重要意义在于它以标量形式的应变能函数取代了微分形式的平衡方程,它是有限单元法的重要基础。

【最小势能原理】 当弹性系统处于平衡状态时,系统所具有的势能小于等于其他可能位移下的势能。设系统在位移场为 $\vec{u}$ 时的势能为 $\Pi(\vec{u})$,则平衡状态时的位移场 $\vec{u}$ 满足:

$$\delta\Pi(\vec{u})=0$$

其中,$\delta\Pi(\vec{u})$ 为系统总势能的变分。

根据弹簧的胡克定律($F=ku$)和平衡方程($F=mg$)可以求出弹簧的伸长量 u 为 mg/k。

现从最小势能原理的角度出发可得系统的总势能为:

$$\Pi=0.5ku^2-mgu$$

其中 $0.5ku^2$ 为弹簧的弹性势能,mgu 为重力所做的功,根据最小势能原理,系统势能的最小值时的位移即为系统的真实位移:

$$\delta\Pi(\vec{u})=0 \rightarrow ku-mg=0$$

从而得到 $u=mg/k$。可见由最小势能原理得出的位移与平衡方程的结果是相同的。

(三) 有限元仿真

有限单元法将最小势能原理和有限元离散相结合,用单元上的基函数对位移场进行分段插值,从而在容许位移函数下求得使系统势能最小的位移场,即为真实位移的近似解。理论上,当单元的尺度无限趋于 0 时,有限元仿真的结果将趋向于真实的结果。以下对有限元仿真的基本原理进行介绍。

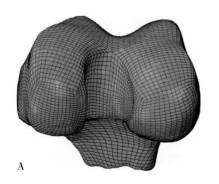 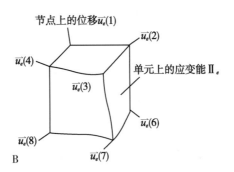

节点上的位移$\vec{u_e}(1)$

$\vec{u_e}(2)$

$\vec{u_e}(4)$

$\vec{u_e}(3)$　单元上的应变能Π_e

$\vec{u_e}(8)$

$\vec{u_e}(6)$

$\vec{u_e}(7)$

A

B

◎图 1-3-11
组织的有限元离散
A. 将骨组织离散为有限个单元
B. 单元上的应变能和节点位移

1. 有限元离散　如图 1-3-11 所示,将组织的几何模型离散为有限个单元,单元上的应变能为 Π_e,单元节点上的位移为 $\vec{u_e}(i)$(i 为节点号,$i=1,2,\cdots 8$)。则单元中任意点的位移可表示为:

$$\vec{u} = \phi_i \vec{u_e}(i) \quad (i\text{ 为单元节点号},i=1,2,\cdots 8)$$

其中,ϕ_i 为插值基函数。单元上的应变能可表示为单元节点位移的函数:

$$\Pi_e = \iiint W(\varepsilon) \quad \wedge \quad \varepsilon = \varepsilon(\vec{u}) = \varepsilon(\phi_i \vec{u_e}(i))$$

$$\Downarrow$$

$$\Pi_e = \Pi_e(\vec{u_e}(i))$$

2. 外力做功对系统总势能的贡献　如图 1-3-12 所示,将作用在组织上的外力离散到节点上的作用力,从而将外力所做的功表达为节点位移的函数:

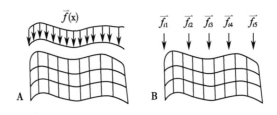

$\vec{f}(x)$

$\vec{f_{l1}}$ $\vec{f_{l2}}$ $\vec{f_{l3}}$ $\vec{f_{l4}}$ $\vec{f_{l5}}$

A

B

◎图 1-3-12
外力所做的功
A. 连续分布的外力
B. 离散到节点上的外力

$$W = \sum_{i=1}^{N} \vec{F_i} \cdot \vec{u_i} = W(\vec{u_i})$$

其中,N 为节点总数,$\vec{F_i}$ 为离散到节点上的外力矢量,$\vec{u_i}$ 为节点的位移矢量。

3. 系统的总势能为单元上应变势能的总和加上外力做功对系统的贡献,系统的总势能可表达为节点位移的函数:

$$\Pi = \sum_{i=1}^{N} \Pi_e + W(\vec{u_i}) = \Pi(\vec{u_i})$$

4. 根据最小势能原理,计算平衡状态下的节点位移:

$$\delta\Pi\,(\vec{u}_i)=0 \quad (\vec{u}_i=(u_i,v_i,w_i))$$

$$\Downarrow$$

$$\begin{cases}
\dfrac{\partial\Pi}{\partial u_1}=0, & \dfrac{\partial\Pi}{\partial v_1}=0, & \dfrac{\partial\Pi}{\partial w_1}=0 \\[2mm]
\dfrac{\partial\Pi}{\partial u_2}=0, & \dfrac{\partial\Pi}{\partial v_2}=0, & \dfrac{\partial\Pi}{\partial w_2}=0 \\[2mm]
\dfrac{\partial\Pi}{\partial u_3}=0, & \dfrac{\partial\Pi}{\partial v_3}=0, & \dfrac{\partial\Pi}{\partial w_3}=0 \\[2mm]
& \vdots & \\[2mm]
\dfrac{\partial\Pi}{\partial u_N}=0, & \dfrac{\partial\Pi}{\partial v_N}=0, & \dfrac{\partial\Pi}{\partial w_N}=0
\end{cases}$$

　　求解该方程组即可获得任意节点上的单元位移,然后通过分段插值得出任意点上的位移、应变与应力等物理量。

　　本节介绍了骨肌系统生物力学仿真研究中的基本概念、生物组织的本构关系形式和有限元仿真的基本原理,旨在使读者对骨肌系统生物力学仿真的基本原理和基本过程产生感性的认识。目前,随着数学和力学理论的发展而产生的无网格法、边界元理论、辛几何算法等理论使得数值仿真的适用范围、求解精度和效率有了进一步的提高。在实际的生物力学仿真研究中,研究者一般采用成熟的商业有限元软件结合二次开发的材料模型对具体问题进行分析,常用有限元软件(如 Ansys、ABAQUS 等)将在后面章节进行介绍。

参考文献

1. 柏树令,应大君,主编. 第 8 版. 北京:人民卫生出版社,2015

2. 斯旦丁,徐群渊. 格氏解剖学. 北京:北京大学医学出版社, 2008

3. Akizuki S, Mow VC, Muller F, et al. Tensile properties of human knee joint cartilage:I. Influence of ionic conditions, weight bearing, and fibrillation on the tensile modulus. J Orthop Res,1986,4(4):379-392

4. Ashman RB, Cowin SC, Van Buskirk WC, et al. A continuous wave technique for the measurement of the elastic properties of cortical bone. J Biomech,1984,17(5):349-361

5. Fung YC. Biomechanics Mechanical Properties of Living Tissues. 2nd ed.New York:Springer Verlag,1993

6. Gerard JT, Bryan HD. Principles of Anatomy and Physiology. 13th ed. Hoboken:John Wiley & Sons, Inc.2012

7. Hayes WC, Mockros LF. Viscoelastic properties of human articular cartilage. J Appl Physiol,1971,31(4):562-568

8. Mellal A, Wiskott HW, Botsis J, et al. Stimulating effect of implant loading on surrounding bone. Comparison of three numerical models and validation by in vivo data. Clin Oral Implants Res,2004,15(2):239-248

9. Rohlmann A, Zilch H, Bergmann G, et al. Material properties of femoral cancellous bone in axial loading. Part I:Time independent properties. Arch Orthop Trauma Surg,1980,97 (2):95-102

10. Song Y, Debski RE, Musahl V, et al. A three-dimensional finite element model of the human anterior cruciate ligament:a computational analysis with experimental validation. J Biomech,2004,37(3):383-390

11. Stephen CC. Bone Mechanics Handbook.2nd ed. Boca Raton:CRC Press Inc,2001

12. Wang L, et al. Why do woodpeckers resist head impact injury:a biomechanical investigation. PloS one,2011,6(10): p. e26490

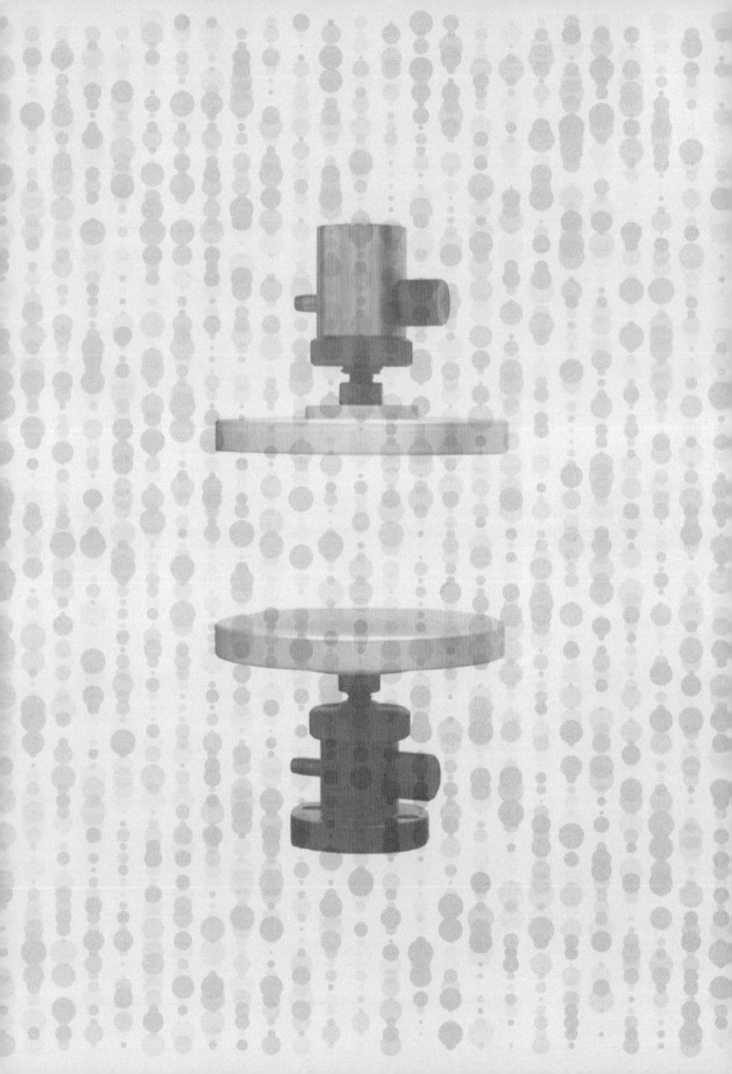

第二章

建模仿真常用软件及其力学原理

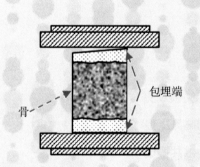

骨

包埋端

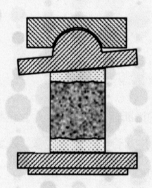

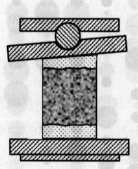

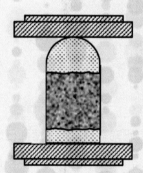

第一节 影像学图像获取

储照伟
czwqz2005@163.com

影像数据对于骨折、骨质疏松等诸多骨科疾病的诊断非常重要,所以,目前相关领域的研究者及设备制造商已经开发出了多种不同的手段来对骨组织进行成像。比如临床上经常使用的 X 线摄片、电子计算机断层扫描成像(computed tomography,CT)、磁共振成像(magnetic resonance imaging,MRI)等技术,以及 micro-CT、micro-MRI 等实验室设备,都可以对人体组织的几何结构进行不同程度的描画,而像双能骨密度仪以及一些新式的超声设备,则可以反映骨密度等功能参数的分布。而对于人体骨肌系统的建模与仿真而言,三维建模已经是当前主流的建模方式,因此,下面将主要介绍几种三维建模常用的图像获取方法。

一、CT 与 Micro-CT 成像原理

CT 成像的基础是 X 线在通过不同的物体时会产生不同的衰减。如果将扫描区域分为许多小的区域,例如分为 8×8 个单元,那么 X 线通过某一个单元时,其入射前后的 X 线强度满足:

$$I_{出射}=I_{入射}\,e^{-u_{ij}w}$$

其中,u_{ij} 是第 i 行第 j 列的单元对 X 线的衰减系数,w 是单元的长度。

那么对于所有第 i 行的单元,如果初始入射的强度为 I_0,那么最终的出射强度为:

$$I_{i,}=I_0e^{-(u_{i1}+u_{i2}+u_{i3}+u_{i4}+u_{i5}+u_{i6}+u_{i7}+u_{i8})w}$$

其中，$I_{i,}$可以控制，I_0可以测量，因此都是已知量，u_{ij}是未知量。

◎图2-1-1
CT成像原理示
意简图

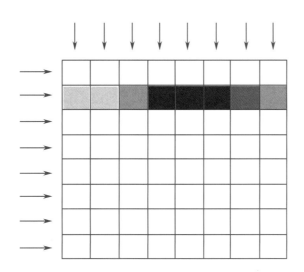

整个区域有8×8=64个未知量，如果在不同方向上进行64次扫描，就可以得到64个关于u_{ij}的方程，从而计算得到每个单元的衰减系数，如图2-1-1所示。根据衰减系数系数的不同，最终赋予各个单元不同的灰度值，从而得到整个断层平面的CT数据。

　　当然，目前的CT设备通常已不再使用单一的直线束进行扫描了。为了追求更快的扫描速度，一般都使用扇形束的X线源进行扫描。即光源以扇形发出，在扇面上配备多个传感器，从而在单位时间内接受更多的信息。且扫描方向的控制也由最初的间隔式扫描演变为螺旋式扫描，进一步提高扫描速度。但是其基本原理依然与最初的直线束CT相同。

　　从CT的成像原理中可以看出，CT断层图片中每一个像素的灰度，实际上是由其所对应的小单元内X线衰减的平均值来决定的。因此，当物体的边界仅有部分落在小单元内时，就不可避免地会产生一定的误差，也就是所谓的部分体积效应。一个直观的表现，就是图像边缘处的模糊不清，如图2-1-2所示。

◎图2-1-2
部分体积效应所
造成的边缘模糊

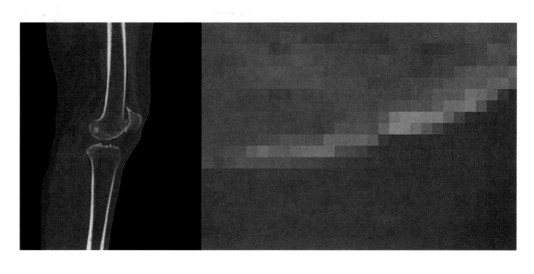

图像边缘不清会对其后的建模过程产生极大的影响。虽然其后的章节中会涉及到相关的应对方法，但是这里需要强调的是，由于影像资料是其后建模的基础，图像中的误差难以在其后的操作中减小，并且为了应对图像质量的不足通常需要很大的工作量。因此，在条件允许的情况下，建议采取最高的精度来进行图像采集。图像越精细，对其后的建模与仿真越有利。

CT 对骨组织的成像效果优于 MRI，当研究更加关注于骨性结构时，可以考虑利用 CT 来进行图像采集。但由于 CT 具有放射性，所以在图像采集的过程中，需要征得对象的同意并寻求伦理委员会的批准。

Micro-CT 与普通 CT 的成像原理相同，但因为使用了具有显微聚焦功能的射线源，所以分辨率远远高于普通 CT。目前普通 CT 的分辨率多在毫米量级，而最新的 Micro-CT 分辨率可以达到纳米量级。因此，利用 Micro-CT，可以对骨组织的微结构进行成像。如图 2-1-3 所示，Micro-CT 可以对骨小梁等微细结构进行成像，从而为建立微观模型提供影像学基础。

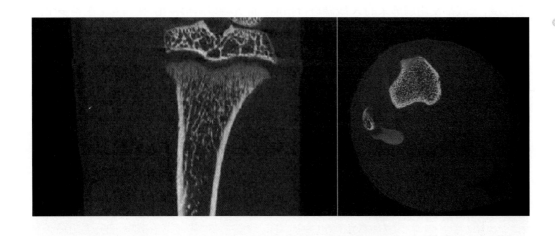

◎图 2-1-3
大鼠在体情况下胫骨 Micro-CT 扫描结果（冠状面与横截面，像素 18μm）

当图像的分辨率提高之后，影像资料的文件大小也随之增大。因此，在利用 Micro-CT 采集建模仿真所需的图像时，扫描的精度与扫描区域的大小之间需要做一定的权衡。如果仅仅是建立小动物的宏观有限元模型，35μm 的分辨率已经足够了。而对于松质骨的微观建模，就需要采用 18μm 甚至更精细的扫描分辨率了。

二、MRI 与 Micro-MRI 成像原理

如果说 CT 是利用 X 线通过不同的物体时会产生不同的衰减这一原理,通过求解出 X 线衰减系数的空间分布来对物体进行成像的话,那么 MRI 则是根据原子在外加电磁场下的响应,通过求解出某种原子的空间分布来对物体进行成像。

简单来说,某些原子(如氢原子)由于自旋现象,类似于一个小磁针。正常情况下由于自旋随机分布,因此宏观上不表现极性。但施加外加磁场后,小磁针的方向会沿磁场方向偏转,外加磁场越强,偏转后的方向越一致。一致的偏转将在宏观上形成一个磁化向量,这里用 M 表示,如图 2-1-4。

◎图 2-1-4
施加外加磁场后原子自旋方向沿外加磁场发生偏转

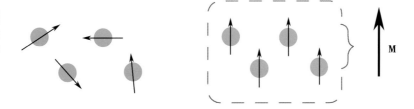

令小磁针沿外加磁场的偏转达到平衡状态时 $M=M_0$。此时,外加一个特定频率的射频场会使原子核的自旋由低能态向高能态跃升,即发生磁共振效应,其表现可以近似地理解为小磁针的方向将发生偏转,而其在宏观上的效果就是 M 发生偏转。射频场撤除后,小磁针会逐步回到平衡状态。

射频场撤除后,M 逐步恢复到 M_0 的过程叫做弛豫。这其中包括两个部分,一是 M 沿 M_0 方向的分量逐步恢复至原来的大小,因此又称为纵向弛豫过程;另一个部分则是 M 在 M_0 垂直方向上的分量逐步减小为 0,所以又称为横向弛豫过程。纵向弛豫与横向弛豫的快慢程度,是每一次磁共振扫描中都要注意的重要信息。一般将 M_0 方向上恢复至原来 63% 时所用的时间称为纵向弛豫时间,记作 T_1,而将 M_0 垂直平面内的分量减少 63% 所有的时间称为横向弛豫时间,记作 T_2。其中,T_1 一般大于 T_2,这是因为小磁针在弛豫过程中,其方向除了会向 M_0 偏转,还会在与 M_0 垂直的平面内发生不一致,这在整体上就会加快 M 在 M_0 垂直平面内的衰减。如图 2-1-5 所示,M_0 在射频场的作用下偏转至 M_1 处,其后射频场撤除,逐步向 M_0 方向恢复,其在 M_0 方向上的分量逐步增加,而在 M_0 垂直平面内的分量逐步减小,但由于小磁针偏转方向不同,其分量就可能会互相抵消,如蓝色和橙色的分量所示,因此在整体上 M 横向分量的减小就会快于 M 纵向分量的恢复,最终造成 T_1 大于 T_2。

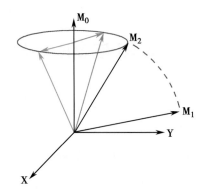

◎图 2-1-5
磁化向量的偏转
与弛豫

在不同的分子中，氢原子纵向弛豫与横向弛豫的速度不尽相同，所以通过检测观测对象的弛豫特性，就可以区分蛋白质、脂肪以及体液等不同的成分，最终实现 MRI 成像。在实际操作中，施加的射频场通常不仅仅是一个射频脉冲，而是多种特定脉冲的组合，这些脉冲的组合称之为序列，也是磁共振图像采集中的一个重要参数。在不同的序列下，图像会显示出不同的特点，对于建模而言，一般应选取能够凸显建模对象的序列来进行图像采集。磁共振成像中，像素大小、层厚、部分体积效应等概念与 CT 类似，这里不再赘述。

MRI 对软组织的成像效果优于 CT，因此，当研究关注于韧带、肌肉等软组织时，建议使用 MRI 进行图像采集。

近年来，在 MRI 的基础上，又发展出了 Micro-MRI。Micro-MRI 利用比普通 MRI 更强的磁场，能够对观察对象进行精细成像。总体上讲，Micro-MRI 不仅可以对骨小梁等骨性结构进行成像，还可以对韧带、肌肉、牙周膜等软组织的细微结构进行成像，因此有很好的发展前景。但就目前而言，Micro-MRI 的分辨率仍然低于 Micro-CT，约为数十微米，且费用较为高昂，所以其目前的使用范围尚不及 Micro-CT 广泛。

三、建模仿真用图的图像采集

无论使用上述的哪一种设备，在图像采集的过程中，都必须严格按照使用规范进行操作。应当注意的是，在活体扫描的过程中，应当保持扫描对象的静止，避免因为对象移动而产生的伪影。如果是对实验动物进行扫描，应进行充分麻醉，在条件许可的范围内，还应利用门控技术，进一步减少呼吸引起的移动；而如果是对志愿者进行扫描，通常需要借助一些固定器具，以帮助志愿者保持扫描姿势不变。这里需要提醒读者注意的是，对于特定姿态下的骨肌系统建模，最好从一开始就在该姿态下进行图像采集，以避免后期建模的误差以及计算求解时收敛方面的问题。在进行有关植入物的建模时，应注意植入物的伪影所产生的影响。可以尝试不同的扫描参数，从而优化扫描结果。在利用 MRI 进行图像采集时，还应遵循设备的安全手册，严格避免磁性物体，防止发生事故。

　　临床医学影像的文件格式一般为 DICOM 或者 TIFF 格式，除了灰度信息，还可以包含许多其他的信息，比如像素大小、层厚、扫描设备等。而 micro-CT 和 micro-MRI 的结果有时会以 BMP 格式输出，这时需要使用者注意保存相关的扫描参数等信息，以便在建模的过程中输入给相关的建模软件。此外，在条件许可的情况下，应当及时检查图像的质量，以便及时补录，从而避免因为个别样本的图像质量不佳而影响整个实验的结果。

　　总之，图像的采集，作为骨肌系统建模与仿真的基础，直接关系到分析结果的精度与工作量的大小，在这个阶段出现的任何问题，都应当在第一时间加以解决。有了高质量的图像，我们就能在其基础上按照接下来的章节中所介绍的方法，进行建模与仿真操作，从而最终帮助我们解决相应的问题。

第二节　基于医学图像的骨肌系统三维建模

储照伟
czwqz2005@163.com

一、建模简介

随着计算机断层扫描(CT)、磁共振成像(MRI)、超声(US)、电子辐射断层摄影(PET)、单光子辐射断层摄影(SPECT)等医学成像技术的产生和发展，人们可以得到人体及其内部器官的二维数字断层图像序列。但这些二维断层图像只能表达某一截面的解剖信息，不能给出准确的三维影像，从而容易造成病变(靶区)定位的失真与畸变。为了使医务人员通过医学图像能进行全方位、多层次的诊断，减少因临床经验不足和主观判断对诊断结果造成的影响，三维模型重建技术应运而生。

医学图像三维模型重建是指通过三维重建算法，由各种医疗成像设备获取的二维图像序列构建组织或器官的三维几何模型并进行绘制显示及交互的过程。它主要包括图像预处理、图像分割、三维模型重建、模型网格简化等内容。医学图像三维模型重建技术结合了计算机图形学、数字图像处理技术、计算机可视化以及人机交互等多种技术，广泛应用于生物医学工程领域，在医学诊断、手术规划及医学教学等方面也有很高的应用价值，是近年来多学科交叉领域的一个研究热点。

二、图像预处理

在二维医学图像序列获取过程中,由于位移、旋转、比例变化等因素带来的失真和医疗成像设备中各电子器件的随机波动带来的噪声对于后期三维重建影响较大。为了尽可能地抑制噪声,增强图像特征,提高信噪比,保持图片一致性,我们需要对图像序列进行预处理。常见的预处理方法有图像校正、配准、融合、滤波去噪声、平滑等。

医学图像分割是指将已进行图像预处理的医学图像数据按特性区域进行交互式人工分割或者半自动分割。这里的特性是指像素的灰度、通道颜色、纹理分布、局部统计特征或频谱特征等属性,而特性区域即指感兴趣的器官、组织或病变体。该区域可以对应单个区域,也可以对应多个区域。图像分割的原则可以分为两种:①根据各个像素点的灰度不连续性分割;②根据同一区域具有相似的灰度(或组织特性),寻求不同区域的边界的分割。

常见的图像分割方法主要有以下几种:

(一) 基于阈值的分割方法

基于阈值的分割方法主要是指灰度阈值法,即根据灰度级,设置灰度阈值来对图像像素集合进行划分,得到的每个子集区域具有一致的属性。该方法因其实现简单、计算量小、性能较稳定而成为图像分割最广泛技术。

(二) 基于区域的分割方法

基于区域的分割方法主要有区域生长和分裂合并法。其基本思想是区域内部的均匀性,通过比较相邻像素的属性,将具有相似性质的像素集合起来构成区域,对区域进行合并和分裂,从而将区域发展成更大或更小区域的过程。该方法能将具有相同特征的连通域分割出来,而且能提供较好的边界信息,但计算代价较大,分割速度较慢。

(三) 基于边缘的分割方法

基于边缘的分割方法主要通过边缘检测,即根据相邻像素特征值的突变性来获得不同区域之间的边缘,从而分割图像。这种突变性可通过求一阶或二阶导数来检测。

三、三维模型重建

目前,医学图像三维模型重建的方法根据绘制过程中数据描述方法的不同可分为面绘制和体绘制两种。

(一) 面绘制

面绘制是指表面重建,即从医学影像设备输出的切片数据集构造出三维数据,然后按用户给定的域值在三维数据中抽取出与域值相匹配的曲面几何图元拼接而成的等值面,然后进行三角剖分,获得三角形面片,再用图形学中的图元绘制技术——曲面浓淡方法将三角形面片绘制出来而实现表面绘制。面绘制可以将三维数据中具有某个特定值的表面有效地绘制出来,但不能有效地表达体数据的内部信息。

Marching Cubes(MC)算法,也被称为"等值面提取(isosurface extraction)算法",是 1987 年提出的,目前应用最广泛的面绘制算法。MC 算法的基本思想是从三维体数据中提取出一个用户给定值的等值面,其主要实现方法是以立方体体素为基本处理单元,对其八个定点进行逐一处理,分离出与等值面相交的立方体。针对每一个被分离出的立方体,再采用特定的插值算法计算出用户的给定值与方体上每个边的交点,再将这些交点连接起来形成等值面,将所有立方体中等值面连接起来就构成了整个体数据的等值面。整个三维数据空间里的等值面可以用多个三角片来近似构成。

面绘制法的最大特点是采用曲面造型技术。为了构造中间曲面,面绘制必然要通过分割,设置阈值或极值来提取中间曲面。这种重建算法在分割过程中,容易造成三维数据场中的细节信息丢失,有些分界面被扩大,结果的保真性较差。但其优点也很显著,计算量小。

(二) 体绘制

体绘制,即直接体绘制,是以体数据中的"体素"作为最基本的绘制单位。它以视觉成像原理来重建三维模型,即充分利用每一个体素,根据不同的光照模型,对体素进行分类并根据其实际介质属性赋予一定的颜色和阻光度,由光线穿过整个数据场来进行颜色和阻光度合成,形成具有一定颜色和透明度的三维模型。目前常用的体绘制法主要是光线投射法、投影成像法。

　　光线投射法基于图像空间扫描,从视点所在的位置即屏幕的每个像素出发,发出的射线穿过数据场的过程中按一定步长对穿过的每一个体素进行采样,通过一定的插值方式,计算射线获得的每个采样点的颜色值和不透明度,然后按照一定的方向逐点合成这条光线上的颜色值和不透明度值,直到这条射线上的点完全不透明或穿过体数据,形成最后的可视图。光线投射法结合 Phong 光照模型,在物体表面应用镜面反射、漫反射和环境反射材质得到很好的光照效果,能清晰地表达出人体组织器官的形状特征及相互之间的层次关系,提供了大量的三维图像信息,而且质量较好,但计算量大,速度较慢,难以实现实时动态显示。

　　投影成像法是根据视点位置,确定每一体素的可见性优先级,然后按照优先级顺序由低到高或由高到低地将数据场中的体素逐个投影到屏幕上,利用光学透明公式计算投影过程中体素可见性优先级累积计算后像素得到的颜色与阻光度,直至形成最后的可视图。该方法运算速度快,但难以进行光照计算,成像质量较差。

　　相比较面绘制而言,体绘制是通过研究光线通过体数据场时与体素的相互关系,无需构造中间曲面,回避了复杂的表面重构过程,物体中的细微结构和细小变化都可以不同程度地表现出来,结果的保真性较好。但由于其以体素为基本单位,计算量大,其重建速度受硬件平台条件影响很大。

四、常用软件介绍及实例

(一) MIMICS 简介

　　MIMICS 是 Materialise 公司开发的一款交互式医学影像控制系统,其全称为 Materialise's interactive medical image control system。作为一款高度模块化的 3D 医学图像生成及编辑处理软件,它能输入各种扫描的医学图像数据,如 CT、MRI 等,也能输入由这些基础数据重建后的 BMP 等格式图片。通过面绘制方法对数据进行三维重建并进行编辑,然后输出为通用的 CAD(计算机辅助设计)、FEA(有限元分析),RP(快速成型)格式。

　　MIMICS 包括以下基础模块:

　　1. 图像导入模块　支持大多数图像格式的导入,如 DICOM、BMP 等。

　　2. 图像分割模块　提供包括灰度阈值、区域生长、形态学操作、布尔操作、动态区域生长等图像分割工具,帮助用户快速方便地对感兴趣区域进行图像分割。

3. 图像可视化模块　提供医学图像数据的轴状、冠状和矢状视图显示;用户通过对图像感兴趣区域进行分割得到蒙版,进行三维重建得到三维视图;用户可以对三维视图进行平移、缩放和旋转等操作;用户可以对三维模型进行裁剪。

4. 图像配准　提供图像配准、点配准和 STL 配准功能。

5. 图像测量　提供点对点测量、轮廓线、灰度值测量和密度测量。

(二) MIMICS 人体骨肌系统建模应用实例

本书以人体髌骨 BMP 医学图像为数据源,应用 MIMICS 进行三维重建及网格划分为实例。

1. 导入 BMP 文件数据

(1) 打开 MIMICS。

(2) 导入文件,File——Import Images,弹出 Import Images 对话框。

(3) 在 Import Images 对话框(图 2-2-1)中,点击选择数据所在文件夹,全选图片后,点击 next,弹出 Bmp/Tiff Import 对话框。

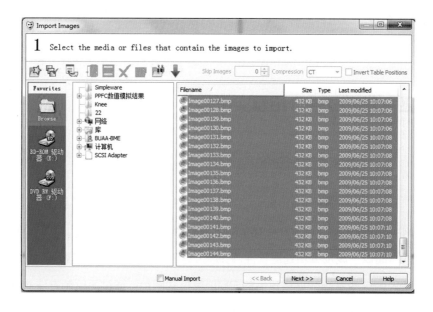

◎图 2-2-1

Import Images
面板

(4) 在 Bmp/Tiff Import 对话框(图 2-2-2)中:

1) 设置 Slice Distance 值,本例中为 1mm。

2) 设置 Pixel Size 值,本例中为 0.5mm。

3) 设置 Gantry Tilt 值,本例中为 0deg。

4) 设置用户自定义属性 Exam Information。

◎图 2-2-2
Bmp/Tiff Import
对话框

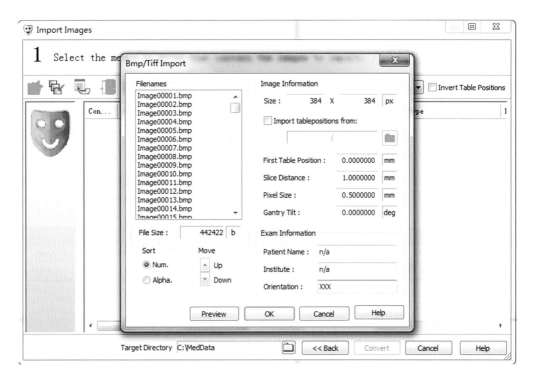

（5）点击 OK，Convert 和 Next 后，弹出 Change orientation 对话框。

（6）在 Change orientation 对话框（图 2-2-3）中，右键点击"X"设置三视图方位。

◎图 2-2-3
Change orientation
对话框

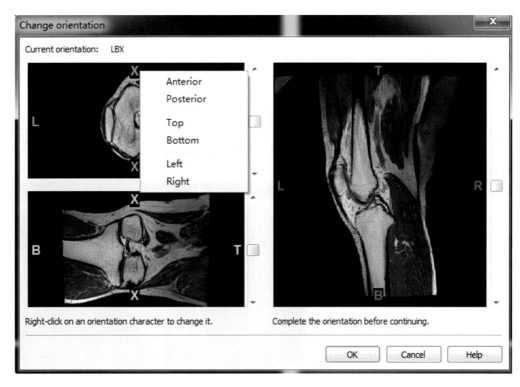

2. 图像分割

（1）创建一个新的蒙版 Segmentation——Thresholding，弹出 Thresholding 对话框。

（2）在 Thresholding 对话框（图 2-2-4）中：

1）选择 Predefined thresholds set 为 Custom。

2）设置 Min 值，本例中为 41。

3）设置 Max 值，本例中为 3056。

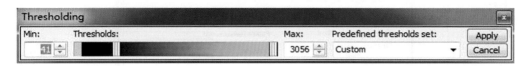

◎图 2-2-4
　　Thresholding 对话框

（3）打开 Edit Masks 对话框（图 2-2-5），Segmentation——Edit Masks：

1）点选 Erase。

2）选择 Type 为 Circle。

3）勾选 Same Width & Height，设置直径值 Width 为 100。

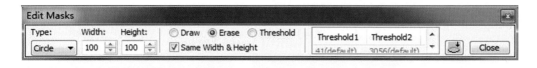

◎图 2-2-5
　　Edit Masks 对话框

（4）选出髌骨所在图层，新建髌骨图层蒙版（图 2-2-6）：

1）选择髌骨所在图层的相邻上下图层。

2）用 Edit Masks 擦除工具擦除该两层所有蒙版颜色。

3）打开 Region Growing 对话框，Segmentation——Region Growing，使用区域增长法去除上下无关图层。

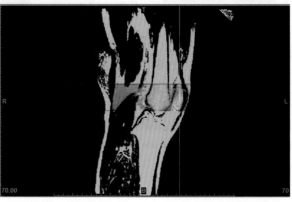

◎图 2-2-6
　　新建髌骨图层蒙版

4）使用默认设置，鼠标左键点击髌骨任意位置，新建髌骨图层蒙版。

（5）重复步骤 3，逐层擦出髌骨（图 2-2-7）。

◎图 2-2-7
髌骨蒙版显示

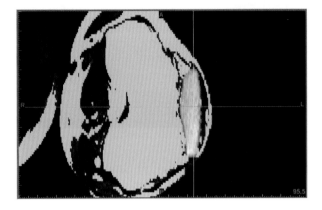

3. 三维重建

（1）去除未擦除的零散的像素点。

（2）重建三维模型，Segmentation——Calculate 3D，弹出 Calculate 3D 对话框。

（3）在 Calculate 3D 对话框（图 2-2-8）中：

1）选择最新的髌骨蒙版。

2）选择 Quality，本例中选择 Optimal。

3）点击 Calculate，显示三维模型图（图 2-2-9）。

◎图 2-2-8
Calculate 3D 对
话框

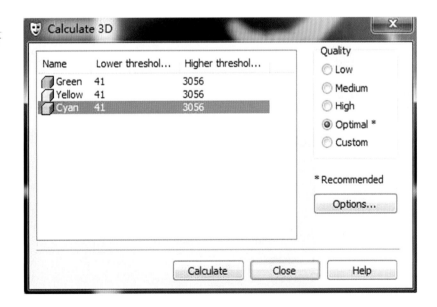

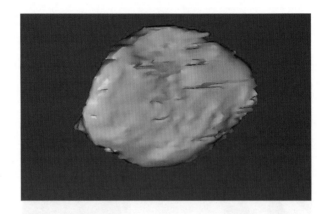

◎图 2-2-9
髌骨三维模型图

（4）对模型进行光滑处理，Segmentation——Smoothing，打开 Smoothing 对话框。

（5）在 Smoothing 对话框（图 2-2-10）中：

1）选择最新的髌骨蒙版。

2）设置 Iterations 值，本例中为 10。

3）设置 Smooth factor 值，本例中为 0.8。

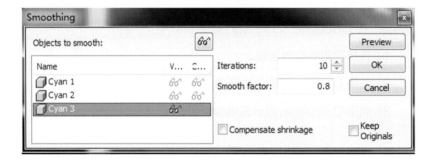

◎图 2-2-10
Smoothing 对话框

（6）点击 OK，显示光滑后的模型（图 2-2-11）。

（7）输出到 ABAQUS，Export——ABAQUS，打开 Export 对话框。

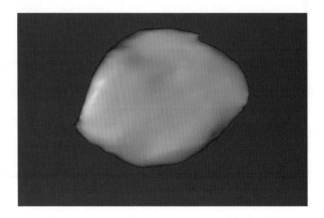

◎图 2-2-11
光滑后的模型

(8) 在 Export 对话框(图 2-2-12)中：

1) 选择光滑后的蒙版。

2) 点击 Add。

3) 点击 OK 输出。

◎图 2-2-12
　Export 对话框

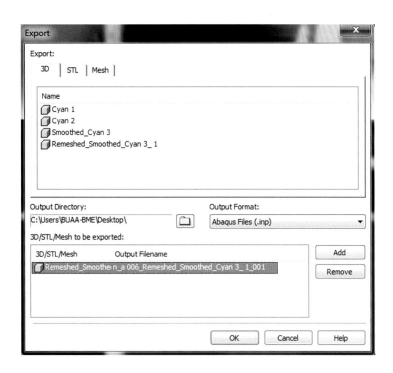

(三) Simpleware 简介

Simpleware 是由英国 Simpleware Ltd 公司开发的一套实现三维图像到 CAD 转化、快速成型和有限元建模的集成化软件。目前 Simpleware 软件已广泛应用于逆向工程、材料工程、生物力学工程、有限元分析等多工业、多学科领域。

Simpleware 软件包括 ScanIP、ScanFE、ScanCAD 三大部分。

1. ScanIP——图像处理软件　ScanIP 主要为用户提供了大量图像处理工具,辅助用户从体三维数据集中进行图像分割和可视化处理。分割后的图像可以输出为 STL 格式的文件,供 CAD 分析和 RP 制造用。

2. ScanFE——网格生成模块　ScanFE 可以将分割后的三维图像数据转化为多局部的体网格和(或)表面网格,用于生成高质量的,可以直接输入到一系列商用 FE 和 CFD 软件包中的网格模型。ScanFE 的功能不仅可以在 ScanIP 界面下作为一个模块被直接调用,还可以作为一个独立的界面使用。

3. ScanCAD——CAD 整合模块　ScanCAD 允许用户在图像数据下进行 CAD 模型的输入和交互定位。

（四）Simpleware 人体骨肌系统建模应用实例

本书以人体髌骨 BMP 医学图像为数据源,应用 Simpleware 进行三维重建及网格划分为实例。

1. 导入 BMP 文件数据

（1）打开 ScanIP。

（2）导入文件 File——Import——Stack of images（图 2-2-13）。

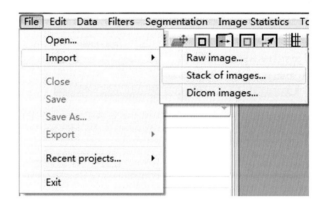

图 2-2-13
导入菜单

（3）在 Import stack of images 对话框（图 2-2-14）:

1）点击 Select Files 选择数据所在文件夹,全选图片后,点击打开。

2）点击 OK 关闭 Import stack of images 对话框,Crop and Resample 对话框出现。

（4）在 Crop and Resample 对话框中（图 2-2-15）:

1）点击 Click 投 compute histogram 来显示柱状图。

2）您有几种选项可以设置 Window and Level。您可以尝试所有选择,在预览里看到区别,在本例中我们将使用 Default 设置。

3）通过设置 X、Y、Z 三个方向的边界进行数据裁剪,在本例中我们不设置。

4）通过设置像素点丢失来进行重采样,在本例中我们不设置。

5）点击 OK。

◎图 2-2-14

Import stack of images 面板

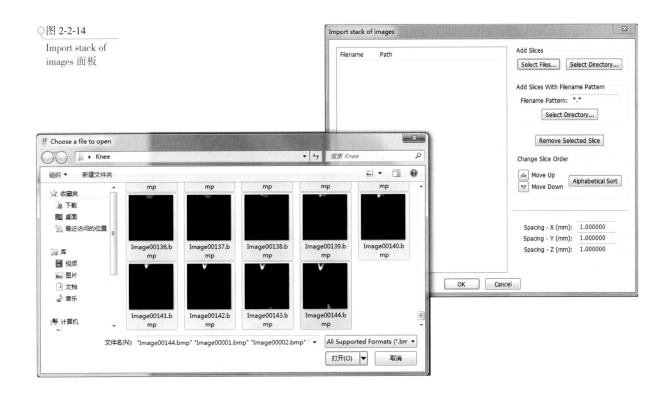

◎图 2-2-15

Crop and Resample 面板

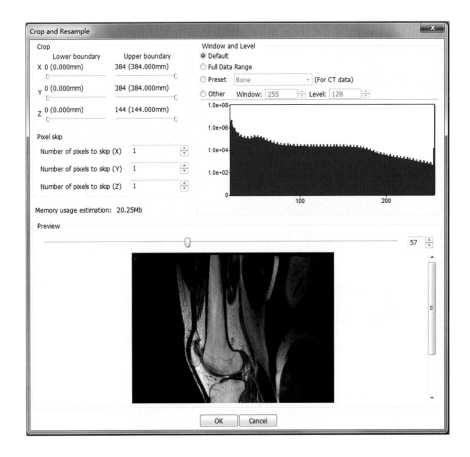

2. 图像递归高斯滤波器预处理

（1）在 Tool selector 工具箱中选择 Smoothing-Recursive gaussian filter（图 2-2-16）。

（2）在递归高斯低通滤波器面板中：

1）选择 Apply...on active background，滤波器将被运用到背景中。

2）如图 2-2-17，在 Sigma 参数中键入值 0.02*0.02*0.02。

3）点击 Apply。

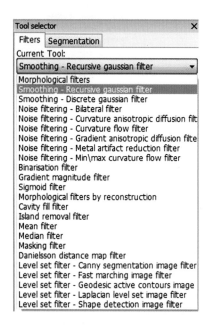

◎图 2-2-16
Tool Selector 面板

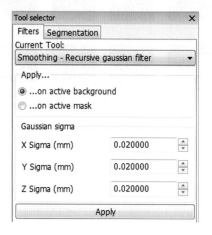

◎图 2-2-17
递归高斯滤波器面板

3. 运用画笔工具进行手工图像分割

（1）通过右键单击 Dataset browser 中的 Masks 部分来创建新的蒙版，Create new mask（图 2-2-18）。

（2）在 Tool selector 工具栏里，选择 Segmentation → Paint 画笔工具（图 2-2-19）。

（3）在 Paint 面板中（图 2-2-20）：

1）勾选 Use point to point line mode，它能帮您快速地描取边界。

2）为了勾去目标的边界，选择一个小的 Brush size（刷子大小为 1）。

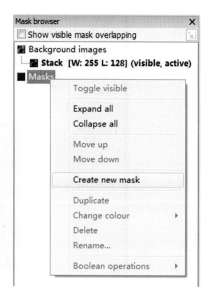

◎图 2-2-18
Create new mask 面板

◎图 2-2-19
Tool selector 工具栏

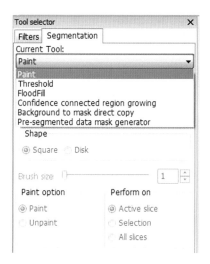

◎图 2-2-20
Paint 面板

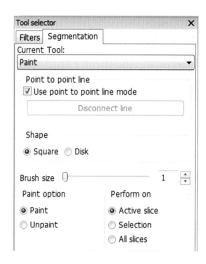

3) 在 Paint option 列表中,选择 Paint。

4) 在 Perform on 处选择 Active slice。

(4) 左键点击背景数据画出椎骨的边界图(图 2-2-21)。

◎图 2-2-21
描画髌骨边界

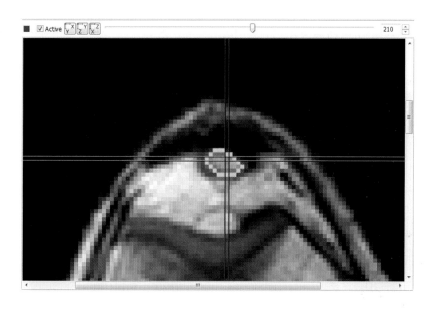

(5) 在 Tool selector 工具栏中,选择 Segmentation → FloodFill 分割(图 2-2-22)。

(6) 在 FloodFill 面板中(图 2-2-23):

1) 在 Apply… 中选择 …from active mask。

2) 在 Mode 处选择 3D(local)。

3) 在 Mask operation 列表中,选择 Merge with mask。

4) 在 Perform on 处选择 Active slice。

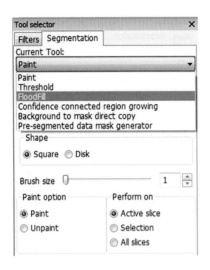

◎图 2-2-22
Segmentation 面板

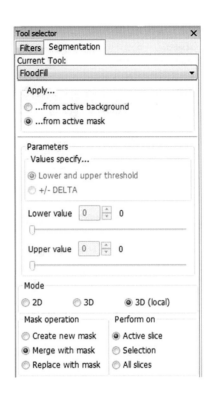

◎图 2-2-23
FloodFill 面板

(7) 左键点击椎骨的内部区域(图 2-2-24)。

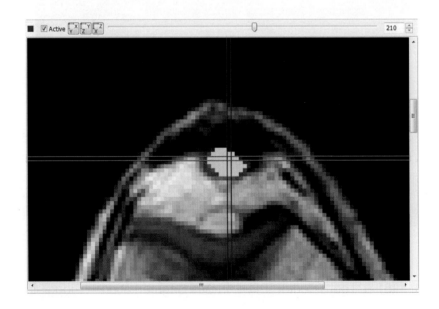

◎图 2-2-24
FloodFill 填充边
界内部

4. 三维重建

(1) 在三维显示面板中选择 FE(图 2-2-25)。

◎图 2-2-25
三维显示面板

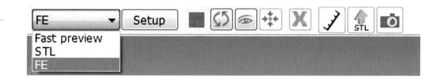

(2) 点击 Setup，打开 FE preview settings 对话框(图 2-2-26)：

1）勾选 Resolve by mask priority。

2）勾选 Use greyscale values 和 Use pre-smoothing，设置迭代值为 20。

3）勾选 Allow part change。

◎图 2-2-26
FE preview settings
面板

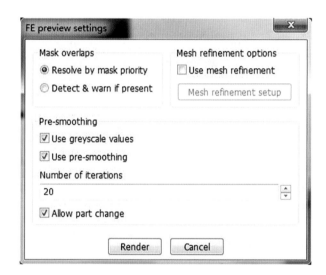

(3) 点击 Render 显示(图 2-2-27)。

◎图 2-2-27
髌骨三维重建
显示

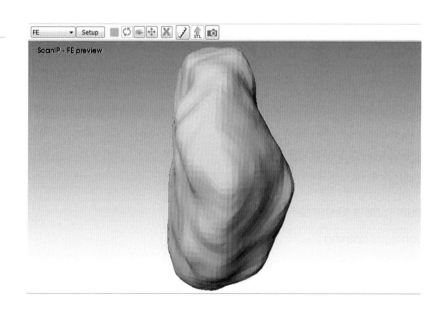

5. 导出模型到 ScanFE

(1) 打开输出面板,File——Export——Volume——ScanFE...。

(2) 在 ScanFE Export 面板中进行以下设置(图 2-2-28):

1) 选择 Perts for export 下的 Mask 2。

2) 勾选 Use greyscale values。

3) 勾选 Use pre-smoothing,设置迭代数为 20。

4) 勾选 Allow part change。

5) 点击 Export。

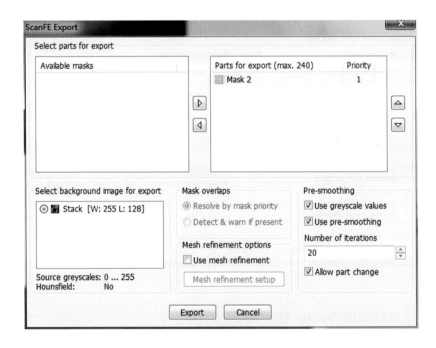

◎图 2-2-28
ScanFE Export
面板

6. 网格划分

(1) 打开 ScanFE。

(2) 导入 ScanIP 文件,File——Import from ScanIP...。

(3) 点击 Control 面板下的 Mesh 面板。

(4) 在 Mesh 面板中进行以下设置(图 2-2-29):

1) 勾选 Smoothed。

2) 设置 Minimum quality target 值为 0.2。

3) 勾选 Additional smoothing。

4) 设置 Max curvature 值为 0.5,Max iterations 值为 2。

5) 勾选 Optimize quality。

◎图 2-2-29
　Mesh 面板

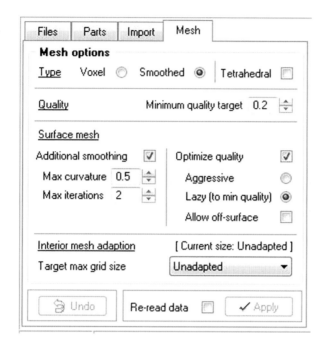

6）勾选 Lazy（to min quality）。

7）Current size 选择 Unadapted。

（5）点击 Apply，生成网格（图 2-2-30）。

◎图 2-2-30
　三维网格模型

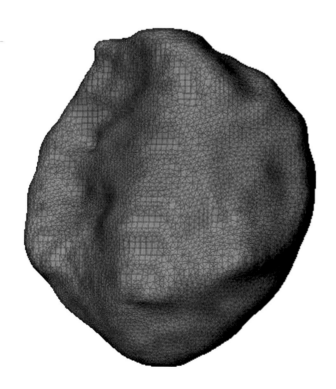

7. 导出网格文件

（1）打开输出 ABAQUS 网格模型面板，File——Export——Finite Element Model——ABAQUS...，打开 Export Finite Element Model 面板（图 2-2-31）：

1）勾选单位 Metres。

2）勾选 Mask2。

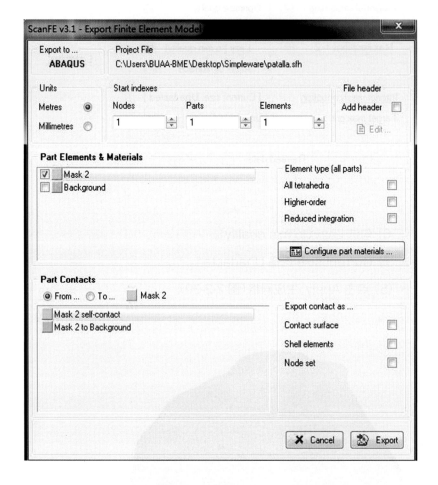

◎图 2-2-31
Export Finite
Element Model
面板

（2）点击 Configure part materials，打开 Configure part materials 面板（图 2-2-32）：

1）选择材料类型。

2）设置 Mass Density 值。

3）设置 Young's Modulus 值。

4）设置 Poisson's Ratio 值。

5）点击 Apply。

（3）点击 Export 导出模型。

图 2-2-32
Configure part
materials 面板

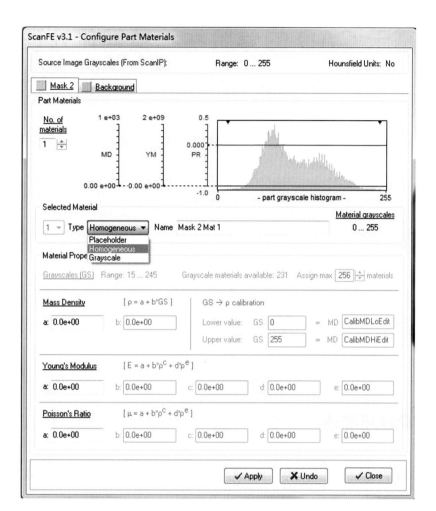

第三节　基于 CAD 的骨肌系统精细化处理方法

王宇星
wang-yuxing@hotmail.com

一、医学数字化建模综述

近年来，随着数值模拟技术在生物力学中的应用，越来越多的研究者利用有限元方法对植介入体进行设计，这包括了植介入体的构型优化、介入体宿主之间的力学关系以及介入体的生物力学评价等各个方面。根据长期以来我们在生物组织建模与仿真方面积累的经验，要完成一个植介入体的仿真力学分析需要以下几个方面：

（一）医学图像的获取

利用临床的成像设备如 CT、MRI 等获取受试者的数据。这些数据以图像序列的方式保存并提供重建入口。

（二）图像的三维重建

CT、MRI 等图像序列可以通过 MIMICS 进行三维重建。MIMICS 可以提供图像格式的导入、图像分割、图像配准等工作，并最终通过点云数据建立一个三维模型。

（三）模型的再完善与 CAD 造型

经过 MIMICS 重建后的模型原则上可以直接进行有限元仿真分析。但是考虑到模型的精确性和有限元分析的特殊性,生成的点云模型有必要在 CAD 的软件中进行再重建。这个重建过程包括去除复杂边界、完善模型结构等,需要使用的软件包括 RapidForm 和 Geomagic 等。更为重要的是种植体是规则的集合实体,它的建模需要在标准的三维 CAD 中实现,例如 SolidWorks、Catia、UG 和 Pro-E 等。

（四）重建好的三维模型即可导入到有限元软件中进行计算

这里需要说明的是,组织和器官的有限元模型是生物力学仿真的基础。一个好的模型是得到可靠性结果的保证,然而这并不是说越逼真的模型得到的结果就越准确。因为对于数值计算而言,简化模型的结果往往比复杂模型更加真实可靠。因此,正确的建模、合理的简化是几何模型构建的核心,本章将通过 Geomagic、SolidWorks 和 Rapidform 三个典型的 CAD 建模软件来介绍组织和器官以及植入体在仿真分析中的建模。

二、Geomagic 介绍

Geomagic 是结合了三维点云、三角网格编辑功能以及 CAD 造型设计功能的三维逆向工程软件。该软件可根据物体扫描所得的点阵模型创建出良好的多边形模型或网格模型,并将它们转换为 NURBS 曲面。它的主要特点是支持多种医学成像设备的文件格式的读取和转换、海量点云数据的预处理、智能化 NURBS 构面等等。它采用的点云数据的采样精简算法,克服了其他同类软件中对点云数据操作时,软件进行图形的拓扑运算速度慢等弊端。

传统的三维建模都是“从无到有”的过程,设计人员首先构思模型的外形、性能以及大致的技术参数等,再利用 CAD 软件建立产品的三维数字化模型,最终将模型转入制造流程,完成模型的整体设计,这个过程可称为“正向设计”。而逆向工程则是一个“从有到无”的过程,就是根据已有的模型,反向构建出新的设计数据。在生物力学的仿真工作中,我们需要根据人体的扫描数据建立我们感兴趣的模型,因此 Geomagic 逆向工程三维软件在医学仿真中十分流行。下面就针对一个头颅骨骼模型简要介绍 Geomagic 在处理医学组织和器官模型的一些常用技巧。

（一）Geomagic 点云处理

Geomagic 点云处理包括点云的去噪、不感兴趣的点删除以及点云的封装等。直接从医学成像设备获取的数据如果直接进行逆向重建会出现十分错乱的面片，如图 2-3-1 所示：

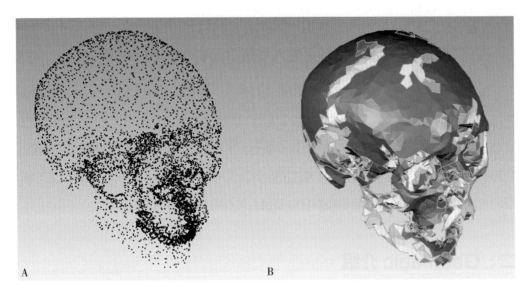

◎图 2-3-1
点云去噪前的重建效果
A. 去噪前数据点云
B. 去噪前三维模型

在图 2-3-1 中，由于噪声的影响，在生成三角面片的模型中会出现许多错误的三角面片（图 2-3-1B）。因此，在重建之前，有必要对数据点云进行去噪滤波处理。数据滤波通常采用标准高斯、平均和中值滤波方法。对于规则的数据点集，如激光扫描设备测量的单张数据呈点阵排列，采用滤波方法实现。对散乱的数据点集，如多视拼合后的点云，就必须先建立数据点间的邻接关系。各种滤波方法都是解决消除噪声点而又保证模型的特征不被光滑的问题。Geomagic 软件里面直接有减少噪声的命令，我们可以通过它自动完成去噪处理；同时利用"统一化"的命令按键，通过改变点与点之间的距离和一定的优化选项（例如曲率优先），可以将数据点云进行均一化处理，这时生成的模型质量会有较大程度的提高，如图 2-3-2 所示。

可以看到，处理后的点云（图 2-3-2A）生成了较为完整的三维模型（图 2-3-2B）。这里特别强调的是从成像设备获取的数据点云需要进行"去噪"和"统一化"处理。另外，擦除模型之外不感兴趣的点也是在这个阶段必须要完成的。

◎图 2-3-2
点云去噪后的重建效果
A. 去噪后数据点云
B. 去噪后三维模型

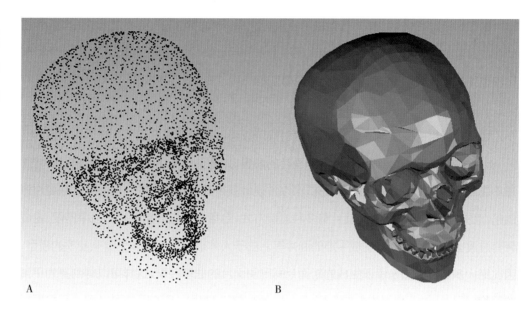

A　　　　　　　　　　　　　　B

（二）三角面片的修复

在生成较为完整的三维模型之后，我们需要做的就是优化三角面片。在图 2-3-3A 中我们可以看到模型中存在着许多狭长形状的三角面片。这样的三角面片对于后续生成 NURBS 曲面会有严重的影响，包括拓扑结构的混乱和曲面的不均一化。为了最终能够得到满意的模型，对于三角面片的修复是十分重要的。例如图 2-3-3A 所示，在模型额头处的狭长三角面片，我们可以对它进行：①利用砂纸打磨；②删除之后重新填充；③平滑处理。

◎图 2-3-3
利用砂纸打磨提高三角面片质量
A. 砂纸打磨前的三角面片
B. 砂纸打磨后的三角面片

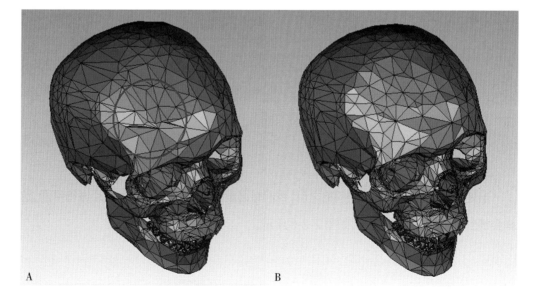

A　　　　　　　　　　　　　　B

　　这三种处理方式可以根据模型的特征进行选择。一般情况下，当质量低的三角面片出现在曲率较为平滑的部分（例如本例的额头处），利用砂纸打磨即可，如图 2-3-3A。而对于比较重要的特征，砂纸打磨很可能会造成模型的形状改变，图 2-3-3B 明显可以看到砂纸打磨后的额头曲率发生了轻微的变化。

　　如果砂纸打磨的质量不能够接受，这时候可以通过删除质量低的面片连同其邻近的面片，然后再填充的方式也可以提高三角面片的质量，如图 2-3-4 所示。我们可以看到，将质量不高的三角面片删除后进行再填充，可以方便地获得高质量均匀的三角面片。需要注意的是，填充的孔与周围的三角面片有多种连接方式，包括必须与周围面片的曲率匹配、生成带有过渡区域的面片以及生成平坦的面片等。由于人体组织和器官多为复杂曲率的模型，因此绝大多数的做法是保证生成的新面片同周围面片的曲率匹配，这样可以得到更为平滑的网格。另外，由于模型本身的几何拓扑或遮挡效应、破损以及不同位置之间点云数据拼接存在缝隙等原因，会导致部分表面无法测量或采集的数字化模型存在数据破损的现象，也可通过填充孔命令将这些缺失数据补齐。

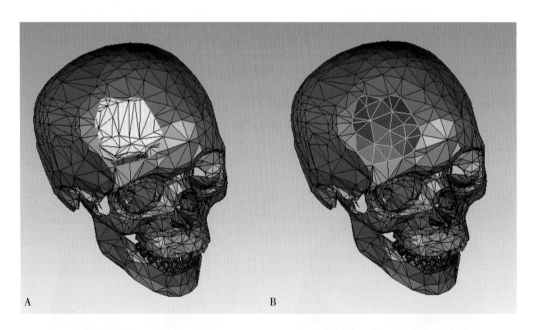

◎图 2-3-4
利用删除再填充提高三角面片质量
A. 删除再填充前的三角面片
B. 删除再填充后的三角面片

A　　　　　B

　　当处理好所有需要修改的网格之后，我们有必要对模型的整体三角面片进行平滑，这样会得到光滑的、一致的网格，如图 2-3-5 所示。

◎图 2-3-5
利用平滑提高三
角面片质量
A. 平滑前的三
角面片
B. 平滑后的三角
面片

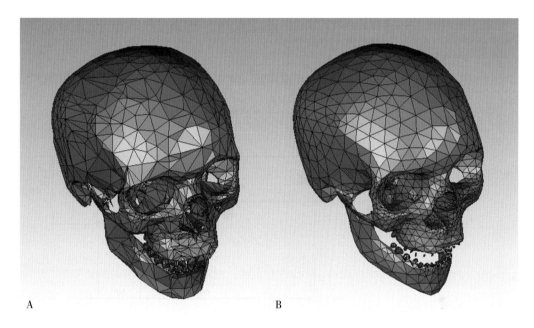

A　　　　　　　　　　　　B

需要说明的是,用快速光滑命令来提高三角面片的质量是一个全局的过程,这个过程减少了删除几何形状和基于曲率填充空隙的步骤。但对于局部的修改,仍然需要结合用砂纸来交互式光顺或松弛对象上区域以及进行删除与再填充。总之,Geomagic 的处理是一个需要耐心的工作,网格质量越好对于后期的 NURBS 曲面生成至关重要,因此读者在做几何建模过程中有必要对这一部分花费相当的时间与精力去完成。在本节介绍的命令是得到精确模型的基本命令,除了这些命令外,读者还需要根据模型的复杂性应用较为高级的命令,包括雕刻、变形、表面吻合以及删除钉状物等。由于篇幅有限,这些命令在本书中便不再一一展开,感兴趣或有需求的读者可以查阅 Geomagic 相关的专业书籍。

三、SolidWorks 介绍

SolidWorks 是一个专业的三维设计 CAD 软件,它提供从二维草图建立三维模型的强大建模工具。Solidworks 最大的优点在于它的友好界面为我们提供易懂易用的建模方式,并且它的开放性为后续的数值仿真提供了一个良好的数据接口。SolidWorks 在复杂曲面造型以及拓扑运算的能力方面的提高为其在生物力学中的应用打下了很好的基础。不同于 Geomagic 的逆向工程软件,SolidWorks 是基于二维图形来进行三维建模的软件。它是一个正向建模过程,因此更加适用于规则种植体的设计。下面通过一个典型的例子来说明 SolidWorks 在种植体方面的建模特点。

在一些种植体中,存在着典型的螺纹特征,这是通过切除命令建立起来的,下面将介绍螺纹建立的全过程。

1. 在"零件建模"环境下选择"前视基准面",建立一个草图平面。在生成的草图界面下,建立一个螺钉的剖面(草图1),其尺寸如图2-3-6所示。

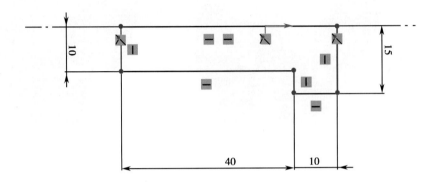

◎图2-3-6
螺钉的剖面草图

2. 单击退出草图,选择"旋转基台"将草图进行以中心线为基准的360°旋转,生成如图2-3-7所示的三维模型。然后选择前视图,对螺钉的边缘进行倒角,距离选择2mm,角度选择45°(图2-3-8)。

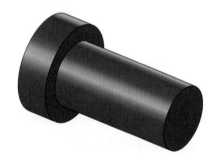

◎图2-3-7
旋转后得到的三维模型

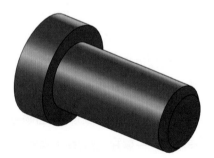

◎图2-3-8
模型倒角

3. 点击倒角的平台,以此为基准进入绘制草图界面,绘制一个直径为20mm的圆(草图2),如图2-3-9所示。退出草图后选择曲线-螺旋线。螺距、圈数以及起始角度都可以通过对话框来定义。这里我们将螺距设置为1.5mm,反向,圈数为10,起始角度为0°,选择逆时针(图2-3-10)。

4. 在上视基准面进行草图绘制(草图3),选择直线,绘制如图2-3-11所示的梯形。如下:小端竖直线段为0.6mm,大端竖直线段为1.2mm,大端跟小段中点用点化线连接保证其水平。大端中点与刚画的螺旋线选择穿透,目的为了使大端的中间在上视基准面跟螺纹的起始点重合(图2-3-11)。

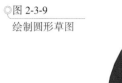
◎图 2-3-9
绘制圆形草图

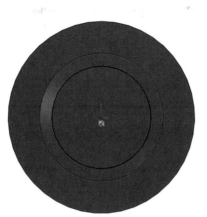

◎图 2-3-10
绘制螺旋线

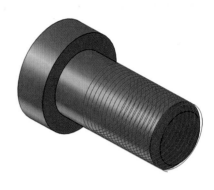

◎图 2-3-11
绘制梯形草图

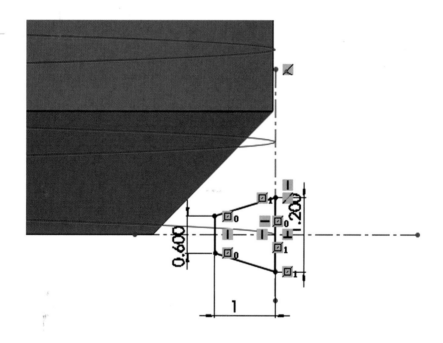

◎图 2-3-12
扫描切除

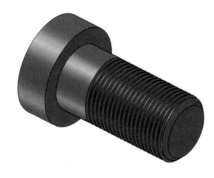

5. 退出草图, 选择拉伸切除里面的扫描切除选项, 轮廓选择刚完成的"草图 3", 路径选择螺旋线 1, 如图 2-3-12 所示。

　　最终如图 2-3-12 所示生成一个带有螺旋线的种植体。下面介绍的是如何在种植体与宿主之间建立相互作用关系。首先将建模完成的宿主通过"工具"—"输入"的命令,导入到界面中。如果需要的话,通过平移和旋转的命令将导入模型移动到合适的位置,如图 2-3-13 所示。此时我们将宿主模型透明化处理,可以看到模型列表中显示有两个实体模型。

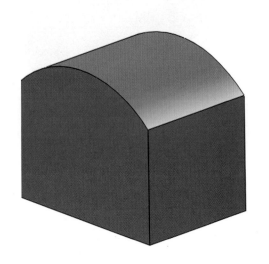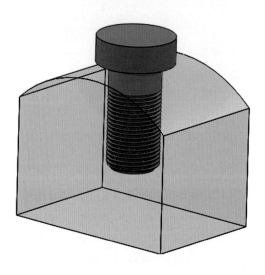

◎图 2-3-13
宿主和种植体
模型

　　此时我们可以看到,宿主模型和种植体模型之间存在着交集部分,这是需要在 SolidWorks 中去除的。选择"插入"—"特征"—"组合"。在弹出的对话框中选择删减,将宿主模型作为主要实体,将种植体模型作为减除的实体,最终生成图 2-3-14 的模型。

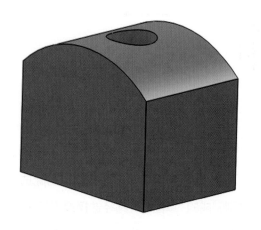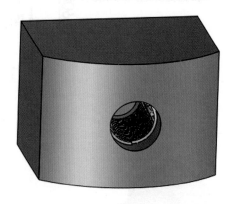

◎图 2-3-14
最终的宿主模型

　　最终处理后的模型,宿主和种植体之间存在着合理的配合,它们可以进行后续的有限元仿真分析。SolidWorks 建模之后一般保存成 IGS 或者 PARASOLID 等中性文件,导入到有限元的平台中,其中需要注意的是它们之间尺寸单位需要完全一致,否则就会出现不必要的缩放,从而影响计算结果。

最后需要说明的是,复杂的三维模型可以更好地描述物体的特征,具有较为精确的几何尺寸,但是对于有限元计算而言,简化后的模型往往比复杂的模型得到的结果更加符合实际情况。一方面是由于简化模型将会生成质量更高的网格,提高计算精度;另一方面,不必要的一些几何特征例如尖角和细长的曲面片往往会给仿真结果带来不必要的应力集中。因此,对于模型的简化尤为重要。根据几何的拓扑结构进行合理的简化是有限元建模的一个重要考虑因素。

四、Rapidform 介绍

Rapidform 的功能与 Geomagic 相仿,同为著名的逆向工程软件,即通过处理扫描点云数据生成 NURBS 曲面,从而便于在 CAD 软件进行产品的设计和改进,以及在有限元软件中进行仿真和分析。在生物医学领域,Rapidform 的优势在于其较强大的三角面片处理功能以及较便捷的曲面自动生成功能。以下以股骨的模型为例,对该软件的常用功能进行介绍。

(一) Rapidform 的面片处理功能

在骨肌系统生物力学建模中,模型的几何数据往往来源于 MRI 和 CT 等医学影像。而由医学影像获取的原始 STL 模型往往存在着边界模糊赘余、表面拓扑结构紊乱、表面网格缺失、三角面片质量较差、分布不均匀等特点(图 2-3-15)。这些模型表面的问题将会干扰到 NURBS 曲面的生成,进而导致有限元前处理的网格划分失败或畸变,严重影响数值仿真的收敛性和精度。因此,需要在 Rapidform 软件中对表面进行处理。

◎图 2-3-15
　由磁共振成像
　获取的股骨 STL
　原型

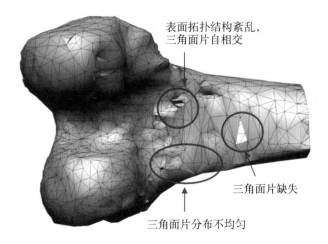

表面拓扑结构紊乱,
三角面片自相交

三角面片缺失

三角面片分布不均匀

Rapidform 中的模型处理主要流程包括:检测面片质量(Find abnormal faces)、修补表面洞隙(Fill Holes)、网格重画(Remesh)、和平滑处理(Smooth)(图 2-3-16)。

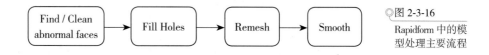

◎图 2-3-16
Rapidform 中的模型处理主要流程

1. 首先,将由医学影像提取的 STL 模型导入至 Rapidform 中(图 2-3-17)。在 Polygan 模块下,选择 Clean->Find abnormal faces 对模型表面的异常进行诊断。找出存在问题的三角面片,包括 non manifold 面片、赘余表面、相交面片和不稳定面片。在 Clean 菜单下,选用相应功能将此类异常面片进行修复或者删除。

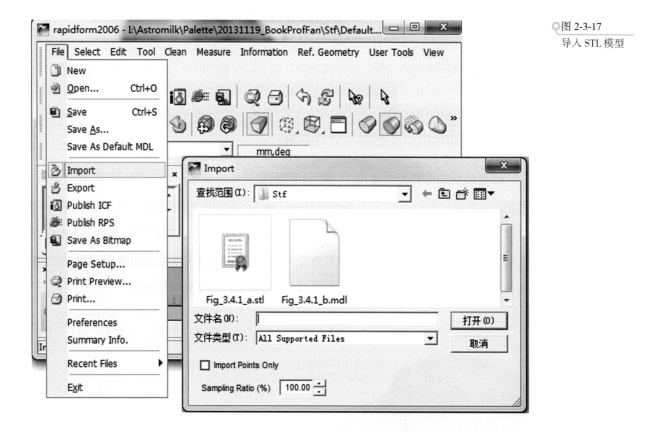

◎图 2-3-17
导入 STL 模型

2. 由于非封闭的模型不能进行 NURBS 曲面的提取,因此需要对表面的洞隙进行填补。选择 Tool->Fill Holes->Surface 功能对模型表面进行修补(也可选用 Tool->Fill Holes->Volume 功能,具体方法与算法详见软件帮助)。修补完成后的模型如图 2-3-18 所示。

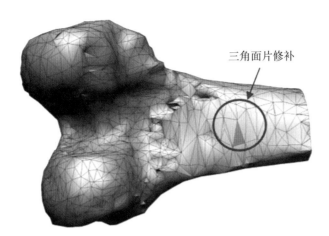

三角面片修补

3. 网格重画功能（Remesh）主要用于调整单个面片的形状质量和模型表面的面片分布情况。面片质量和分布对后续的网格平滑有着重要的影响。此外，对于通过 STL 模型直接建立有限元网格的建模手段而言，面片质量直接关系到仿真分析的收敛性和精度。选择 Tool->Remsh->Local/Global，Remsh 前后的效果如图 2-3-19 所示。

Remesh 前后的网格差异

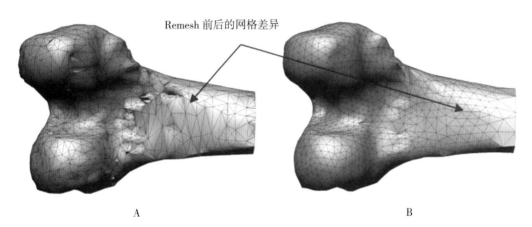

A   B

与此相应的命令 Tool->Decimate 可在 Remesh 调整表面网格的数量，从而在控制表面网格的质量和分布均匀性的同时，调整网格的稀疏程度。

4. 最后对模型进行平滑处理，Tool->Smooth->Shell。根据实际需求选择相应的参数包括：平滑算法（Laplacian/Loop/Curvature）、平滑迭代次数（Number of Iterations）、平滑权重（Weight）等等。

需要注意的是，生物力学建模不应一味地追求平滑。在不同组织的交界区域以及尺度较小的关键区域，过度的平滑处理会掩盖生物组织真实的结构，从而使分析的结果失真。在生物力学的仿真建模中，必须根据解剖结构和分析需求，在不影响关键区域计算准确性的前提下对模型进行适度的平滑处理。

（二）Rapidform 的曲面自动生成

在骨肌系统生物力学仿真研究中,往往需要在后续的分析中根据需要调整有限元网格的类型和分布。因此,通过逆向软件生成由 NURBS 曲面构成的几何模型可以为后续的有限元网格重画提供较好的能动性。

Rapidform 提供了较便捷的 NURBS 曲面自动生成功能。在 Surface 模块下,选择 Surface->Create->Auto surfacing,根据模型的尺度和复杂度选择合适的曲面总数和曲面控制点数目,构成由 NURBS 曲面封闭而成的股骨模型(图 2-3-20)。在左边的树形目录中,右键选择 Export shown surface,将生成的股骨模型导出成 IGS 或者 STP 格式即可。

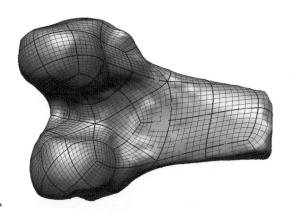

◎图 2-3-20
由 STL 模 型 生成 NURBS 曲 面模型

第四节　骨的材料属性测试技术与方法

徐鹏
895035056@qq.com

　　骨骼是人体内的一种重要的硬组织,可以参与和完成很多重要的生理功能。同时骨骼还是人体主要的承载器官。骨骼材料的力学性质是其健康状况的重要指标。在骨肌系统的建模和仿真中,骨骼的材料力学属性是必不可少的输入参数。在一定程度上,仿真中选用的材料模型是否合理、使用的材料参数是否准确可靠,将对仿真结果的正确性产生重要影响。

　　骨本质上是各向异性的,非均匀的,非线性黏弹性的固、液两相体。对于不同的仿真问题往往需要根据实际情况采用相应的简化材料模型。例如,对于分析短期受力情况时,可以忽略骨的黏弹性效应,而选用弹性或弹塑性材料模型。选用的材料模型不一样,需要输入材料参数就不同。以各向同性线弹性材料模型为例,需要确定的参数只有杨氏模量和泊松比。

　　一般在仿真计算中涉及的材料参数包括:弹性模量 E、剪切模量 G、泊松比 μ、屈服极限 σ_s、强度极限 σ_b、延伸率 δ 等。

一、骨力学测试的影响因素

(一) 年龄、健康状况等内在因素的影响

随着年龄的增大,骨的组成成分和微观结构都在发生变化,导致骨的力学性能有明显的差异。一般而言,在个体发育成熟之前,骨组织中的矿物质成分会逐渐增加,从而加强了骨的强度和刚度。在个体成熟之后,骨的强度、韧性会随着年龄的增加而降低。

另外,人体健康状况的好坏,特别是骨肌系统是否健康,对于骨的力学性质的影响巨大。骨硬化病患者的骨的刚度比正常人高,但是其承受的变形也更小,表现得比正常的骨更脆;骨质疏松症和骨软化病患者的骨的刚度和强度都比正常人的要低,但是延展性更好,可承受的变形更大。正常状态的骨是刚度、强度和延展性的完美结合。

除此之外,遗传、性别、人种等因素也会对骨的力学性能有一定的影响。

(二) 样本截取位置和方向的影响

骨与木材等生物材料的相似,都是各向异性的材料。对于皮质骨而言,加载方向对实验测得的结果的影响很大。因为皮质骨在承载方向上的弹性模量和强度是最大的,而在垂直于承载方向上的弹性模量和强度是最小的。沿皮质骨承载方向上的弹性模量要比垂直承载方向上的弹性模量大 50%。对于松质骨而言,其力学性质与骨小梁等微结构的分布规律紧密相关。除了试件取向的影响,不同部位骨的力学性能也有差别。一个很好的例子就是,承重骨的刚度和强度要明显大于非承重骨。另外,骨承受压应力的能力要大于其承受拉应力和剪切应力的能力。这和人体在日常生活中的受力情况是一致的。

(三) 骨样本含水量的影响

一般而言,骨样本脱水或者干燥后,其杨氏模量和强度极限都会增加,而骨的韧性会降低,实验得到的应力 - 应变曲线几乎没有明显的屈服阶段。有研究表明,用生理盐水重新湿润皮质骨 3 小时,其杨氏模量、位移极限和断裂功可以恢复,但是弯曲强度不能恢复。因此,在实验过程中应该注意保持骨样本的湿度。

另外,骨组织离体几个小时内就会开始自溶,从而影响其力学性质。因此,截取的骨样本应该剔除上面附着的软组织和骨髓。如果不能及时进行测试,应该将骨样本保存到 −20℃以下的冰箱,并使用浸湿等渗生理盐水的纱布包裹。不建议使用甲醛等防腐剂进行保藏,这会改变骨胶原蛋白的性质,从而影响力学性质。

(四) 实验温度的影响

人体正常体温是 37℃,这也是骨组织在体内正常工作时的温度。而测试通常选择在室温下进行。已经有研究表明温度对于实验结果的影响不大,比如在室温环境下测得的骨的弹性模量的值要比体温环境下测得的值高 2%~4%。但是骨的有些特性,比如疲劳特性,对于温度的变化比较敏感。在室温下测得的疲劳性骨折的应力通常是体温下测试结果的 2 倍。因此,应该根据实验测试的参数受温度的影响大小,来确定实验的环境温度。

(五) 实验加载应变率的影响

由于骨是黏弹性材料,加载的应变率和加载的时间将影响测得的力学性质。人体在不同运动状态下,骨上的应变率差别巨大。慢步行走时,骨的应变率约为 0.0001/s,而疾步走时,骨的应变率可以高到 0.01/s。随着应变率的增加,测得的弹性模量和强度极限是增加的,断裂应变是减少的。因此,为了模拟骨在活体内的真实情况,实验应该采用正常生理条件下的应变率。有文献推荐使用应变率为 0.01~0.08/s。

二、拉压测试法

(一) 样本的制备

骨组织在本质上是一种各向异性的、非均匀的、非线性黏弹性的材料。另外,需要注意的是,与一般的工程材料不同,骨是有生命的。为了得到可靠的实验结果,就需要注意样本加工处理的方法。建议使用新鲜的骨组织进行测试。如果不能实现,使用冷冻等方式保存的样本在实验之前应该用生理盐水浸湿。由于形状不规则、尺寸太小、材料受生理因素影响大等众多原因,骨的材料力学实验目前还没有统一的标准。在实验过程中,可以参考其他工程材料的实验标准。

实验试件的制作是材料测试中一个非常重要的步骤,试件制作的好坏对实验结果的影响很大。拉伸试验的测试结果准确可靠,但是试件形状复杂,加工困难。图 2-4-1 是拉伸测试使用的试件的形状。推荐使用圆形截面试件,这样测试得到的精度比较高,但是相应的试件的加工难度也提高了。参照其他工程材料拉伸测试的试件标准,图 2-4-2 列出了三种试件的几何形状及尺寸比例:标距 l_0 是试验中用来测试的区段;外直径 D 是标距段直径 d 的 2 倍;平行长度 l 应该是标距段直径的 3 倍以上;夹持长度 M 为整个长度的 1/4;半径

R 应该尽量大,以减小应力集中。对于皮质骨,由于微观结构相对均匀,所以实际的标距段直径 d 可以取得比较小,比如 3mm。而松质骨内部的骨小梁分布是非均匀的,为了满足材料的连续性假设,标距段直径必须大于 5mm。由于试件形状复杂、制作困难,拉伸试验在实际的测试中使用较少。

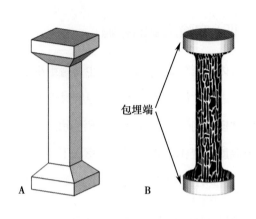

◎图 2-4-1
不同形式的拉伸测试试件
A. 皮质骨
B. 松质骨

包埋端

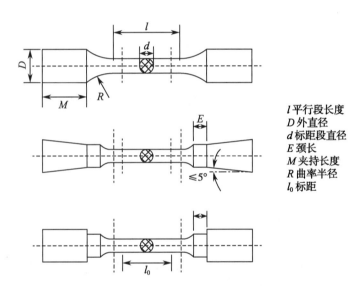

◎图 2-4-2
三种不同夹持端的拉伸试件

l 平行段长度
D 外直径
d 标距段直径
E 颈长
M 夹持长度
R 曲率半径
l_0 标距

相对而言,压缩试验操作容易,试件的加工也简单很多。而且骨的主要功能是负重,受压是常见的工作状况。压缩测试的结果能够更好地反映在活体内骨的材料性质。通常使用压缩试验来测试松质骨的力学性质。图 2-4-3 是压缩测试使用的试件的形状。

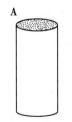

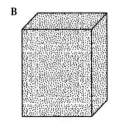

◎图 2-4-3
不同形式的压缩测试试件
A. 圆柱体
B. 立方体

在试件压缩过程中,由于泊松效应,试件的横向的尺寸会增大。这就使得试件两端加载面与夹具之间产生摩擦作用。另外,为了满足材料的连续性假设,试件的尺寸不能太小。所以,压缩测试最优的试件几何形式是:高度和直径之比为 2∶1 的圆柱体,直径最好大于5mm。

骨试件的切割过程中,先可以使用骨锯进行粗加工。注意速度不能太快,同时使用生理盐水进行冷却。这样可以降低机械损伤和热损伤带来的骨强度的丢失。热损伤的影响范围大概是 1~2mm,进一步的加工可以使用湿砂纸磨掉试件表面上的这层。对于一些加工精度要求高,形状复杂的试件,可以使低速的金刚石切割机、车床、铣床等来进行加工。加工过程同样要注意冷却和避免机械损伤。圆柱体试件可以使用取芯钻头来制作。总结起来,试件切割的过程如下:

1. 在选定的测试位置平行切出一层骨组织,注意选取的方位。并用 X 线进行扫描,确定选取的区域内部是否有大空洞和裂纹(图 2-4-4A)。

◎图 2-4-4
试件切割过程
A. 在选定位置平行切出一层骨组织
B. 截取立方体或圆柱体试件

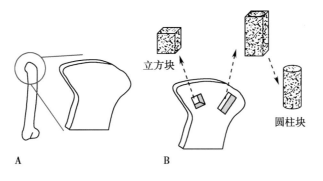

立方块

圆柱块

A　　　　　B

2. 在切出的这层骨组织中,用骨锯截取立方体试件,或者用取芯钻头截取圆柱体试件。然后使用湿砂纸进行打磨(图 2-4-4B)。

制作出的试件可能还存在一些问题:试件尺寸太小,不能很好地固定到材料力学试验机上;压缩试件上下两个加载面平行度不好,这会导致试验过程中产生局部应力集中;用于压缩测试的松质骨试件,在加工过程中不可避免地破坏了端面的部分骨小梁结构,使得试验中试件和加载面的接触面积减小,产生应力集中。对于这些问题,可以包埋试件的两端来解决(图 2-4-5)。常用的包埋材料是有机玻璃(PMMA)、环氧树脂、低熔点合金(伍德合金)。也可以直接粘在铜帽上。

◎图 2-4-5
包埋后的试件

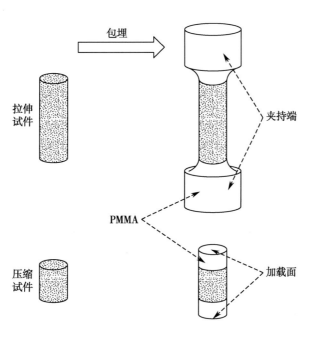

包埋

拉伸试件

夹持端

PMMA

压缩试件

加载面

使用 PMMA 包埋时,遵循的步骤如下:

1. 使用高压水流清洗试件的表面。用酒精、三氯乙烯或者除油洗涤剂清洗需要包埋的端面,然后风干试样。

2. 尺寸小且测试过程中受力较小的试件,可以直接使用模具进行包埋;对于测试中受力较大的试件,或者表面光滑的皮质骨试件,可以先在要包埋的面上涂上氰基丙烯酸盐黏合剂(比如 502 胶),然后再包埋。

3. 包埋好的试件马上使用生理盐水湿润。

(二) 实验设备

拉伸、压缩测试使用的主要实验设备是万能力学试验机,辅助的设备包括电子引伸计、应变片、游标卡尺等。另外,为了将试件固定到万能力学试验机上,同时将载荷正确地传递到试件,还需要使用各种夹具来连接试件和试验机。

测试时,夹具分别将试件固定到万能力学试验机的作动轴和下端机座上。力学传感器可以放置于作动轴与夹具之间,也可以放置于夹具和下端机座之间。开始试验后,万能力学试验机可以记录作动轴的位移和力学传感器的受力变化。这个位移实际上包括试件的变形量、夹具和试验机的变形量三部分。假设试验机和夹具、试件的整体刚度分别为 S_M、S,测试得到的刚度为 S_{app},则有:

$$\frac{1}{S_{app}} = \frac{1}{S_M} + \frac{1}{S}$$

即:

$$S = \left(\frac{1}{1 - S_{app}/S_M}\right) \cdot S_{app}$$

一般认为,试验机的刚度 S_M 很大,可以认为 $S \approx S_{app}$。即近似认为试验机作动轴的位移就是试件的变形量。这样就可以得到单向拉伸或者压缩过程中试件的载荷 - 位移图像。事先使用游标卡尺测得的试件的尺寸,那么进一步就可以得到试件的应力 - 应变图像。通过应力 - 应变图,就可以求出试件的部分材料参数。可以使用引伸计直接测量试件中间部分的应变,来代替通过试验机作动轴的位移求得的试件应变,这样可以除去夹具和试验机变形的影响,提高测试的精度。

对于拉伸测试,试件安装阶段可能存在试件的轴向和加载方向不重合的情况。这会使得试件内部有附加的弯矩的作用,使测试结果存在较大误差。在试件的两端的夹具上安装万向接头是一种有效的解决方案。

◎图 2-4-6

拉压测试的实验
设备
A. 电子万能力学
试验机(INSTRON
E10000)
B. 拉伸测试夹具
和试件

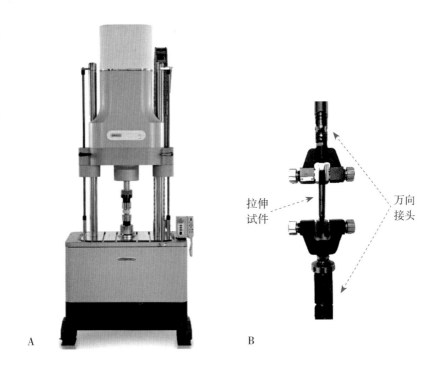

对于压缩测试,目前常用的是两端平压法。在机座和作动轴上分别安装压盘,调整压盘确保这对压盘的平面是平行的。试验时,将试件放置于压盘中央位置。压缩测试的两个重要的误差来源是:①压缩过程中,试件上下两个端面和压盘之间存在摩擦作用;②试件上下两个端面不平行。摩擦作用造成的误差,可以通过在压盘和试件接触的位置涂抹润滑剂(如凡士林)来减小。切割出的骨试件,很难保证上下端面的平行度,尤其是松质骨。一般需要进行两端包埋处理。如果包埋后的试件还存在平行度不好,可以通过改进压盘结构或者试件的形状来解决。另外,和拉伸测试一样,使用引伸计直接测量试件中间部位的应变是提高测试精度的有效手段之一。

◎图 2-4-7

压缩测试夹具及
改进方案
A. 压缩测试夹
具——压盘
B. 包埋后的骨
试件
C、D. 改进的压盘
E. 改进的试件
形式

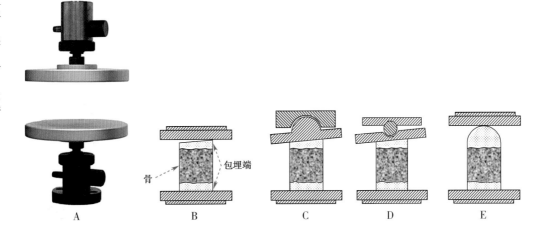

　　试件安装好,调试没问题后,可以打开万能力学试验机进行拉伸或者压缩测试。试验机主要有位移控制和载荷控制两种加载控制方式。位移控制通过调控单位时间内作动轴的位移,来对试件施加载荷。而载荷控制是通过调控单位时间内施加在试件上的载荷增量,来控制整个实验过程。对于拉压测试这种准静态加载,一般采用位移控制模式。骨的测试,应变率应该控制在 0.01~0.08/s。试件的原始长度乘以应变率,就是位移控制模式下采用的拉压测试的加载速率。为了获得更丰富的骨材料的力学信息,拉伸试验可以一直加载到试件断裂为止。对于压缩试验,随着试件的压扁,其横向(垂直于加载方向)的尺寸是在不断增大的,即横截面积也变大。计算应力使用的是测试开始时测量的横截面积。这就说明随着压缩测试的后面一段,虽然载荷在不断增加,计算应力也在相应增加,但是试件内的真实应力不一定在增加。这时计算得到的是工程应力,并不能反映试件内的真实应力情况。因此,压缩测试应该取开始阶段的数据进行分析。

(三) 数据处理

　　通过拉伸或压缩测试可以得出试件的部分材料参数。这些参数可以从试件拉伸或压缩过程中的应力 - 应变曲线求出。一般万能力学试验机自带的软件可以进行相应的计算,求出这些参数。用户也可以导出数据,自行计算得到。下面以拉伸测试的应力 - 应变图像为例,介绍从应力 - 应变图上可以获得的材料力学信息。

　　1. 弹性模量 E 弹性模量用来表征材料抵抗变形能力,是材料最重要的参数之一。其定义为,在线弹性阶段,应力与应变的比值。即应力 - 应变图像在开始的线性阶段的斜率。对于生物材料,其应力 - 应变曲线不一定存在明显的线性阶段。这种情况可以取应力较小的时刻,应力 - 应变曲线的切线或者割线斜率,作为弹性模量的近似。对于各向同性线弹性材料,单向应力状态下其应力 σ、应变 ε 以及弹性模量 E 满足:

$$\sigma = E \cdot \varepsilon$$

　　2. 屈服极限 σ_s 屈服点可以认为是材料的变形从弹性变形向塑性变形的转化点。在应力 - 应变曲线上,屈服点所对应的应力值就是屈服极限(图 2-4-8)。在应力小于屈服极限时,产生的变形是可逆的。卸载后,材料上产生的变形可以消除。而当应力大于屈服极限时,材料上将产生部分塑性变形。卸载后,塑性变形部分不会消去。确定屈服点的方法有很多,测试材料的性质不同,方法也不同。对于低碳钢等金属材料,应力 - 应变曲线存在一个应力上下波动的平台区,这个区间就是材料的屈服阶段。屈服阶段的最大、最小应力值分别为上屈服点和下屈服点。而对于骨样本这类材料,不存在屈服阶段。参照工程材料的一般方法,可以选取产生 0.2% 的塑性应变时对应的应力值作为名义屈服应力。这种方法存在弊端:一些材料承 0.2% 的塑性应变时就已经严重破坏了。因此,取应力 - 应变曲线的斜率开始减小的时刻所对应的点作为屈服点,更具有生理意义。

3. 强度极限 σ_b　试件能够承受的最大应力就是强度极限,而试件在断裂处的应力称断裂强度(图 2-4-8)。对于骨样本,这两个参数的值是相同的。强度极限一般就是应力 - 应变曲线最大值点所对应的应力值。

◎图 2-4-8
拉伸试验中骨的
应力 - 应变图

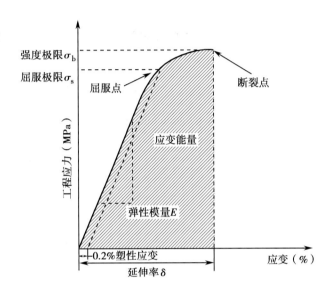

4. 延伸率 δ　延伸率是衡量材料塑性性能的指标。其定义为断裂或者屈服后,标距伸长的长度与标距原始的长度的百分比(图 2-4-8)。延伸率可以作为材料属性划分的标准之一。工程上认为,$\delta > 5\%$ 是塑性材料,而 $\delta \leqslant 5\%$ 是脆性材料。骨的延伸率受其水分含量的影响很大。相对于正常的骨,脱水干燥后,骨的延伸率降低,脆性增强。

◎图 2-4-9
泊松比的定义示
意

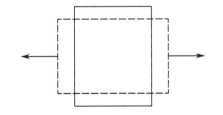

5. 泊松比 μ　泊松比用来描述材料在一个方向上变形对垂直方向上的影响。其定义为,在拉伸的线弹性阶段,垂直于受拉方向上的应变与受拉方向上的应变之比的绝对值(图 2-4-9)。泊松比无法通过应力 - 应变曲线直接获得。计算泊松比时,不仅需要载荷方向上的应变值,还需要使用引伸计来记录垂直于载荷方向上的应变值。一般皮质骨的泊松比是 0.28~0.45。

上述几个参数,通过给试件施加单向拉伸载荷都可以计算得到。对于压缩测试,参数的计算方法相同。很多情况下,试验得到的曲线并不完美,图 2-4-10 是拉伸测试获得的一种典型图像。试件加持松动、试件固定方式不合理等原因都可能造成这种现象。这时需要对试验获得曲线进行相应

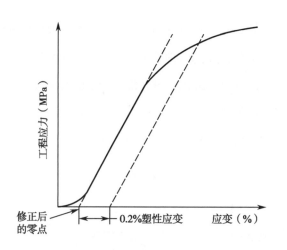

◎图 2-4-10
拉伸测试获得的需要修正的应力 - 应变图

的修正,然后再计算相关的材料参数。对于应力 - 应变曲线存在线性阶段的情况,可以把线性段的延长与横坐标相交,取交点作为修正后的横轴零点。所有与横轴数据相关的计算,比如屈服点、延伸率等,都选上述交点作为零点。

三、弯曲测试法

(一) 样本的制备及夹具的设计

弯曲测试是另一种常用的测试方法,其对于试件形状的要求相对较小,因此广泛应用于骨干、皮质骨的力学性质测试。弯曲试验可以分为三点弯曲和四点弯曲。这两种弯曲测试的试验试件是相同的,区别在于加载方式上的差异。

弯曲试件的预先处理以及加工过程中的注意事项,和拉伸、弯曲试件制备时的注意事项是一样的。主要是注意样本的保湿,避免加工过程切削热的影响等。对于骨干试件,一般应选取长径比较大、形状相对规则的骨,比如股骨和胫骨。而松质骨和皮质骨的试件,可以加工成圆柱体或者长方体。其长度最好大于直径(或宽度)的 16 倍以上。这是为了避免试件内剪切力成主要应力。

在弯曲测试中,一个重要几何参数是惯性矩。这个参数对于弹性模量、强度极限等的计算至关重要。惯性矩与试件横截面几何形状相关。对于骨干试件,弯曲测试时常忽略内部骨髓的影响,其横截面可认为是椭圆环形。图 2-4-11 列出常用的截面类型的惯性矩的计算公式。图中的中性层,表示在整个弯曲过程中其长度是不变的。中性轴是中性层与横截面的交线。

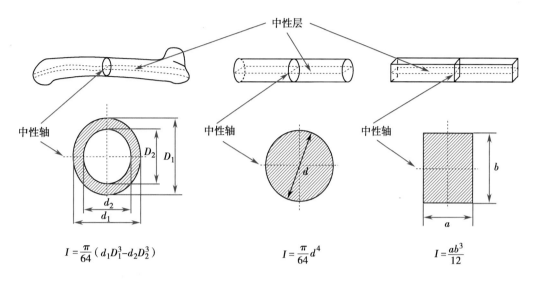

◎图 2-4-11
不同横截面惯性矩的计算公式

$$I = \frac{\pi}{64}(d_1 D_1^3 - d_2 D_2^3)$$

$$I = \frac{\pi}{64}d^4$$

$$I = \frac{ab^3}{12}$$

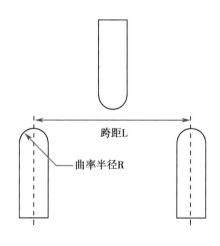

◎图 2-4-12
三点弯曲夹具示意图

弯曲测试的夹具对于测试结果的准确性有重要的影响。因此压缩夹具的设计应该考虑两个方面的问题：①夹具的加载头上的曲率半径 R 不能太小。加大曲率半径，可以增加加载过程中骨样本与夹具的加载头之间的接触面积，避免应力集中。应力集中会使得骨样本在加载处的变形增大，使得试验机测得位移大于试件自身的挠度，从而让计算的材料参数不准。②夹具的跨度不能太小。这个主要是为了减小试验过程中的剪切作用。推荐跨距 L 选为试件直径（或宽度）的 16 倍以上。

（二）测试方法

常用的弯曲测试方法包括三点弯曲和四点弯曲。这两种方法各有利弊。三点弯曲简单易行，而且在人体内受三点弯曲的情况更加普遍。但是三点弯曲的弊端是：试件的中央存在高剪切力，影响测量结果。一般通过增加试件的长度，加大夹具接触头的曲率半径来尽量减小剪切力带来的误差。四点弯曲中间两个加载头之间是纯弯曲状态，干扰因素相对较少，所以结果也相对可靠。四点弯曲必须保证四个加载点受力相等。对于骨干等试件，不一定可以满足这样的条件。因为骨干的轴线并不一定是直线，而且截面形状也在变化。一般来说，选择三点弯曲作为材料的力学性质的测量是能够满足要求的。

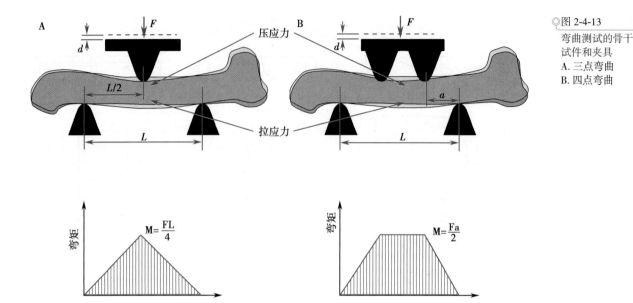

◎图 2-4-13
弯曲测试的骨干
试件和夹具
A. 三点弯曲
B. 四点弯曲

　　试验开始前,利用游标卡尺测量好试件的几何尺寸,调节好跨距长度。调试完成后,可以打开万能力学试验机进行弯曲测试。一般采用位移控制模式进行试验。实验过程中,记录施加的载荷 F 和作动轴的位移 d。根据试件的几何尺寸、跨距 L 以及试验过程中载荷 F 和位移 d 之间的关系,就可以计算出弹性模量、强度极限等材料参数。

(三) 数据分析和处理

三点弯曲测试方法的数据处理:

　　首先根据试件的横截面的几何尺寸以及该横截面上中性轴的方位,计算试件的惯性矩 I。根据梁理论,最大应力出现在弯曲的上下两个表面。而骨材料拉伸强度要小于压缩强度。因此试验中骨样本的破坏开始于受拉侧。强度极限 σ_b 为:

$$\sigma_b = \sigma_{max} = \frac{F_{max}L}{4I}C$$

　　其中:F_{max} 是断裂出现时的载荷,L 是跨距,I 是断裂处横截面的惯性矩,C 表示该截面上离中性轴最大的距离。

　　在弯曲测试的后段,与加载头接触的骨样本局部可能已经屈服,此时通过作动轴测得的应变不再准确。因此,计算弹性模量应该选取弯曲测试开始阶段的数据。弹性模量 E 为:

$$E = \frac{FL^3}{48Id} = \frac{L^3}{48I}K$$

其中:L 是跨距,I 是断裂处横截面的惯性矩,K 表示开始阶段载荷 - 位移(F-d) 图像的斜率。

四点弯曲测试方法的数据处理:

四点弯曲的数据处理和三点弯曲相同,只是参数的计算公式有所改变。四点弯曲时,强度极限 σ_b 为:

$$\sigma_b = \sigma_{max} = \frac{F_{max}a}{2I}C,$$

其中:F_{max} 是断裂出现时的载荷,a 是两个加载点之间的距离,I 是断裂处横截面的惯性矩,C 表示该截面上离中性轴最大的距离

弹性模量 E 为:

$$E = \frac{Fa^2}{12Id}(3L-4a) = \frac{a^2(3L-4a)}{12I}K,$$

其中:L 是跨距,a 是两个加载点之间的距离,I 是断裂处横截面的惯性矩,K 表示开始阶段载荷 - 位移(F-d) 图像的斜率。

四、扭转、纯剪切测试法

(一) 样本的制备及夹具的设计

扭转试验和纯剪切试验都可以用于测试骨样本的剪切力学性能的测试。通过万能力学试验机和应变片,采集到载荷和位移之间的关系,就可以计算剪切强度、剪切模量 G 等材料参数。

扭转测试适用于骨干等整根骨头的测试。样本制备过程应该注意的事项和拉压、弯曲测试的相同。应该尽量选取圆截面的、轴线较直的骨干作为测试样本。为了保证样本两端能够牢固地夹持到力学试验机上,并且尽量使骨干的轴线和试验机扭转的轴线重合,这就需要对骨干的两端进行包埋处理。常用的包埋材料包括:有机玻璃(PMMA),环氧树脂,低熔点合金(伍德合金)。包埋的操作和拉伸、压缩试件的包埋一样。扭转测试中,一个重要的几何参数是横截面的极惯性矩。对于圆环截面,图 2-4-14 列出了计算公式。

纯剪切测试适用于皮质骨等小试件(厚度为 5~8mm)的测试。与扭转测试相比,纯剪切测试的结果精度要高,但是试件的制作也相对繁琐一些。加工过程要注意样本的保湿,避免加工过程切削热的影响等。常用的纯剪切测试方法很多。图 2-4-15 所示的是

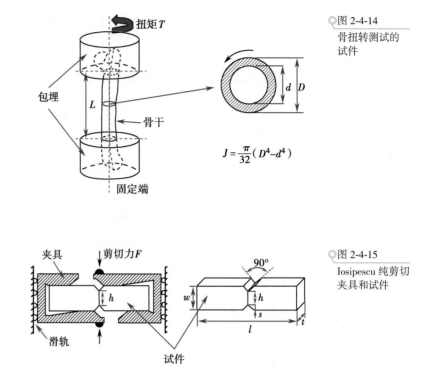

◎图 2-4-14
骨扭转测试的
试件

$$J = \frac{\pi}{32}(D^4 - d^4)$$

◎图 2-4-15
Iosipescu 纯剪切
夹具和试件

Iosipescu 纯剪切测试法的夹具和试件形状。

　　其中：试件的长度 l 应该在宽度 w 的 4 倍以上。试件上下切口的角度为 90°，深度 s 为宽度 w 的 20%~25%，h 是标距长度。试件的厚度 t 应该小于宽度 w，且大于 2.5mm。

（二）测试方法

　　扭转测试是通过扭矩的作用，在试件内部产生纯剪切的应力状态，利用应力 - 应变关系求出材料参数。因此，试验时应该尽量避免试件内产生正应力。下面两点应该注意：①扭转测试采用的样本的横截面必须是圆截面或者圆环截面。否则，扭矩会使得试件产生翘曲，导致正应力的产生。②应该使试件的轴线和试验中扭转的轴线重合，不然加载过程中会出现弯矩的作用，从而产生正应力。所以应该尽量选取平直的骨干作为样本，包埋时尽量保证骨干的轴线在中央，将试件安装到万能力学试验机上时应该尽量避免产生偏心。

　　虽然可以采取一些措施来减小正应力的影响，扭转测试中正应力的产生是不可避免的。除了各种外部因素的影响，骨本身是一种复合材料，内部的应力的分布并不均匀，无法保证纯剪切的应力状态。但是作为一种近似的测量，扭转测试是可以满足要求的。试验时，将试件的两个包埋端分别固定到万能力学试验机上。通过万能力学试验机的传感器，获得加载过程中的扭矩和转角。进一步计算得到剪切强度、剪切模量等参数。

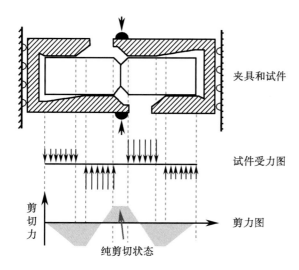

夹具和试件

试件受力图

剪力图

剪切力

纯剪切状态

　　　与扭转测试相比,纯剪切测试是一种精度更高的方法。在所有纯剪切测试的方法中,
Iosipescu 法被普遍用于复合材料剪切力学特性的测量。其受力情况和内部的剪力的分
布如图 2-4-16,可以看出缺口部分是纯剪切状态。在夹具两端施加剪切力 F 可以通过万
能力学试验机来施加。在理想情况下,剪切应变可以通过夹具的相对位移求出来。但是在
加载区域,骨样本可能有较大的压缩变形,计算的剪切应变会有较大误差。所以应该使用
电阻应变片来测量剪切应变。理论上,只需要在标距的 45° 方向上贴一个应变片即可。为
消除环境因素的影响,可以在试件正反两面的标距的中心处沿轴向 ±45° 固定四个应变
片。将这四个应变片接入全桥测量电路。试件中间标距位置的剪切应变为全桥电路所测
值的 1/2。根据万能力学试验机得到的载荷、应变片测得的剪切应变数据即可求得材料的
剪切参数。

◎图 2-4-17

Iosipescu 纯剪切
测试应变片的放
置方法
A. 应变片的位置
B. 全桥测量电路

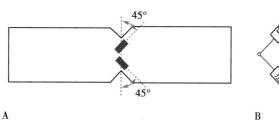

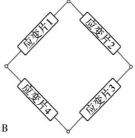

45°

45°

应变片1

应变片2

应变片4

应变片3

A　　　　　　　　　　　　　　　　B

（三）数据处理

扭转测试的数据处理：

使用材料力学试验机进行扭转试验时，试验机可以记录加载过程中的扭矩和转角信息。对于圆形截面和圆环截面，扭转时最大应力出现在外表面上。则剪切强度 τ_b 为：

$$\tau_b = \tau_{max} = \frac{\tau_{max}\rho_{max}}{J} = \frac{T_{max}D}{2J}$$

其中：T_{max} 是断裂出现时的扭矩，J 是断裂处横截面的极惯性矩，D 表示试件的圆环截面的外直径。

剪切模量是线弹性范围内，剪切应力和剪切应变之比。所以剪切模量 G 为：

$$G = \frac{TL}{\theta J} = \frac{L}{J}K$$

其中：L 是跨距，J 是断裂处横截面的极惯性矩，K 表示开始阶段载荷 - 位移（T-θ）图像的斜率。

纯剪切测试的数据处理：

使用 Iosipescu 法进行纯剪切测试时，剪切力 F 可以由材料力学试验机测得，试件剪切段的应变通过应变片得到。根据剪切应力的定义，可以得到剪切强度 τ_b 为：

$$\tau_b = \tau_{max} = \frac{F_{max}}{A} = \frac{F_{max}}{ht}$$

其中：F_{max} 是断裂出现时的剪切力，A 是剪切面的面积，h 是标距的长度，t 是试件的厚度。

剪切模量直接根据线弹性阶段剪切应力和剪切应变的关系求出。剪切模量 G 为：

$$G = \frac{\tau}{\gamma} = \frac{F}{ht\gamma}$$

其中：F 是加载过程中的剪切力，γ 是对应时刻的剪切应变，h 是标距的长度，t 是试件的厚度。

五、超声测试技术

声波能在固体内传播，其传播速度决定于介质的密度和模量。因此可以利用超声来测量骨材料的弹性参数。利用超声来测量材料的力学性质，其优势在于试件的形状要求简单。

相对于拉伸试件要求切割和包埋成复杂外形、压缩试件要求两个加载面高度平行、弯曲试件要求的长径比大,超声测量的试件只要是长方体或圆柱体就行。对于骨样本而言,为了满足材料的连续性假设,要求皮质骨试件待测方向上的尺寸大于 5mm,松质骨试件待测方向上尺寸大于 10mm。

超声波在固体内有两种传播方式:纵波和横波。这两种传播方式可以测的材料参数是不同的。超声波以纵波的形式在骨样本内传播时,可以测弹性模量 E:

$$E=\rho v^2$$

其中:ρ 是骨试件的密度,v 是纵波在骨试件两个测试面之间的传播速度。

超声波以横波的形式在骨样本内传播时,可以测剪切模量 G:

$$G=\rho v_S^2$$

其中:ρ 是骨试件的密度,v_s 是横波在骨试件两个测试面之间的速度。

需要注意的是,对于皮质骨和松质骨,超声测试选用频率和要求的试件尺寸是不同的。这是为了精确得到超声的传播路径,从而能准确计算波速。波速已知时,频率和波长成反比。而测试时超声的波长应该大于试件的尺寸,从而避免衍射现象。对于松质骨试件,其内部是骨小梁构成的多孔结构,超声的波长应该大于骨小梁的尺寸。否则超声波将依次沿骨小梁传播,这时就无法确定波的传播路径,进而无法计算波速。因此,皮质骨试件两个测试面之间的距离选为 5mm,测试时超声频率采用 2.25MHz;松质骨试件两个测试面之间的距离选为 10mm,测试时超声频率采用 50kHz。

测试的方法如图 2-4-18 所示。先测量骨样本的密度 ρ。然后将具有平行测试面的骨样本放置于超声波发生器和接收器之间。利用两个测试面之间的距离 L,发出与接受到超声波之间的时间差 Δt,可以计算出波速 v:

$$v=L/\Delta t$$

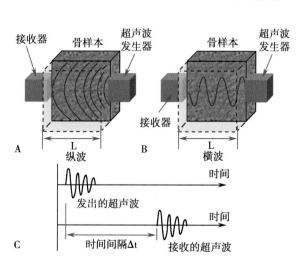

◎图 2-4-18
超声波测量骨样本弹性参数原理示意图
A. 纵波
B. 横波
C. 时间间隔 Δt

将密度 ρ 和波速 v 代入公式,就可以求得弹性模量 E 或剪切模量 G。可以分别测量试件三个正交方向上的材料参数,进而可以得到材料三维力学信息,这对于各向异性材料的测量是很有帮助的。

六、微观力学特性测试技术

由于试件的大小和形状没有特殊要求、测试精度高、不损伤样品等优势,纳米压痕技术已经成为生物材料力学测试的新手段。纳米压痕测试压入的深度小(100nm~10μm),除了材料的宏观的力学性能,它还可以应用于材料微 / 纳米尺度上的力学特征的研究。

在纳米测量参数中,最重要的力学性质是硬度和弹性模量。假设待测试的样品为各向同性材料,表面为无摩擦的弹性半空间,与刚性压针接触的试件材料产生凹陷变形,且变形与时间无关。根据固体接触弹性力学,可以有:

$$H=\frac{P_{max}}{A}$$

$$E_r=\frac{\sqrt{\pi}}{2\beta}\frac{S}{\sqrt{A}}$$

$$\frac{1}{E_r}=\frac{1-\mu^2}{E}+\frac{1-\mu_i^2}{E_i}$$

其中:H 是硬度,P_{max} 是最大载荷,A 是接触面积;E_r 是约化模量,S 是弹性接触刚度,β 是与压头几何形状相关的常数;E、μ 分别是样品的弹性模量和泊松比,E_i、μ_i 分别是压针的弹性模量和泊松比。弹性接触刚度 S 等于卸载曲线顶部的斜率。

为了推算出材料的硬度 H 和弹性模量 E,就必须知道弹性接触刚度 S 和接触面积 A。目前常用的方法是 Oliver-Pharr 法,即假设在加卸载曲线的顶部,卸载曲线满足指数关系:

$$P=\alpha(h-h_f)^m$$

其中:h_f 为完全卸载后的残余深度,α 和 m 是拟合参数。所以接触刚度 S 为:

$$S=\left(\frac{dP}{dh}\right)_{h=h_{max}}=\alpha m(h_{max}-h_f)^{m-1}$$

接触面积 A,与弹性接触深度 h_c 是相关的,即:

$$A=f(h_c)$$

上式称为压针面积函数。对于不同类型的压针,该函数的形式是不同的。例如,理想波氏压针,$A=24.56h_c^2$。但是,由于加工精度局限性和使用过程的磨损,需要对压针面积函数进行修正。计算接触面积 A 时,应选择修正后的压针面积函数。

弹性接触深度 h_c 与接触刚度、压针类型等相关,其计算公式为:

$$h_c = h_{max} - \varepsilon \frac{P_{max}}{S}$$

其中：ε 是与压头形状有关的常数。

求出接触刚度和接触面积后，根据公式就可以分别求出试件的硬度和弹性模量。

纳米压痕测试技术对于试件的形状、尺寸没有要求，但是对于试件测试面粗糙度以及压入深度、压痕间距有一定要求。加工试件时，测试面应该尽量平整，必要时需要进行抛光处理。压入深度应该在粗糙度的 20 倍以上。为了避免基底效应，试件的压入方向上的厚度最好大于压入深度的 10 倍以上，或者压痕半径的 6 倍以上。试件安装时，应该使测试面尽量与压针压入的方向垂直。由于压痕的面积很小，一个试件上可以打很多点。但是压痕点至少应该距离试件边缘的 6 倍压痕半径以上。两个相邻的压痕点的间距应该在压痕半径的 10 倍以上。

◎图 2-4-19
纳米压痕的原理
示意图及典型数
据曲线
A. 加卸载过程中
压痕剖面
B. 典型的加卸载
曲线

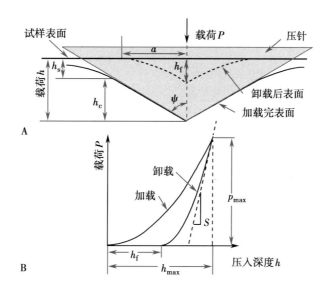

测试的过程一般分为 6 步：①压针先抬高到一定高度，然后向下尽量准确地定位到试件的表面；②压针按照给定的速率压入设定深度；③到达设定深度后，保持载荷一段时间，使系统完全平衡；④按照加载时的速率卸载到最大载荷的 10%；⑤保持载荷一段时间，计算热漂移；⑥完成卸载。

现在，纳米压痕技术已经比较成熟，测试设备集成度也很高了。最新型的设备可以先对感兴趣的区域进行原位扫描定位，获得局部的显微图像，然后再进行压痕测试。这对于骨的微观结构（比如骨单位、骨小梁等）的力学性能的测量是十分方便的。

　　获得材料的力学性能的方法很多,本小节介绍了几种常用的测试手段。这几种方法中,有比较传统的方法:拉伸、压缩、弯曲和扭转;也有新发展起来的方法:超声测试、纳米压痕技术。这些方法都已经有很多应用于骨力学测试的实例,应该说都算比较成熟的测试技术了。

　　本书的重点在于骨肌系统的建模和仿真计算,在这里介绍骨材料测试的方法,是为了得到材料的力学参数,再把这些参数加到仿真计算中去。这样可以使得建立的模型能更好地模拟真实生理情况。

第五节　有限元分析方法及常用软件介绍

　　在第一章中,我们已经介绍了骨肌系统建模与仿真中的有限元方法。总体来说,骨肌系统的生物力学问题,实际上就是去建立和求解生物组织的平衡方程、几何方程以及本构方程,最终得到生物组织的应力应变状态。但由于目前在数学上通常难以求解出这些方程的解析解,因此,人们在最小势能原理的基础上,结合离散化求解的手段,发展出了有限元方法,以便在误差允许的范围之内,求解出应力应变状态的近似解。具体的内容读者可以查阅第一章以及其他的相关书籍。

　　而实际上,我们一般借助已有的商业软件来进行相关的建模、求解和分析。在此过程中,通常需要进行的操作有:

　　1. 建立几何模型。

　　2. 划分网格,即离散化。

　　3. 定义材料属性。

　　4. 定义相互作用,包括绑定、接触以及相对转角和相对距离的约束等。

　　5. 定义边界条件,包括力边界条件和位移边界条件。

　　6. 求解,包括载荷步的设定和求解器的选择等。

　　7. 结果分析。

　　除此之外,求解过程中遇到不收敛等问题,还需要进行相关的纠错及调试等操作。本节将从具体操作的角度,简要介绍 ANSYS、ABAQUS、HyperMesh 以及 Anybody 等常用有限元软件的基本操作,对于具体问题的详细说明,将在其后的实例分析部分做进一步介绍。

一、骨肌生物力学常用有限元软件简介

有限元分析一般分为以下三个过程:

【前处理】 对需要分析的对象进行建模,建立合理的有限元分析模型。

【有限元分析】 对有限元模型进行单元特性分析、有限元单元组装、有限元系统求解和有限元结果生成。

【后处理】 根据研究目标,对有限元分析结果检查和分析,并以数据或者图形的方式给出。以判定计算结果的合理性。

一般来说,前处理阶段通常是整个过程中最耗时的阶段,尤其是进行分析模型的网格离散,常常会占用整个仿真过程中 80% 或者以上的时间。

基于此原因,各大软件厂商开发出了各种有限元前处理软件,最知名的主要有 HyperMesh、ANSA、ICEM CFD、TrueGrid 等,下面将会对它们逐一简单地介绍:

(一) HyperMesh

HyperMesh 可能是在结构分析领域使用最广泛的有限元前处理软件之一,它是由 Altair 公司设计开发的综合性 CAE 软件 HyperWorks 中最重要的组成部分。HyperMesh 提供了高度交互的可视化环境以方便建立有限元模型,并且提供了广泛的 CAD、CAE 和 CFD 软件接口并且支持用户自定义。其强大的几何清理功能可以用于修正几何模型中的错误从而提升建模效率;高质高效的网格划分技术可以完成杆梁、板壳、四面体和云面体网格的自动和半自动划分;而先进的网格变形技术允许用户直接更改现有网格,无需重构几何模型;功能强大的模型树视图可以轻松地对大模型要素进行显示和分级管理;其批处理网格生成技术无需常规的手工几何清理及网格划分工作从而加快了模型处理速度。

(二) ANSA

最大的特点是软件小巧,学习和使用起来都方便快捷。该软件在操作界面设计上主要以一级菜单为主,强大而且便捷的几何处理以及面网格划分工具都使得利用该软件能够高效地获得高质量的网格模型。其提供的诸如 fix quality、join、split、recons、reshape 等工具可以方便地自动或者手动对单元进行修改。ANSA 的不足也显而易见,例如其操作界面不太友好,其功能总体上不如 HyperMesh 全面,在复杂结构的六面体划分方面较弱,求解器接口也较少。目前 ANSA 在汽车领域使用较广泛。

(三) ICEM CFD

最初是为流体网格划分而设计的,因此在计算流体力学领域应用广泛。其利用子块拓扑空间(Block)上网格映射到结构上的思路,使得用户在进行六面体网格划分时得心应手,相比于 HyperMesh 和 ANSA 基于结构分块并映射的方法来说效率更高。同时它也包含类似于 HyperMesh 的基于几何体的网格划分技术,但总体来说在结构计算领域使用并不算广泛。

(四) TrueGrid

跟 ICEM CFD 相似同时包含基于拓扑和基于几何的网格划分技术,特别是在大型复杂结构的网格划分时效率较高,但由于其用户界面的不友好以及使用命令驱动的方式在一定程度上限制了其发展,因此在中国使用者较小。

二、HyperMesh 软件简介

(一) HyperMesh 的启动

在 Windows 操作系统上可以通过选择"开始"→"所有程序"→Altair Hyperworks→Altair HyperMesh 来实现 HyperMesh 程序的启动。

HyperMesh 在初次启动时会弹出如图 2-5-1 所示的求解器模板选择对话框,该对话框中包含了诸如 ABAQUS、ANSYS、Lsdyna、Marc、Nastran 等常用的求解器模板,在 HyperMesh 使用过程中需要选择用户所需要的求解器模板。如果不希望下次启动时弹出该对话框可以取消勾选 Always show at start-up。

注:在进入 HyperMesh 后的操作中随时可以通过选择菜单栏中的 Preferences → User Profiles 或者工具栏中的 ▨ 来进行求解器模板的更改。

(二) HyperMesh 工作界面简介

HyperMesh 在进行正常启动后的主界面如图 2-5-2 所示。

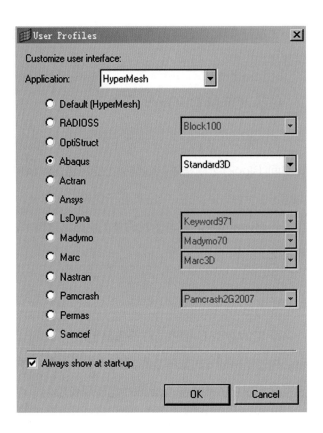

◎图 2-5-1
求解器模板选择
菜单

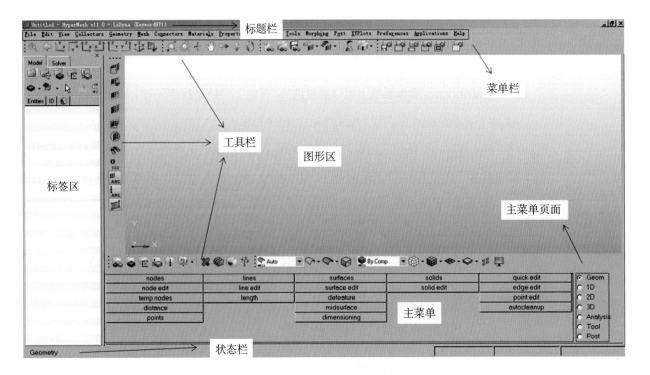

◎图 2-5-2
HyperMesh 工作界面

1. 标题栏　标题栏位于窗口界面最上方,上面显示了文件名、软件的版本号以及选用求解器模板的信息。

2. 菜单栏　菜单栏位于标题栏下方,单击下拉菜单弹出下一级菜单选项,由此可以进入 HyperMesh 不同的功能模块,几乎任何主菜单的设置面板都可以直接在标题栏上找到。

3. 工具栏　工具栏位于图形区周围,包含常用功能的快捷键,可以通过拖动改变其位置。

4. 标签区　标签区提供了多种有用的工具,如不同视角下的模型内容列表(如 Model Brower、Solver Brower 等)以及专用工具菜单 Utility Menu,该菜单的内容随求解器的变化而变化。

5. 图形区　图形区位于标签区的右方,占据着 HyperMesh 主界面最大的区域。在此区域中可以实时交互地显示和控制模型,也可以用于模型对象的选择。

6. 主菜单　主菜单位于图形区的下方,显示每一个不同页面中所有的可用功能,直接对某功能按钮进行单击就能进入相应的操作面板。

7. 主菜单页面　主菜单页面中包含对所有主菜单功能进行分类的 7 个子页面,点击不同的子页面名称可以对需要的主菜单进行切换。

8. 状态栏　状态栏位于最下方,左端显示了当前主菜单页名称,右边 3 个区域分别用于显示当前调用的文件、当前组件集和当前载荷集。

(三) HyperMesh 主菜单简介

因为 HyperMesh 主菜单繁多,考虑到本书的编写目的,因此只介绍在人体骨肌系统建模中经常用到的菜单,其他的菜单用法读者可以自行参考软件自带的帮助文件或者专门的 HyperMesh 书籍。

1. Geometry 页面　Geometry 页面菜单如图 2-5-3 所示,其中包括了几何元素中点、线、面、体以及节点的创建及编辑工具,其中比较重要的有:

◎图 2-5-3
Geometry 页面菜单

nodes	lines	surfaces	solids	quick edit
node edit	line edit	surface edit	solid edit	edge edit
temp nodes	length	defeature		point edit
distance		midsurface		autocleanup
points		dimensioning		

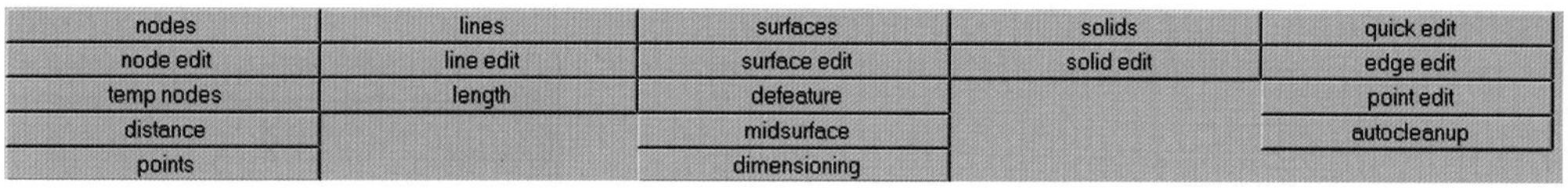

nodes　可以在模型中创建临时节点,用于单元的构建,创建的方法可以通过坐标输入、几何元素上选择位置、指定圆弧的中心等多种方法实现。

`temp nodes`　可以对临时节点进行增加或者清除。

`lines`　创建线,创建的线可以直接用于构建面或者对面进行编辑。

`surfaces`　创建面,可能通过施加、拉伸、扫掠等方法生成规则的面,也可以通过节点、线进行面的构建,还能通过有限元模型结构特征进行面的拟合。

`surface edit`　对面进行编辑,包括裁剪、扩大、缩小、偏移等。

`solids`　创建体,创建的方法有参数化设计(如柱、球、台、锥等)或者指定封闭曲面所包围的区域。

`solid edit`　对体进行编辑,包括裁剪、布尔运算等。

`edge edit`　几何边的编辑,其中 toggle 工具可以通过合并或者抑制的方法消除不需要的边, (un)suppress 为(解除)抑制边,replace 指定两条边合并,这些都是编辑几何模型以方便划分单元的重要的工具。

`quick edit`　快速编辑,包含最常用的几何编辑功能,如曲面删除、修补、切割,创建、移除、合并自由点等。

2. 1D 页面菜单　1D 页面菜单中包含了所有一维单元的创建和修改以及类型查看和更改等功能,如图 2-5-4 所示,其中比较常用的有:

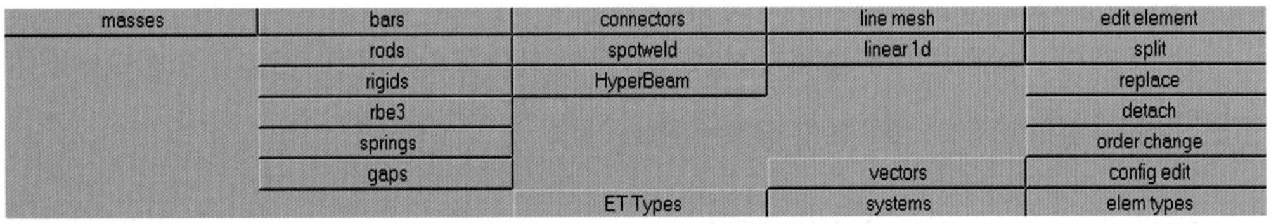

◎图 2-5-4　1D 页面菜单

`masses`　创建质量单元,指定某个节点直接定义。

`rods`　创建杆单元,可以通过直接连接两节点来生成杆单元,具体的单元类型随着求解器的变化而不同,该单元可以用于模拟韧带。

`springs`　创建弹簧单元,也是直接通过节点连接,可以用于韧带非线性力学特性的模拟。

`line mesh`　划分线单元,用于将指定线划分成单元,也可以通过指定两节点间单元数量来进行 1D 单元的创建,可以指定不同的单元类型(如杆、梁、弹簧等)。

1D 页面右边一列菜单(图 2-5-5)由于在 1D、2D、3D 页面中位置及功能完全相同,因此只在此页面内介绍,在 2D 和 3D 页面中将不再赘述。

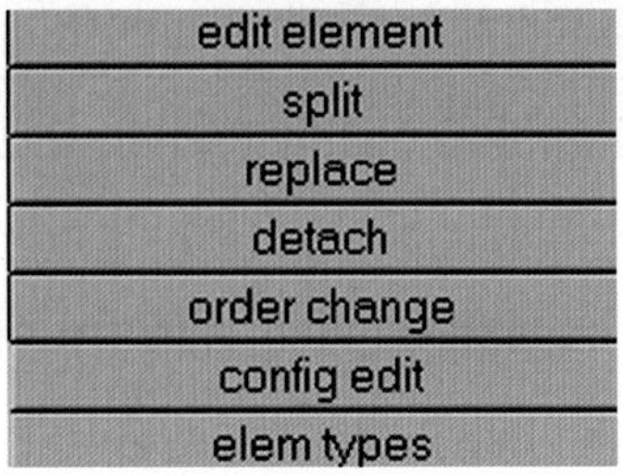

◎图 2-5-5　1D、2D、3D 单元通用菜单

`edit element`　编辑单元,如(通过节点)创建、合并或者分离单元等。

`· split`　拆分单元,可以将现有的单元通过拆分来细化或者改变单元类型,比如四面体拆分成六面体或者反之。

`replace`　合并节点,可以通过合并节点来对单元的构型进行修改。

`detach`　分离单元,可以把共节点的两个单元进行分离。

`order change`　阶次变换,可以对单元进行一阶或者二阶单元的转换。

`config edit`　类型转换,可以对指定单元的类型进行转换。

`elem types`　查看或者更改单元类型,可以对所有包括 1D、2D、3D 单元的类型进行查看或者更改,同时可以对指定的单元进行类型更新,单元类型随着求解器不同而不同。

3. 2D 页面菜单　2D 页面菜单中包含了所有二维网格的创建和修改以及类型的查看和更改等功能,如图 2-5-6 所示,其中比较常用的有:

◎图 2-5-6
2D 页面菜单

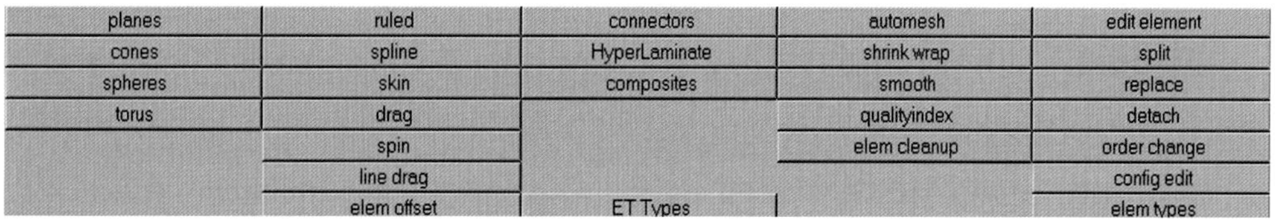

planes	ruled	connectors	automesh	edit element
cones	spline	HyperLaminate	shrink wrap	split
spheres	skin	composites	smooth	replace
torus	drag		qualityindex	detach
	spin		elem cleanup	order change
	line drag			config edit
	elem offset	ET Types		elem types

`ruled`　创建规则面,在节点或者线段之间创建面以及相应的 2D 单元,可以对面选择保留或者删除。

`spline`　创建样条面,在多条线段所围成的区域内创建曲面以及相应的 2D 单元,可以对面选择保留或者删除。

`drag`　拉伸,通过对单元或者线段沿某方向进行拉伸创建 2D 单元,拉伸的方向和距离需要进行指定。

`line drag`　曲线拉伸,通过对单元或者线段沿某条曲线进行拉伸创建 2D 单元。

`elem offset`　单元偏移,沿着单元法向偏移来创建单元,创建的单元可以是 solid 或是 shell,偏移的厚度、生成单元的层数和初始偏移距离均可以指定。该菜单可以用于软骨模型的建立,因此非常有用。

`automesh`　自动 2D 单元划分,该菜单可以交互式地对几何面或者 shell 单元按照指定要求(如单元尺寸、单元类型等)进行单元划分。

`qualityindex`　单元质量指数,可以对指定单元的质量按照一系列评价参数(如单元最大最小尺寸、雅可比参数、翘曲比等)进行分析,并给出统计结果。

4. 3D 页面菜单　3D 页面菜单中包含了所有三维网格的创建和修改以及类型的查看和更改等功能,如图 2-5-7 所示,其中比较常用的有:

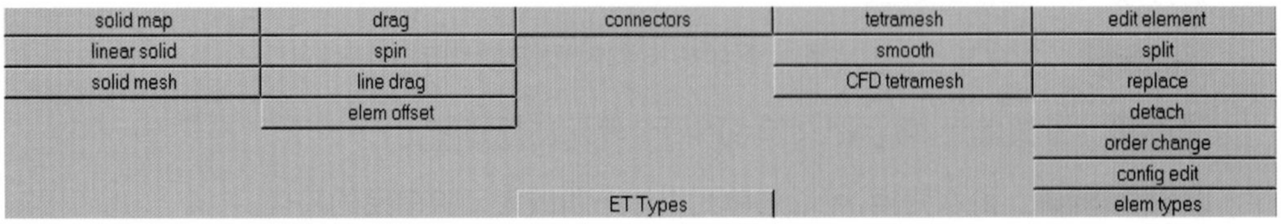

◎图 2-5-7
3D 页面菜单

solid map	drag	connectors	tetramesh	edit element
linear solid	spin		smooth	split
solid mesh	line drag		CFD tetramesh	replace
	elem offset			detach
				order change
				config edit
		ET Types		elem types

solid map　实体映射。通过已经划分 2D 单元的源面向目标面进行映射的方式创建六面体实体单元,可以指定所沿的面(或单元)和需要匹配的目标面上的单元。该菜单对于复杂几何结构的六面体单元划分非常有用。

linear solid　线性实体,指定类型数量均相同的源单元和目标单元,通过映射的方式生成多层六面体实体单元,该菜单需要在源单元和目标单元中分别指定一对应单元的法向。

solid mesh　实体划分,指定由源面上封闭边线向目标面上封闭边线映射创建六面体实体单元,边线的数量必须一致。

tetramesh　四面体划分,在一个封闭区域内创建四面体单元,该区域可以是由曲面组成,也可以为实体(volume),既可以先对区域表面进行 2D 单元划分,然后在此基础上进行四面体单元划分,也可以直接对区域进行单元划分。

5. Analysis 页面菜单　Analysis 页面菜单包含进行有限元分析时所常用的功能,如定义载荷、边界条件、接触、输出控制、局部坐标系等,如图 2-5-8 所示,其常用菜单如下:

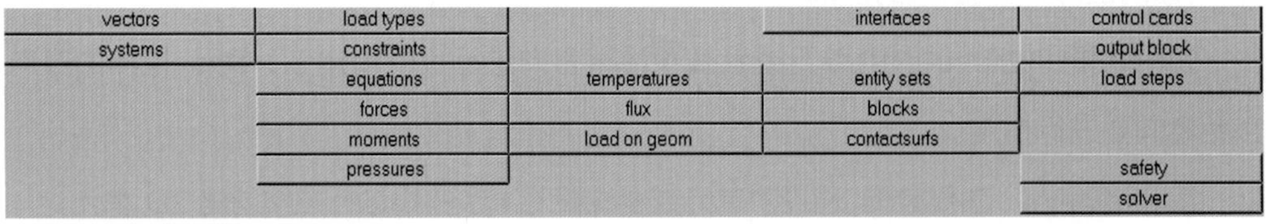

◎图 2-5-8
Analysis 页面菜单

vectors	load types		interfaces	control cards
systems	constraints			output block
	equations	temperatures	entity sets	load steps
	forces	flux	blocks	
	moments	load on geom	contactsurfs	
	pressures			safety
				solver

vectors　方向矢量定义。

systems　局域坐标系定义。

load types　加载类型定义,可以设定各种载荷如集中力、压强、边界载荷等具体类型,类型随着求解器不同而不同。

constraints　约束定义,对约束的类型、大小、方向进行定义。

forces　集中力定义。

moments　力矩定义。

output block　输出控制,对选定部分的单元或者节点进行输出变量的参数控制。

interfaces　接触定义。

contactsurfs　接触面定义。

6. Tool 页面菜单　Tool 页面菜单中包含许多有用的工具,如平移、旋转、隐藏、删除、单元质量检测、单元法向检测等(图 2-5-9),其中较为常用的如下:

◎图 2-5-9
Tool 页面菜单

assemblies	find	translate	check elems	numbers
organize	mask	rotate	edges	renumber
color	delete	scale	faces	count
rename		reflect	features	mass calc
reorder		project	normals	tags
convert		position	dependency	HyperMorph
build menu		permute	penetration	shape

organize　组织,将对象移动到指定的组件或者组里。

mask　隐藏,将暂时不需要的对象进行隐藏,以方便操作。

delete　删除,将不需要的对象进行删除。

translate　平移,用于对象的平移操作,平移方向可以通过方向矢量定义,也可以直接指定三个节点进行确定。

rotate　旋转,用于对象的旋转操作,需要对旋转角度和方向进行指定。

reflect　映射,对模型关于某一平面进行映射操作。

project　投影,对模型按照某方向进行投影操作,投影目标可以是平面、曲面,也可以是线段。

position　定位,将模型中的某部分进行定位,定位所移动的方向和距离由指定的两组节点(每组三个)确定。

check elems　质量检查,可以设定不同质量评价标准对模型中的单元质量进行检测,不符合标准的单元会以白色显示。

faces　面编辑,在实体单元表面建立一层2D单元,该2D单元与原3D单元共节点,也可以通过该面板中的 equivalence 来合并位置较接近的节点。

normals　法向探测,可以显示单元或者平面的法向,并且可以对法向进行调整并翻转。

numbers　编号,可以显示指定对象的编号。

count　计数,可以对全部或者部分模型中的元素(如单元、节点、边界条件等)进行数量统计。

（四）HyperMesh 应用实例：胫距关节的静态加载

实例简述：本例将通过完成一组胫距关节的静态加载 CAE 前处理来演示用 HyperMesh 进行骨肌系统有限元前处理的一般过程及常用技巧，几何模型如图 2-5-10 所示，包括胫骨远端（约 1/3）和距骨，加载大小为 400N，加载部位为胫骨上端，方向竖直向下，约束部位为距骨头和后跟关节面，求解器接口为 ABAQUS。有限元模型包括皮质骨、松质骨、软骨、韧带，其材料属性见表 2-5-1，具体操作过程如下：

表 2-5-1　胫距关节材料列表

	皮质骨	松质骨	关节软骨	韧带
弹性模量（MPa）	19 000	531	0.7	15
泊松比	0.3	0.3	0.49	0.49
横截面积（mm²）				3.16

1. 打开模型文件

（1）启动 HyperMesh。

（2）在 User Profiles 对话框中选择 ABAQUS，Standard 3D 点击 OK 按钮。

（3）点击 File → Import → Geometry，然后在 File selection 对话框中选择 .ige 格式的距骨和部分胫骨模型。

（4）点击 ◥ 使得调入的模型变为带曲面边的着色形式方便模型的查看。将导入的 component 分别以 tibia 和 talus 命名。

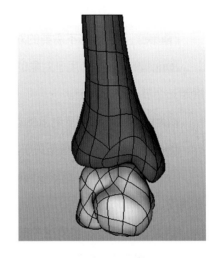

◎图 2-5-10
模型结构

2. 几何编辑　为了建立软骨模型需要将软骨的附着区域分割出来，具体操作如下：

（1）在 Geometry 页面中点击 quick edit 进入快速编辑面板，选中 toggle edge 后面的 lines，然后同时按住左键和 shift 框选出胫骨关节面附近的曲面后松开左键，将软骨附近区域内的曲面边线进行抑制。

（2）选择 split surf-node 后面的节点，在隐藏边线后的这片区域中将所要建立的胫骨关节软骨模型边界分割出来。

（3）按照同样的方式分割出距骨软骨边界，最终分割好的软骨区域如图 2-5-11 所示。

另：在第（2）步中也可以采用先沿区域边界建立多个 node，然后利用这些节点建立样条曲线，最后用曲线按照垂直于曲面的方向对软骨该区域进行分割的方法。

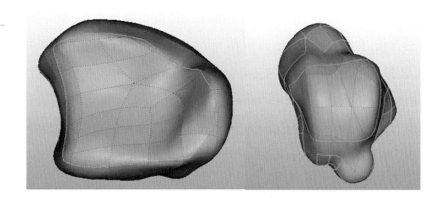

3. 松质骨建模

（1）在 2D 页面中点击 automesh 进入该面板，在 surfs 中选中胫骨软骨面，element size 后面填写 2，mesh type 选 trias，点击 mesh。在软骨附着区生成较密的 2D 单元。

（2）点击 return，然后在 surfs 中选择胫骨上除了软骨面以外其他所有面，element size 改成 4，点击 mesh，在胫骨上除软骨以外的区域生成较疏的 2D 单元。

注：软骨面为接触区域，因此对软骨上的单元尺寸设置较小，而其他部位的单元较疏，这样的结构可以利用较小的计算代价得到较精确的结果。

（3）在标签区 Model Browser 下的 Component 列表中，右键鼠标在弹出来的菜单列表中选择 📦 create（也可在菜单栏中点击 Collectors → Creat → Component 或是直接点击工具栏中的），创建一临时使用的 Component，名称为 tibia temp。

（4）在 2D 页面中选择 element offset 进入单元偏移面板，在左边的功能选项中选择 shell offset，在 elems to offset: 中选择 tibia 组件中所有的 2D 单元，然后接着再点击一次 elems to offset: 下的 elems 后选择 duplicate，并选择 current comp，将 tibia 中所有的 2D 单元全部复制到 tibia temp 中，取消选中胫骨上表面的单元，distance 中填写 1，然后点 offset-，如图 2-5-12 所示。

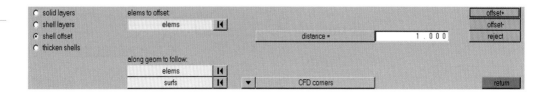

（5）建立以 tibia cancellous 命名的 component，在 3D 页面中点击 tetramesh
进入四面体单元划分面板，在 Fixed trias/quads to tetra mesh 下的区域选择项中选
comps，然后在图形区选中 tibia temp（或者在 componets 列表中选择），点击 mesh，完
成胫骨松质骨单元的划分。

（6）建立以 talus cancellous 命名的 Component，按照（4）、（5）中的方法完成距骨
松质骨的建模，并使得其模型置于 talus cancellous 组件中。

4. 皮质骨建模

（1）标签栏中关闭其他 component，只显示 tibia 组件的单元模型。在 Tool 页
面中选择 delete（或者直接按 F2）进入删除面板，选择 element，左键选择 tibia 上端
面上任一 2D 单元，然后点击 elems 选择 by face，点击 delete entity ，点
击 return 。

（2）在标签栏中打开 tibia temp 组件的显示，删除该模型近端上表面所有 2D 单
元，同时新建以 tibia cortical 命名的 component，进入 3D 页面，选择 linear solid，
在 from: 和 to: 后面的单元中分别选中 tibia 组件和 tibia temp 组件中的单元，
在 alignment: 分别选择任意对应两单元的 N1、N2、N3， density = 中填写 1，如图
2-5-13 所示，点击 solids ，建立胫骨皮质骨模型，如图 2-5-14 所示。

（3）新建 talus cortical 组件，在此组件内按照与胫骨皮质骨建模类似的方法建立距骨
皮质骨模型。

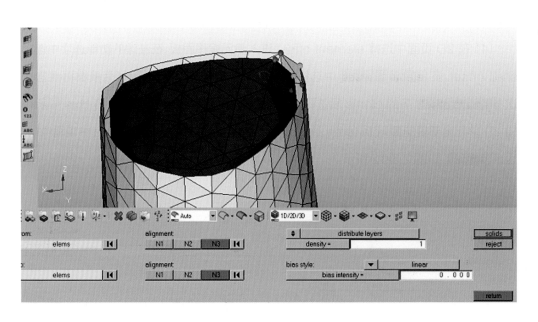

◎图 2-5-13
linear solid 面 板
设置

图 2-5-14
胫骨皮质骨建模

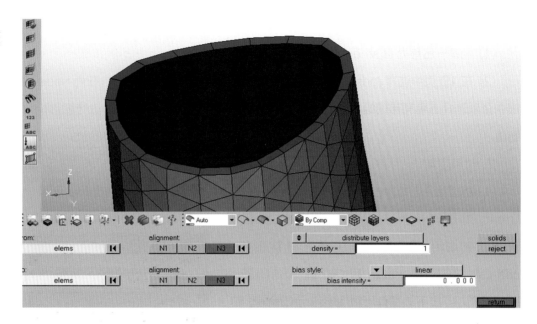

5. 软骨模型

（1）创建一名称为 tibia cartilage 的 Component。

（2）确保 Component 中 tibia 的几何模型显示处于开启状态下，在 3D 页面中选择 element offset 进入单元偏移面板，点击 elems to offset 下的 element，选择 by geoms 方式在弹出的窗口中选择 surfs，在胫骨几何模型中选择软骨附着区的面后点击 add to selection 。

（3）在 number of layers 中填写 1，在 total thickness = 中也填写 1，然后点击 offset+。

（4）建立一名称为 talus cartilage 的 component，然后按照（2）和（3）中的步骤建立距骨软骨层，最终建立的两层软骨如图 2-5-15 所示。

注：可以随时通过点击 component 列表后面的色块更改组件颜色。

图 2-5-15
胫骨软骨和距骨
软骨

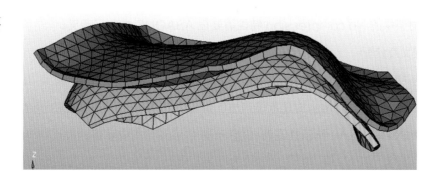

6. 韧带模型

(1) 创建一名称为 ligament 的 Component。

(2) 在 1D 页中选择 rods 进入该面板,在 element type 中选择 T3D2,在两 node 按钮中分别选择三角韧带的始末位置上的节点,按照每条韧带 5 组杆单元来进行韧带模型创建。

7. 材料定义

(1) 标签区空白处单击右键选择 Creat → Material(也可在菜单栏里点击 Material → Creat,或是直接点击工具栏中的 🖻 图标),在弹出的材料创建对话框中填写材料名称: cortical, 在 Card image 后 选 择 ABAQUS_ MATERIAL,在下边 Card edit material upon creation 和 Close dialog upon creation 前 打 钩,如 图 2-5-16 所示,点击 Create 按钮进入材料定义菜单,在 Elastic 前打钩,并对皮质骨材料按照如图 2-5-17 所示定义弹性模量和泊松比。

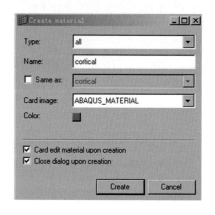

◎图 2-5-16
新建材料对话框

```
                    MATNAME
*MATERIAL, NAME=cortical

*ELASTIC, TYPE = ISOTROPIC
        E(1)          NU(1)        Temp(1)
   19000.000    ,   0.300    ,   0.000

   □ SpecificHeat                              reject
   □ Density                                   default
   □ Damping
   □ Dielectric
   ☑ Elastic
      □ Dependency                             abort
   □ Moduli                                    return
```

◎图 2-5-17
皮质骨材料属性
设置

(2) 按照(1)中的方法依次建立好以 cancellous、cartilage、ligament 命名的材料属性并且做好相应的定义。

注:ligament 材料中的 No compression 特性需要在 ABAQUS 中专门定义。

8. 截面属性定义及分配

(1) 在标签区空白单击右键选择 Creat → Property(也可在菜单栏里点击 Properties → Creat → Properties,或是直接点击工具栏中的 🖻 图标),在弹出的创建截面属性对话框中做如图 2-5-18 所示的设置,然后点击 Creat 完成皮质骨的截面属性定义。

◎图2-5-18
皮质骨截面属性
对话框设置

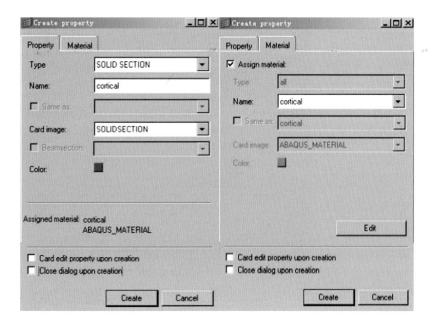

（2）按照与皮质骨类似的操作分别定义 cancellous、cartilage 截面属性,在定义
ligament 截面属性时,需要在 Card edit property upon creation 前打钩,在点击 creat 后弹出来
的 SOLID SECTION 对话框中勾选 DataLine ,然后在出现的 [Attribute_Value] 标签里填
写上 3.16,完成韧带的横截面积定义。

（3）在标签区的 Property 列表中右键单击 cortical 并选择 Assign,在材料分配对
话框中,左键点击 elems 后选 by collector,然后选择名称为 tibia cortical 和 talus
cortical 的组件,点击 select ,然后点击 proceed （此步操作也可以通过点击工具栏中
的 🔶 来实现）。

（4）按照（3）中的方法分别为模型中的松质骨、软骨以及韧带所在的组件分配截面
属性。

9. 接触面定义

（1）在菜单栏中选择 Tools → Contact Manager,在弹出的接触管理面板中选择
Surface 标签,选择 New,在弹出的面创建对话框中进行如图 2-5-19 所示的定义。点
击 Creat 进入 tibia-car 的定义菜单,在面定义方式中选择默认的方式:3D solid, gasket,
在 Select elements: 中选择 tibia cartilage 组件中的单元,然后点击 proceed,在面片选择方式中
选择 Nodes on face ,然后点击 Nodes ,在 tibia cartilage 的模型下表面上任意选一个单元上的
三个节点,如图 2-5-20 所示,最后点 Add 创建面成功,点击 Close 返回。按照相同方法将
距骨软骨下表面定义为 talus-car,将胫骨上表面定义为 tibia-sur,并返回到接触管理面板。

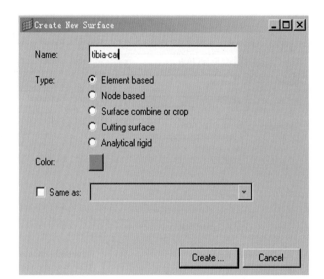

◎图 2-5-19
面创建对话框

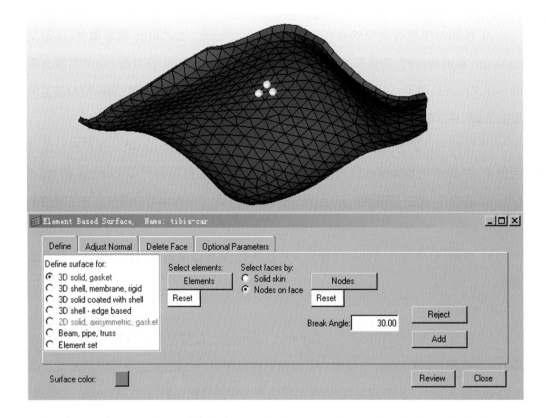

◎图 2-5-20
软骨接触面创建
设置

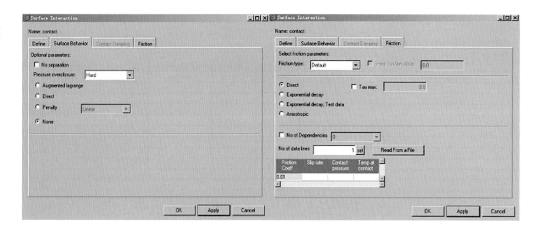

（2）点击 Surface Interaction 进入接触属性菜单，点击 New 创建名为 contact 的接触属性，在弹出的菜单中勾选 Surface behavior 和 Friction ，然后在 Surface behavior 和 Friction 中分别进行如图 2-5-22 所示的定义。

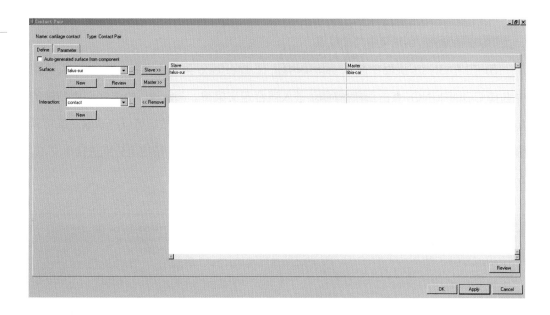

（3）点击 OK 返回接触管理面板，点击 Interface 标签，点击 New 建立以 cartilage contact 命名的接触对，在接触对定义菜单中分别将 tibia-sur 和 talus-sur 以 Master 和 Slave 导入到右边的接触面列表中，同时在 Interaction: 下拉列表中选择 contact，如图 2-5-22 所示的。然后在 Parameter 标签中将 Type 选为 SURFACE TO SURFACE，由此完成 cartilage contact 接触对的定义，如图 2-5-23 所示。

◎图 2-5-23

软骨接触定义完
成后的接触管理
面板

10. 载荷及边界条件定义

(1) 右键点击标签区空白,选择Creat→Load Collector,创建一以load为名的载荷,在 `Card image:` 中选择 HISTORY。

(2) 在 Tool 页面选择 translate,平移对象选择 Node,点击 `nodes` 在胫骨上表面中部选取一节点,选择 duplicate,方向选择竖直向上的 z 轴,平移距离填写 10,点击 `translate +`,创建集中力加载点。

(3) 在 Analysis 页面中选择 `interfaces`,在 interface 菜单中命名 constraint,类型中选择 COUPLING,点击 `create/edit` 进入耦合定义菜单。`refnode` 中选择刚刚创建的集中力加载点,在其后的 `Surface` 中选择 tibia-sur(如看不到该按钮可以拖动滚动条将其显示)。在下方的 `Options` 中选择运动约束 `KINEMATIC`,将6个dof按钮上分别选择1、2、3、4、5、6,如图 2-5-24 所示。

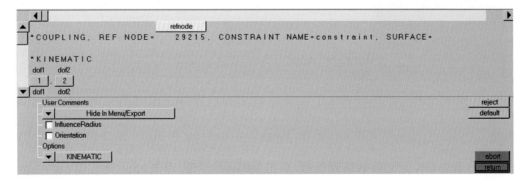

◎图 2-5-24

耦合约束定义

(4) 在 Analysis 页面中选择 `forces` 进入力载荷定义菜单,`nodes` 选择之前定义集中力加载点,方向选择 z 轴,大小填写为 −400 表示竖直向下(如图 2-5-25 所示),点击 creat,完成载荷的定义。

◎图 2-5-25
集中力载荷定义

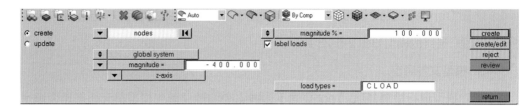

11. 边界条件设置

（1）右键点击标签区空白，选择 Creat → Load Collector，创建一以 boundary 为名的边界条件，在 Card image: 中选择 INITIAL_CONDITION。

（2）在 Analysis 页面中选择 constraints 进入约束菜单，在 nodes 选择距骨头和后跟关节面部位的节点，勾选全部 6 个 dof，如图 2-5-26 所示，点击 creat 完成边界条件的创建。

◎图 2-5-26
边界约束定义

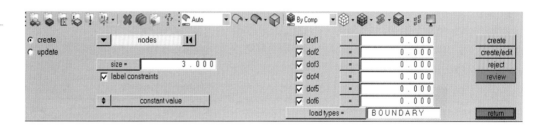

12. 时间步定义

（1）选择菜单栏中的 Tools → Load Step Browser 进入时间步编辑菜单，点击 New 创建一以 gravity 为名的时间步。

（2）在弹出的 gravity 定义菜单中，选择 Analysis procedure，然后在 Analysis type: 下拉菜单中选择 static，在其右边的 Dataline 标签下勾选 Time period:，并且填写计算时间为 1（如图 2-5-27 所示）。

◎图 2-5-27
时间步定义

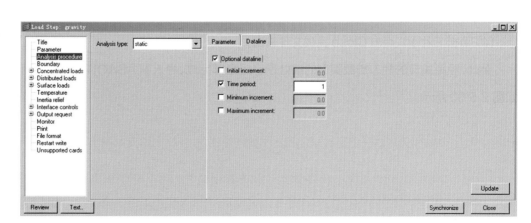

（3）在 Concentrated loads 菜单中勾选 load，点击 close，由此完成了该模型前处理的全部设置，最终的模型如图 2-5-28 所示。

13. 模型文件导出

（1）对模型进行检查，包括 Tool 页面下 `check elems` 菜单中模型单元质量是否满足要求；3D 页面下 `elem types` 中各种单元类型是否跟自己的要求相符；各 collector 中的元素是否正确。

（2）将不需要的 collector 进行删除，如之前产生的 2D 单元所在的 component。

（3）在菜单栏中选择 File → Export → Solver Deck 进入输出设置菜单，在 File 中设置好输出文件的路径，在 Export 选项中选择 All，如图 2-5-29 所示（也可以在上一步中隐藏不需要的 collector，在此选项中选择 Displayed）。

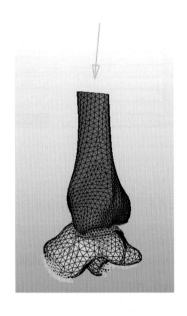

◎图 2-5-28
HyperMesh 中完成的最终模型

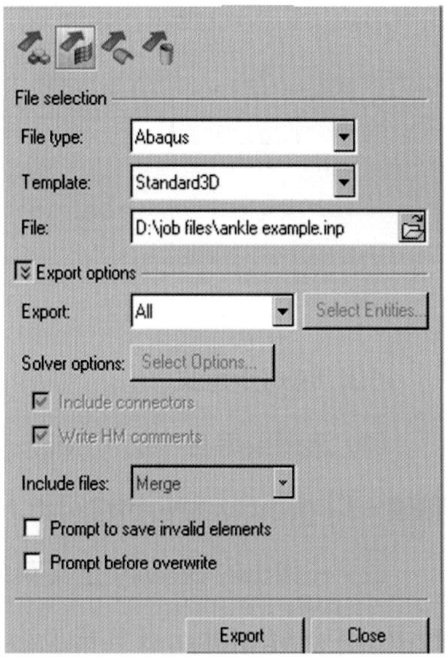

◎图 2-5-29
模型输出设置

（4）点击 Export，点击 Close 完成文件输出。

至此，胫距关节的静态加载实例的前处理已经全部完成，导入到 ABAQUS 中的界面如图 2-5-30 所示。

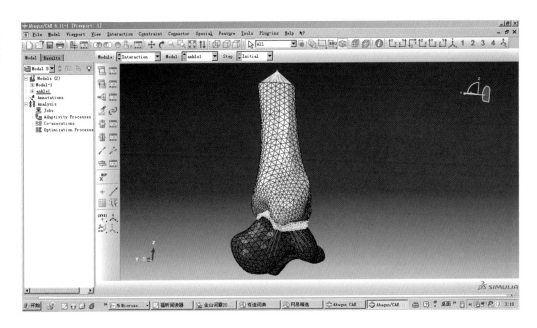

三、ANSYS 软件简介

ANSYS 是由美国 ANSYS 公司开发的一款大型有限元软件,包含结构、流体、电场、磁场、声场等多种分析模块,在流固耦合、多场耦合等耦合分析方面具有强大的功能。ANSYS 从 12.0 版之后完善了其 Workbench 平台的功能。所以目前在 ANSYS 中的建模一般都在 Workbench 平台上进行。ANSYS 的 Workbench 平台实际上是一个项目流程管理平台,在其上用户可以自行添加结构静力学计算、流体力学计算等模块,并且各个模块中的数据可以相互关联与传递。在 ANSYS Workbench 平台上进行建模、求解、分析的一般过程如下:

(一) 启动 ANSYS Workbench 应用程序

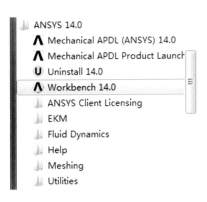

◎图 2-5-31

启动 ANSYS
Workbench

在开始菜单中找到 ANSYS Workbench,单击打开(图 2-5-31)。如果无法启动,需要确认是否能连接至 License sever,并检查其设置是否正确。

启动后的界面如图 2-5-32。

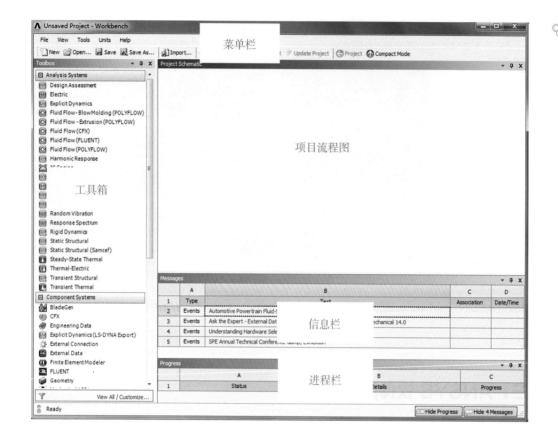

（二）在工具箱中选择所需的分析模块

通过拖动或者双击将所需分析模块加入项目流程图。比如可以选择名为 Static Structural 的静力学分析模块,将其加入项目流程图后如图 2-5-33 所示。

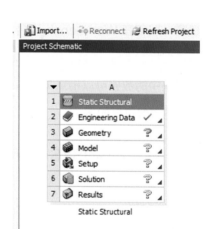

（三）定义所用的材料属性

在分析模块中,双击 Engineering Data,进入材料属性的定义界面如图 2-5-34 所示。

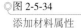

图 2-5-34
添加材料属性

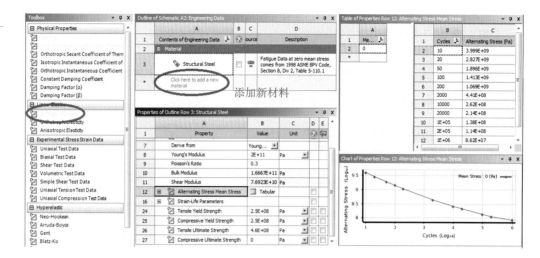

ANSYS 默认已经添加了不锈钢的材料属性。用户可以自行右键删除。依据提示在空白处点击以添加新材料的名称,其后在左边的工具栏中找到所需的材料模型,并通过拖动或双击进行添加。已经添加的材料模型显示为灰色,而需要用户输入的数据则被高亮显示(图 2-5-35)。

图 2-5-35
高亮显示需要用
户输入的数据

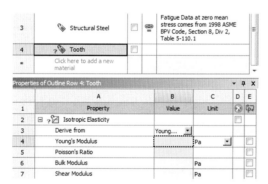

在定义完材料模型后,点击 Return to Project 按钮,退回到项目流程图界面(图 2-5-36)。

图 2-5-36
Return to Project
按钮

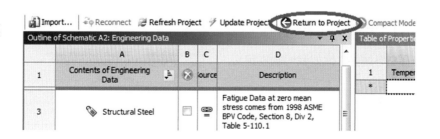

（四）建立几何模型

双击 Geometry，打开几何建模子程序。在这个程序中，可以创建几何体，并进行布尔运算等操作。但对于骨肌系统建模而言，几何模型的建立一般通过 CT、MRI 数据的三维重建来进行，因此，在 ANSYS 的这个环节中，通常仅需要导入已经建立的几何模型。通过 File→Import External Geometry File... 菜单，即可导入对应的文件（图 2-5-37）。

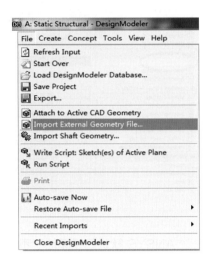

◎图 2-5-37
导入几何模型

相关的文件导入后，点击 Generate 按钮，即可生成几何模型（图 2-5-38）。

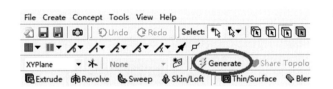

◎图 2-5-38
Generate 按钮

（五）附材料属性

几何模型创建完成后，关闭 Design Modeler 子程序，回到项目流程图界面。此时，Geometry 栏目旁已经打钩。接下来，双击 Model 按钮，进入 Mechanical 力学求解子程序。划分网格，设定边界条件与约束关系，求解以及结果分析等操作都在这个子程序中进行。

左键单击 Geometry 下的 Solid，在下方 Details of Solid 中，为其选择材料属性。比如我们刚刚定义的 Tooth，如图 2-5-39 所示。

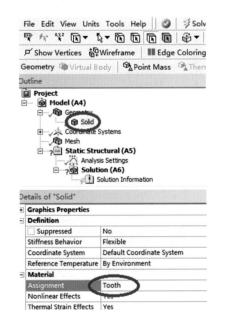

◎图 2-5-39
附材料属性

(六) 划分网格

左键单击 Mesh 按钮,可以在 Details of "Mesh" 栏中调整网格划分的相关参数。然后右键 Mesh 按钮,点击 Generate Mesh 即可对几何模型划分网格(图 2-5-40)。

◎图 2-5-40
定义网格划分的
相关参数

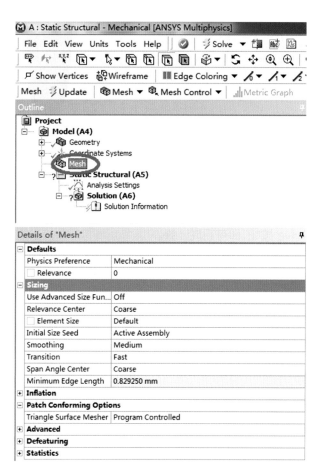

(七) 设定求解参数

与上面类似,点击 Analysis Settings 之后,可以对求解的相关参数进行设定。

(八) 施加力边界条件和位移边界条件

点击 Static Structrual 或其下的 Analysis Setting 后,上方会出现 Environment 工具栏,在 Loads 以及 Supports 下拉菜单中,可以分别定义力边界条件和位移边界条件,如图 2-5-41 所示。

设定完成后点击 Static Structural,就会显示在模型上所施加的边界条件。比如我们可以对一颗牙齿的模型,固定压根,然后施加一个 1N 的正畸力,则显示的结果如图 2-5-42 所示。

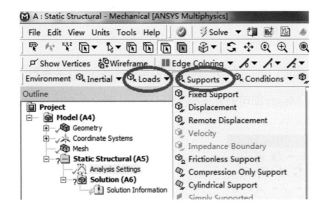

◎图 2-5-41
定义力边界条件
和位移边界条件

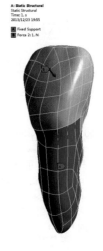

◎图 2-5-42
边界条件的显示

（九）计算求解

完成上述步骤之后，点击上方的 Solve 按钮，即可完成计算。

（十）结果分析

左键单击 Solution，上方会出现 Solution 工具栏。在其中选择需要分析的结果，如 Stress 下拉列表中的 von-Mises 应力，在 Solution information 下方就会出现 Equivalent Stress 栏。右键 Equivalent Stress，左键单击 Evaluate all results 后，即可查看所需的结果（图 2-5-43）。

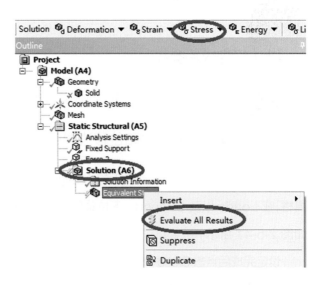

◎图 2-5-43
选择所要分析的
结果

四、ABAQUS 软件简介

ABAQUS 是由法国达索公司开发的一款大型有限元软件,可以分析多种庞大复杂的力学系统。ABAQUS 能够处理高度非线性的问题,对非线性求解提供了强大的支持。新版本的 ABAQUS 中加入了各向异性超弹性本构模型等非线性材料模型,有利于韧带、肌腱等生物组织的模拟,为用户免去了编写子程序来自定义材料属性的操作。此外,ABAQUS 对于接触问题等几何非线性问题,也提供了有效的处理手段。ABAQUS 的操作一般在 ABAQUS CAE 环境下进行。在这个交互式图形环境中,用户可以完成所有的建模、求解、分析等操作,其一般流程如下:

◎图 2-5-44
启动 ABAQUS
CAE

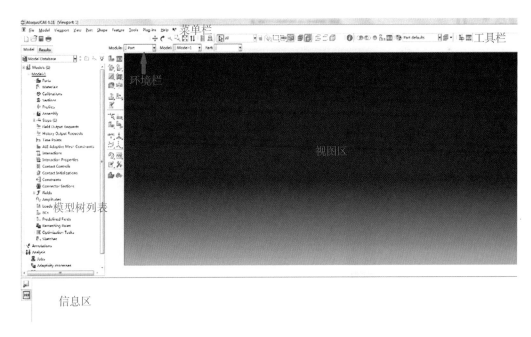

(一) 启动 ABAQUS CAE 应用程序

在开始菜单中找到 ABAQUS CAE 程序,单击打开(图 2-5-44)。如果无法启动,需要确认是否能连接至 License sever,并检查其设置是否正确。启动后的界面如图 2-5-45。

◎图 2-5-45
ABAQUS CAE 工作界面

ABAQUS 中的环境栏中可以选择建模、材料属性等不同的模块,菜单栏中根据所选模块的不同,显示对应的菜单。工具栏内是一些常用操作的快捷方式,读者可以将鼠标悬停在对应图标上,了解其用途。

（二）导入几何模型

在 Part 模块下，可以创建几何体，并进行布尔运算等操作。如同前面所述，对于骨肌系统建模，几何模型的建立一般通过 CT、MRI 数据的三维重建来进行，所以通常仅需要导入已经建立的几何模型。点击菜单栏中的 File-Import-Part...，选取所需文件导入即可（图 2-5-46）。

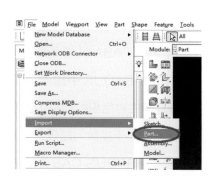

◎图 2-5-46
导入几何模型

（三）定义所用的材料属性

在环境栏的下拉列表中，选择 Property，进入 Property 模块。在此模块中，可以定义并为模型赋予所需的材料属性。首先点击 Create Material 按钮，或点击旁边的 Material manager 按钮，然后点击 Create，进入 Edit Material 界面，用户可以在这个界面内选择所需的材料模型（图 2-5-47）。

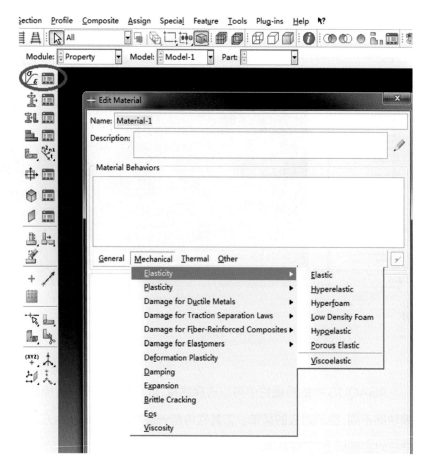

◎图 2-5-47
选择材料模型

◎图 2-5-48
为材料模型输入
相关参数

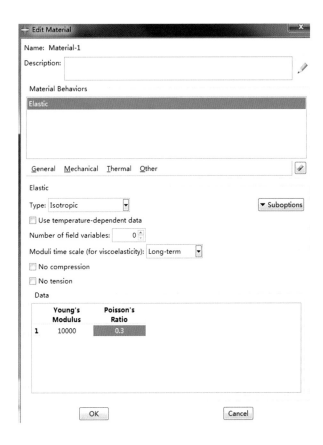

选择了材料模型后,在 Material Behaviors 栏中会显示出所选的材料模型。并在下方出现该材料模型的控制选项,下方的 Data 栏根据控制选项的不同选择,出现不同的参数列表,用户根据参数列表的提示输入相关参数(图 2-5-48)。

定义好材料模型后,在 ABAQUS 中,需要一个创建 "Section" 的操作。对于二维模型而言,比如用线单元模拟的韧带,需要在 Section 中定义其横截面积、截面形状等参数。但对于三维模型,ABAQUS 为了保持操作的一致性,也要求用户定义相应的 Section。与定义材料模型类似,点击 Create Section 按钮或点击 Section Manager 按钮之后点击 create,进入 create section 界面。在此界面中,可以选择所需的截面类型。对于三维模型,一般可以选择 Solid 下的 Homogeneous,如图 2-5-49 所示。其后,选择之前已经定义的材料属性,从而完成该材料的一个 Section 的定义。

◎图 2-5-49
定义 Section

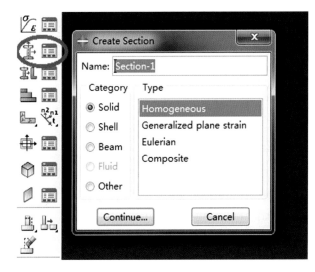

之后，通过 Assign Section，为模型的各个部分赋予各自的
Section，从而完成材料属性的定义与赋值（图 2-5-50）。

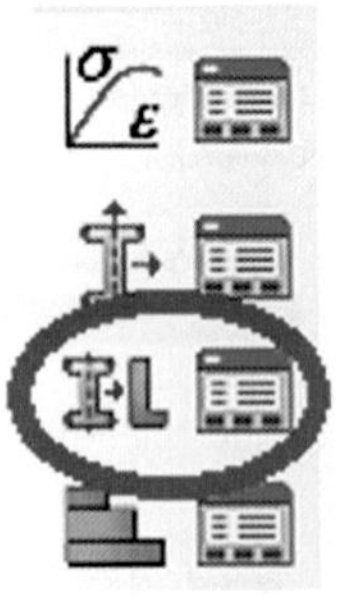

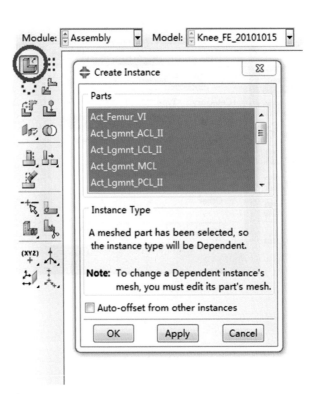

◎图 2-5-50
为模型的各个部
分赋予各自的材
料属性

（四）组装

在 Part 模块下导入的各个模型，彼此是相互独立的，在 ABAQUS
中，还需要将他们导入到一个装配体中，才能进一步定义它们的相互
作用。为了避免混淆，ABAQUS 将相互独立的部件称之为 Part，而
将导入装配体中的部件称之为 Instance。Instance 实际上是 Part 在装配体中的镜像，
因此，对于 Part 的改动，会直接造成 Instance 的变化。而对于 Instance，如果改变不
同 Instance 之间的相对位置关系，不会影响原来的 Part，但如果进行布尔运算等操作，
ABAQUS 会自动将布尔运算的结果生成新的 Part。这里需要提醒读者注意的是，如果反
复进行布尔运算，可能会在 ABAQUS 中产生多个 Part，所以在实际建模过程中，最好能
够对 Part 和 Instance 都进行及时、有效地命名，以避免误操作。

虽然 ABAQUS 要求用户必须将 Part 导入装配体，才能进行后续操作，但导入过程
实际上非常简单。进入 Assembly 模块，也就是装配模块，点击 Instance Part 按钮，在
Create Instance 对话框中，选择所需导入的 Part，点击 OK 即可（图 2-5-51）。

◎图 2-5-51
向装配体中导入
Part

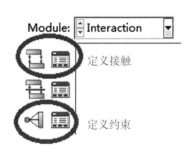

◎图 2-5-52
创建载荷步

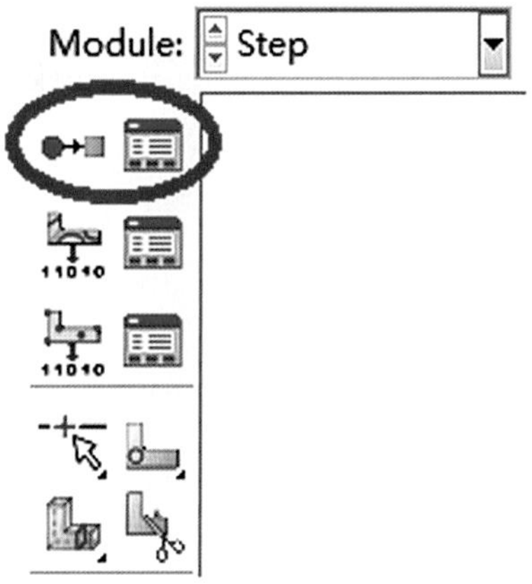

(五) 定义载荷步和求解参数

进入 Step 模块, 点击 Create Step 或 Step manager, 可以创建载荷步 (图 2-5-52)。在弹开的 Edit Step 菜单中, 可以调整求解方式, 如是否使用大变形求解器等。在 ABAQUS 中, 载荷的施加与撤出需要根据 Step 来控制, 因此如果载荷多次变化, 一般需要定义多个载荷步。对于静力学问题, 载荷步的时间没有实际意义, 默认为 1, 而对于动力学问题, 需要根据实际情况, 设定载荷步的时间。

◎图 2-5-53
定义相互作用

(六) 定义相互作用

在 ABAQUS 中, 用户需要在 Interaction 模块下定义模型各部分之间的相互作用。如果只有一个部件, 那么一般不需要在这个模块下进行操作。对于有多个部件的模型, 比如关节等, 则需要在这里定义相互作用。在骨肌系统建模中, 最常用的就是接触 (contact) 和绑定 (tie)。通过图 2-5-53 所示的按钮, 可以进入相关的设置界面。

(七) 定义力边界条件和位移边界条件

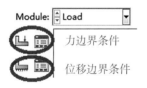

◎图 2-5-54
定义力边界条件
和位移边界条件

在 Load 模块下, 用户可以施加力边界条件和位移边界条件。在 ABAQUS 中, 力边界条件称之为 Load, 而位移边界条件称之为 Boundary Condition。通过图 2-5-54 所示的按钮, 可以分别进入其设置界面。

在 Create Load 界面, 首先选择载荷种类, 如集中力、压强等, 点击 Continue 后, 在 Edit Load 对话框中, 通过图 2-5-55 中圈出的工具, 可以指定载荷施加的位置, 并可以指定局部坐标, 以便在下面输入所需的载荷大小。

类似地, 可以在 Create Boundary Condition 界面选择位移边界条件的类型, 并在其后的对话框中指定其作用区域及大小 (图 2-5-56)。

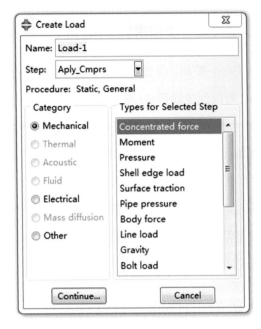

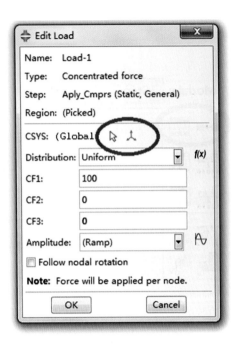

◎图 2-5-55
定义力边界条件

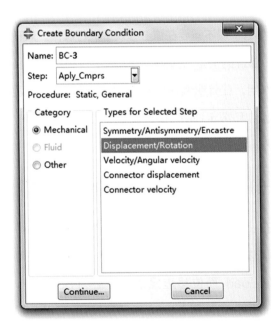

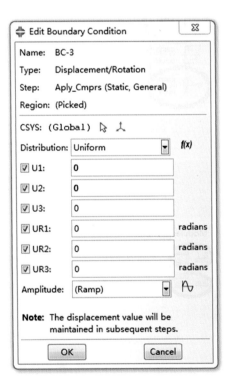

◎图 2-5-56
定义位移边界
条件

（八）划分网格

进入 Mesh 模块,在环境栏的 Object 选项中选中 Part,再在下拉列表中选择需要划分网格的 Part(图 2-5-57)。

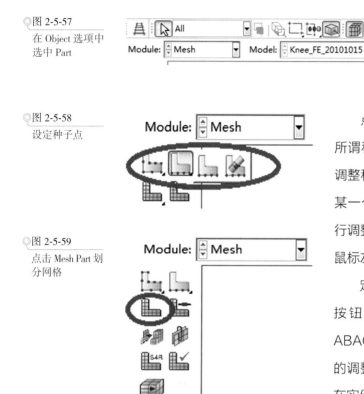

○图 2-5-57
在 Object 选项中
选中 Part

○图 2-5-58
设定种子点

点击 Seed Part 按钮,可以为部件设定种子点。所谓种子点,实际上就是单元在边界上的节点,通过调整种子点,可以改变网格的稀疏程度。对于具体的某一个边界,还可以通过 Seed Edges 来进一步进行调整。注意右下方有小三角形的图标,在其上按住鼠标左键不放,可以打开子选项(图 2-5-58)。

○图 2-5-59
点击 Mesh Part 划
分网格

定义好种子点之后,就可以通过 Mesh Part 按钮,对整个模型进行网格划分了(图 2-5-59)。ABAQUS 默认采取四面体的划分策略。通过适当的调整,也可以进行六面体网格的划分,相关操作将在实例分析部分做进一步的介绍。

（九）计算求解

在 Job 模块下,点击 Job Manager 按钮,然后点击 Create,新建计算任务。在弹出菜单的 Memory 选项卡内,可以调节计算所需调用的内存数,而在 Parallelization 选项卡内,可以调节将要使用的 CPU 内核数。设置完成后点击 OK,返回 Job Manager 列表。在确认无误后,点击右侧的 Submit 按钮,即可开始计算。计算完成后,点击 Results 按钮,会自动跳转至 Visualization 模块,进行结果分析(图 2-5-60)。

（十）结果分析

进入 Visualization 模块,在上方的下拉列表中,选择想要显示的结果类型。比如选择 S,表示显示应力,然后再在子列表下选择 Mises,即可显示 von-Mises 应力的分布云图(图 2-5-61)。不同结果所对应的具体名称读者可查阅帮助文件。

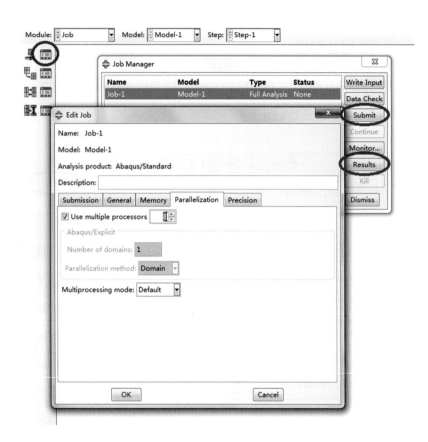

◎图 2-5-60
创建计算任务

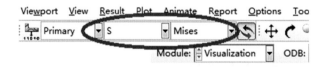

◎图 2-5-61
选择所要显示的
结果类型

通过左侧的按钮,还可以进行一些常用图像的显示及设置。读者可以根据需要进行操作。除此之外,在菜单栏中还有两个常用操作。一是通过菜单栏的 View—Graphics Options,在 Graphics Options 对话框中的 Viewport Background 部分,可以改变视图区的背景颜色。二是通过菜单栏的 Viewport—Viewport Annotation Options,在对话框中选择 Legend、Titile Block 或 State Block 选项卡,再点击 Set Font,可以调整图例及标题的字体及大小(图 2-5-62)。

◎图 2-5-62
调整图例及标题
的字体及大小

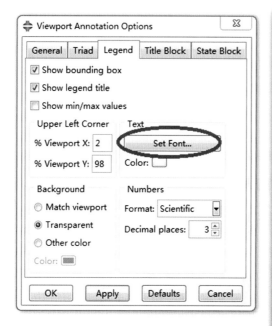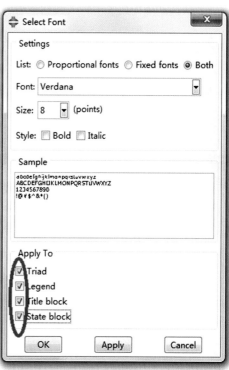

五、AnyBody 软件简介

　　AnyBody 软件全称是 AnyBody Modeling SYSTEM,是一款用来模拟人体在环境中工作时内部骨肌系统生物力学响应的一款软件。在 AnyBody 软件中,环境以外力和边界条件的形式定义,同时可以导入一系列已记录运动数据的方式或用户指定运动过程的方式来定义人体不同类型的姿态和运动,Anybody 可以通过运行逆向动力学仿真计算人与环境系统的力学响应过程。从 AnyBody 的仿真结果中可以获得人体的肌肉力、关节力和力矩、新陈代谢、肌腱弹性势能和拮抗肌的作用等丰富的生物力学数据。AnyBody 允许用户对模型进行缩放以适应具有不同人体测量数据特征的人群或个体,也可以在 AnyBody 中对产品设计(如自行车、健身器材和康复器材等)的工效学符合程度开展参数化研究,找出完成既定目标的最优组合参数。使用 AnyBody 建模系统,用户可以:

　　1. 以前所未有的效率处理人体模型,拥有包含 1000 条以上的肌肉建模能力。

　　2. 在给定环境中计算出在给定工作过程中的丰富人体生物力学响应数据。

　　3. 通过开放的 AnyScript 脚本语言定制模型。

　　4. 通过缩放和优化参数模型解决产品设计问题。

5. 从运动捕捉系统中导入数据驱动用户建立的 AnyBody 模型。

6. 将 AnyBody 的分析结果作为有限元分析的输入条件。

7. 在普通的个人计算机上开展深入的人体建模研究。

图 2-5-63 和图 2-5-64 给出了两个典型的 AnyBody 人体建模实例。

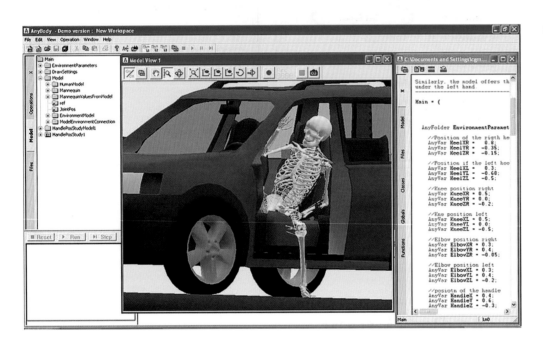

◎图 2-5-63

AnyBody 中的人体模型与环境模型

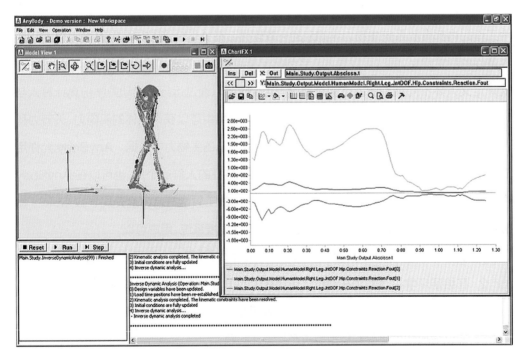

◎图 2-5-64

AnyBody 可实现分析多种人体生物力学参数

（一）AnyBody 用户界面

AnyBody 软件的大多数界面与其他 windows 软件相似，可以复制和粘贴数据，也可以按用户的期望定制窗口布局。当用户启动 AnyBody 建模系统、加载模型并打开模型查看窗口后，就可以得到一个 AnyBody 工作空间的典型窗口布局，如图 2-5-65 所示。AnyBody 软件允许用户以工作空间（workspace）的方式对自定义的布局进行修改和保存。

◎图 2-5-65
AnyBody 软件的标准用户界面

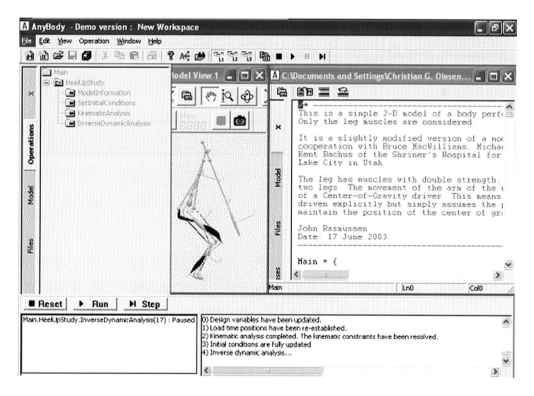

AnyBody 软件的界面布局可分为如图 2-5-66 所示的几个板块。

其中，菜单栏提供了模型建立、分析和后处理中所需要的所有命令；工具栏为一些常用功能提供了简便的操作按钮；管理窗口用于实现模型、文件和操作的管理，提供整个模型所包含的文件信息、详细的模型构成变量等；工作区间用于仿真打开的建模文件（*.any）、模型显示窗口、后处理 Chart 窗口；运行按钮为模型运行过程提供简单方便的操纵工具；状态栏显示模型加载和运行过程的信息，其中左侧状态栏用于显示当前运行的分析步和完成进度，右侧状态栏用于显示运行过程中的详细信息，包括错误和警告信息。

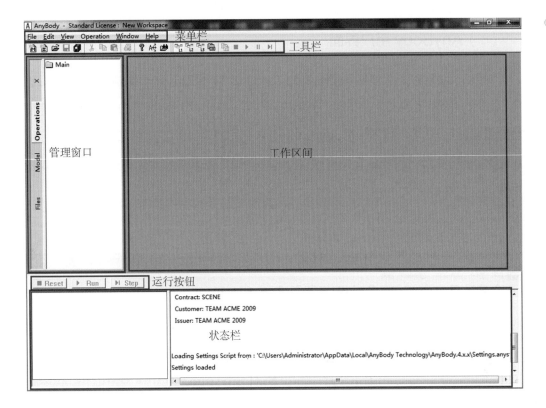

◎图 2-5-66
AnyBody 软件用
户界面的功能
分区

(二) AnyBody 建模方法

AnyBody 软件是通过使用 AnyScript 脚本语言进行建模开发的。AnyScript 事实上是一种专门为描述生物活体构造和行为而开发的面向对象的编程语言,拥有建立与人体相连的环境部分的模型能力,典型的如自行车、家具、运动设备、手持工具和车间等。AnyScript 包含定义骨(在 AnyScript 中称为部件)以及之间的关节、肌肉、运动、约束和外力的能力。基于文本的编辑格式和面向对象的结构特征使得模型之间的数据传递具有简单高效的特点。用户可以建立用于不同分析工程的部件库,也可以方便地与其他用户交换这些模型,或者将它们用于更复杂的模型任务中。AnyScript 的语法与常用计算机语言 Java、JavaScript 和 C++ 很相似,具有使用这些编程语言经验的用户在使用 AnyScript 进行建模时会得心应手。

(三) AnyBody 建模要素

在 AnyBody 中建立人体骨肌系统模型包含的力学元素有:

1. 节段(segments) 用于建立骨和模型中的其他刚性部件。

2. 关节(joints) 用于连接节段,并允许节段按照生理特征做运动。

3. 驱动(drivers)　用于指定模型的运动。

4. 运动学测量(kinematic measures)　定义模型中的运动学约束。

5. 力(force)　作用在模型上的力。

肌肉建模是 AnyBody 的一项重要功能。作为活生物体的驱动器,肌肉的活动是由中枢神经系统控制的复杂电化学过程。AnyBody 通过逆向动力学的方法利用人体的运动和作用在人体上的力反算肌肉力。AnyBody 中包含了三种复杂程度不同的肌肉模型:

1. AnyMuscleModel　假设肌肉的强度是恒定的。

2. AnyMuscleModel3E　考虑肌肉纤维长度和收缩速度的影响建立包含串联和并联弹性单元的 Hill 三元素模型。

3. AnyMuscleModel2ELin　考虑肌肉纤维长度和收缩速度的双线性模型。

(四) AnyBody 建模过程

下面以 AnyBody 官方教程中的一个简单例子为基础,简要介绍使用 AnyBody 软件开展人体建模的过程。

1. 在桌面或开始菜单栏双击 AnyBody 图标,打开 AnyBody 软件。

2. 点击菜单栏 File->New Main,会打开一个新的文本编辑窗口,用户在此可以使用 AnyScript 语言构建一个新的模型,如图 2-5-67 所示。

◎图 2-5-67
新建模型文件

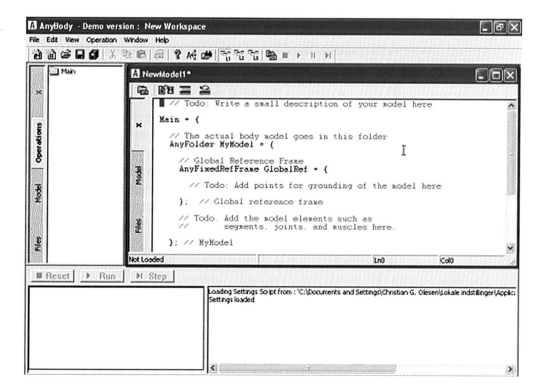

3. 在图 2-5-68 所示的文本编辑窗口中依次使用关键字 AnyFolder 和 AnySeg 添加并显示一个名称为 UpperArm 的节段。

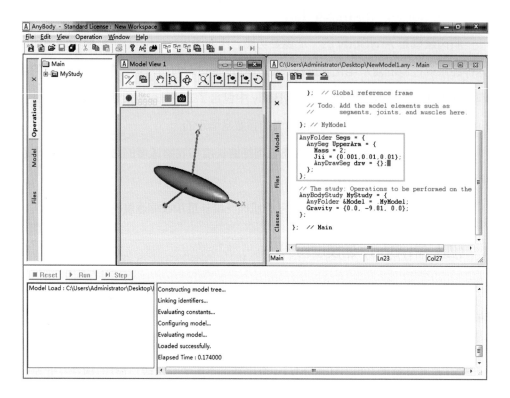

◎图 2-5-68
创建节段

4. 为 UpperArm 定义参考节点,如图 2-5-69 所示。

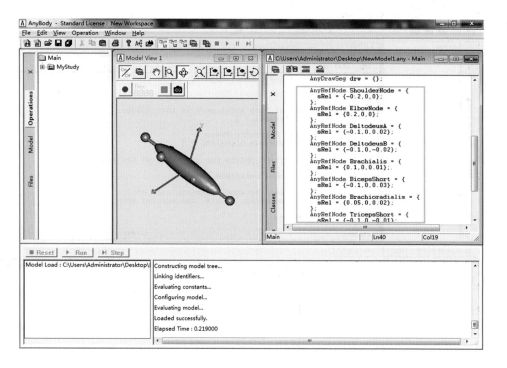

◎图 2-5-69
在节段上创建
节点

5. 以同样的方式定义一个名为 ForeArm 的节段,并定义相关参考点。

6. 定义节段的位置和方向,如图 2-5-70 所示。

◎图 2-5-70
设置节段的位置
和方向

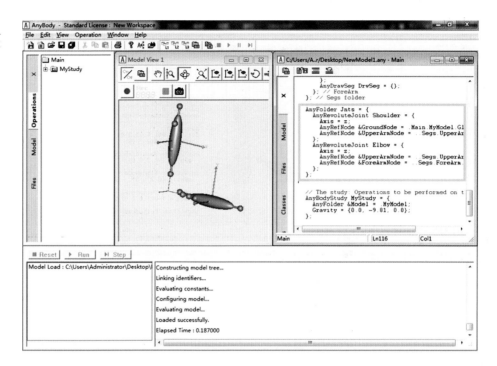

7. 在 AnyFixedRefFrame GlobalRef 中定义环境参考节点,并绘制环境模型,如图 2-5-71 所示。

◎图 2-5-71
创建关节

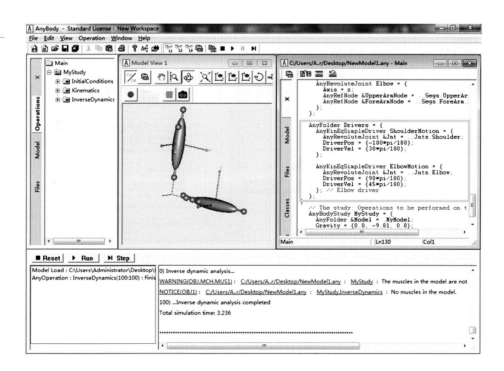

8. 在关节处定义驱动,如图 2-5-72 所示。

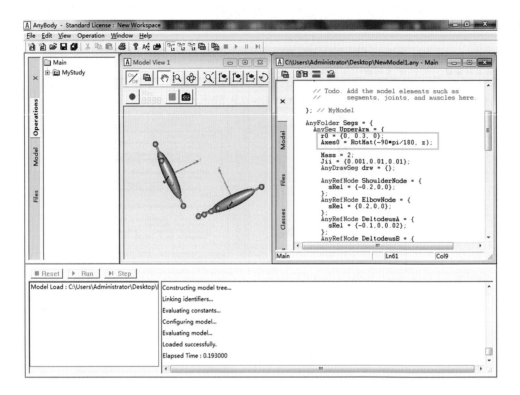

◎图 2-5-72
添加驱动

9. 为模型添加肌肉模型,如图 2-5-73 所示。

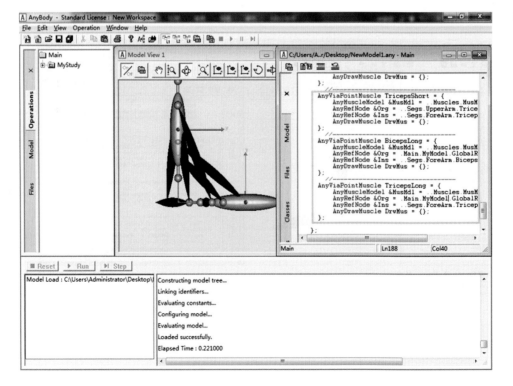

◎图 2-5-73
建立肌肉模型

10. 在模型管理栏中选择"Operations"选项卡,点击"InverseDynamics"然后点击运行工具栏中的"Run"按钮即可开展模型的逆向动力学分析,分析完毕后,点击菜单栏Window->ChartFX 2D 即可调出结果查看窗口,如图 2-5-74 所示。

◎图 2-5-74
后处理结果查看

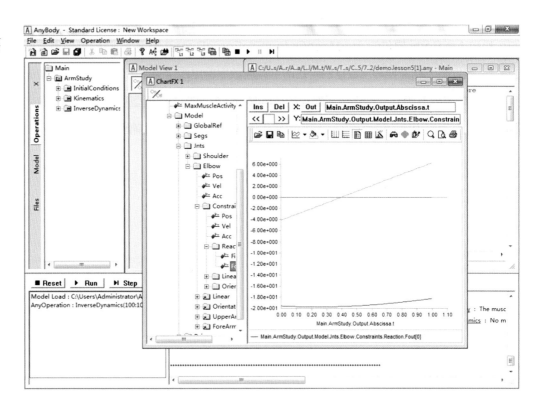

上面介绍了使用 AnyBody 软件建立简单模型的关键过程。在实际应用中,从头开始建立复杂的人体模型是一件较为困难的工作,需要大量的解剖学数据和大量时间来完成。AnyBody 软件为用户提供了一系列已建立完成的模型,用户可以通过使用 Help->Demo 打开和安装 AnyBody 软件提供的官方演示算例,并从演示算例的安装目录中找到 AnyBody 提供的模型库。用户可以通过更改这些模型来完成自己的研究目标,可节省大量建模时间。此外,用户还可以到 AnyBody 的官方社区中去下载和使用公开的模型,亦可以与其他用户交换模型。

　　值得一提的是，AnyBody 软件还提供了有限元分析的接口。目前整形和损伤临床医学应用中需要对体内组织的应力应变状态有一定的了解，有限元分析可以为这种需求提供有价值的丰富信息。真实的边界条件是获得可靠和有意义结果的必要条件，AnyBody 的分析结果可以为进一步的有限元分析提供这种边界条件。将 AnyBody 模型的分析结果输出为有限元分析软件可读入的数据，这一过程也是通过编辑 AnyScript 脚本文件实现的。利用 AnyBody 提供的 AnyMechOutputFileForceExport 关键字，并制定输出文件的名称、数据格式和需要导出数据的阶段即可完成数据输出的定义。将 AnyBody 模型的分析结果输出到有限元软件需要所建立的 AnyBody 模型在几何模型和约束位置上具有足够的精度，上文中建立的简单模型是无法应用于有限元模型的数据输出的。

参考文献

1. 冯蕴深 . 磁共振原理 . 北京:高等教育出版社,1992

2. 姜宗来,樊瑜波 . 生物力学:从基础到前沿 . 北京:科学出版社,2010

3. 梁晓云 . 磁共振成像重建与伪影去除方法研究 . 东南大学博士学位论文,2005

4. 张泰华 . 微 / 纳米力学测试技术及其应用 . 北京:机械工业出版社,2004

5. 庄天戈 . CT 原理与算法 . 上海:上海交通大学出版社,1992

6. An YH,Draughn RA. Mechanical testing of bone and the bone-implant interface. Crc Press,2000

7. Bonfield W,Li CH. The temperature dependence of the deformation of bone. Journal of Biomechanics,1968,1(4):323-329

8. Carter DR,Hayes WC. Fatigue life of compact bone--I. Effects of stress amplitude,temperature and density. Journal of Biomechanics,1976,9(1):27-34

9. Cowin SC. Bone mechanics handbook. Crc Press,2001,56:672-689

10. Currey JD. The effects of drying and re-wetting on some mechanical properties of cortical bone. Journal of Biomechanics,1988,21(5):439-441

11. Rho JY. An ultrasonic method for measuring the elastic properties of human tibial cortical and cancellous bone. Ultrasonics,1996,34(8):777-783

12. Sato M,Grese TA,Dodge JA,et al. Emerging therapies for the prevention or treatment of postmenopausal osteoporosis. Journal of Medicinal Chemistry,1999,42(1):1-24

13. Stephen CC. Bone Mechanics Handbook(Second Edition). USA:CRC Press Inc.,2001

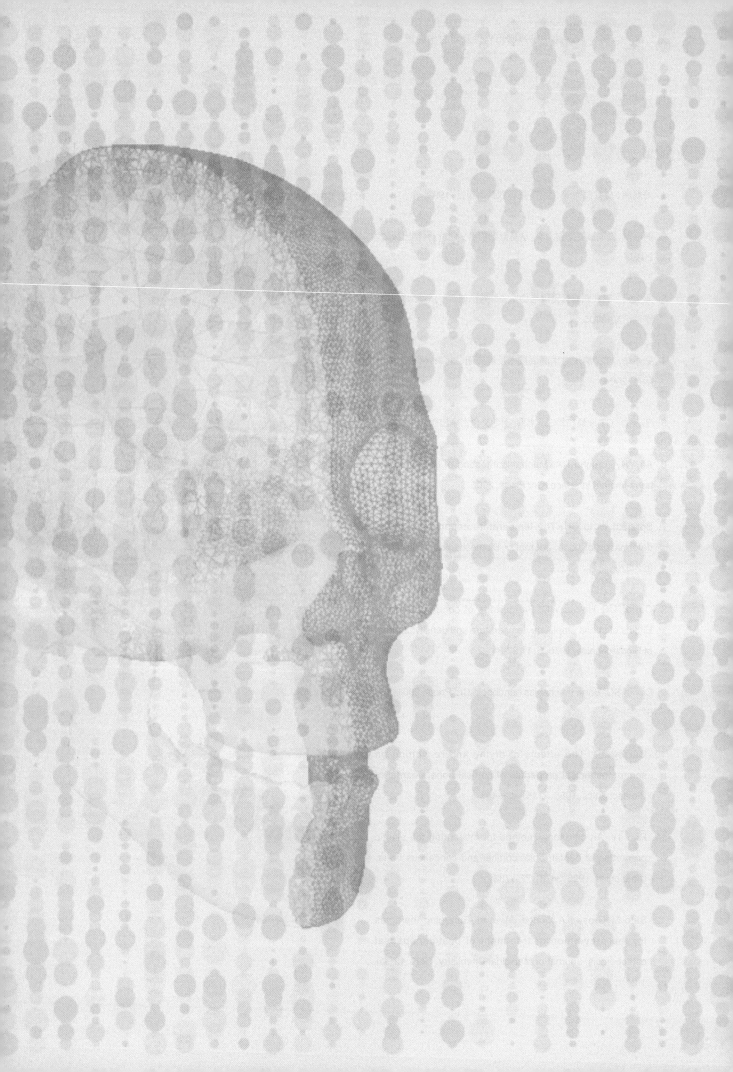

第三章

头部生物力学建模与仿真

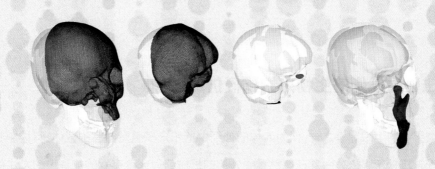

第一节　头颈动力学模型

徐　鹏
pengxu@buaa.edu.cn

王亚伟
wangyawei@buaa.edu.cn

一、头部冲击碰撞损伤的生物力学建模仿真

　　头部是人体最重要的组织器官之一,作为人体的神经中枢和众多感觉器官的载体,其控制着人体大部分的生理活动。头部冲击损伤是人体头部在忽然遭受外加的机械载荷或者突变的加速度时发生的损伤。头部冲击损伤是一种常见的人体冲击损伤形式,其危害性大且很大程度上具有不可恢复性,是造成死亡的重要原因之一。造成头部冲击损伤的原因很多,包括:交通事故、跌倒、坠落、暴力攻击、爆炸、体育运动事故等。

　　由于头部在人体组成中的特殊地位以及头部冲击损伤带来的严重后果,现在关于头部冲击损伤的研究越来越受到人们的重视。撞击过程中,力学因素是导致脑组织和颅骨损伤的主要诱因。因此,生物力学的研究手段是研究头部冲击损伤的常用方法。目前,头部冲击损伤的生物力学研究已经成为损伤生物力学领域的研究热点。研究头部冲击损伤的主要目的就在于揭示颅脑冲击损伤的机制,以便采取有效的防护手段来减轻和避免损伤。

　　物理试验、动物实验和尸体试验存在着许多局限性,制约了头部冲击损伤的研究。随着计算机技术的不断发展,有限元模型逐渐成为了研究头部损伤生物力学的重要工具之一。有限元方法可以克服实验测量中遇到的各种问题,提供了细观上研究头部损伤的途径(图3-1-1)。为了介绍头部冲击损伤有限元仿真的一般建模分析流程,本节以一个简单的算例进行说明。根据实际分析情况,需要对流程进行相应的调整。

(一) 头部几何建模

人体头部的结构非常复杂。头部的骨性成分主要有颅骨和下颌骨。其中,颅骨由 28 块骨组成。大多数颅骨之间以纤维紧密连接,形成闭合的颅腔。大约 30 岁以后颅骨之间的缝隙开始融合(骨性结合)。颅腔内主要包含有脑组织及脑神经、脑血管等结构。

几何模型是有限元分析的基础。在有限元计算中,准确的几何形状能够更好地反映结构真实的受力情况。考虑到头部骨性结构的复杂性,专业的 CAD 软件无法准确地构造出头骨各部分的曲面形状。推荐使用头部的 CT 图像作为几何建模的基础,利用 MIMICS 软件重建出三维几何模型,然后在 Geomagic 中完成曲面的造型。关于 MIMICS 和 Geomagic 的基本操作可以参考本书的前面部分章节,也可查阅相关的参考书,本节不做详细的叙述。针对本节的算例,建模过程中有几点需要注意:

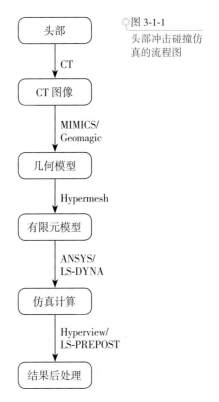

◎图 3-1-1
头部冲击碰撞仿真的流程图

1. 颅骨骨松质的处理   大部分颅骨是扁骨,其内、外的骨板是骨密质,中间被包含的部分是骨松质。骨松质结构极不规则,会增加后续网格划分以及计算的难度。根据实际分析的需求可以对骨松质进行相应的处理:如果要建立全头的模型,研究整个头部的受力情况,可以对骨松质及其空腔进行填充处理;如果建造局部模型,研究骨松质的受力,则应该保留。本算例对相应的区域进行了填充处理(图 3-1-2)。在 MIMICS 软件中,这个操作可以通过 Cavity Fill 自动完成,也可通过 Edit Masks 手动完成。

2. 颅骨孔裂和骨缝的处理   颅骨上许多孔裂,如枕骨大孔、眶上裂、眶下孔等。这些孔裂是神经、血管进出颅腔的途径。在建模仿真过程中,一些尺寸较小的孔裂会大大增大网格划分的难度,影响模型收敛性,而这些结构本身对于模型整体的计算结果影响较小,因此可以进行适当的简化,去除部分尺寸较小孔裂。在 Geomagic 软件中,可以通过删除多边形和填充孔两步操作来实现(图 3-1-3、图 3-1-4)。

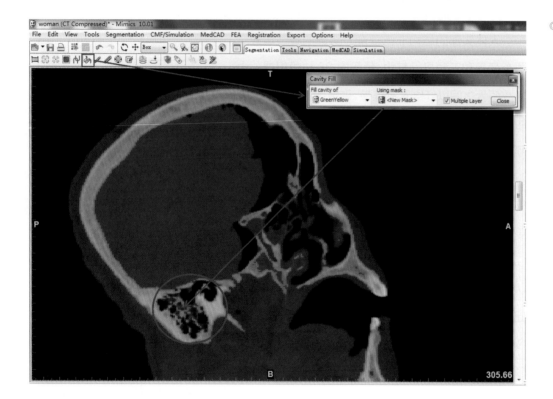

◎图 3-1-2
Cavity Fill 填充
骨松质示意图

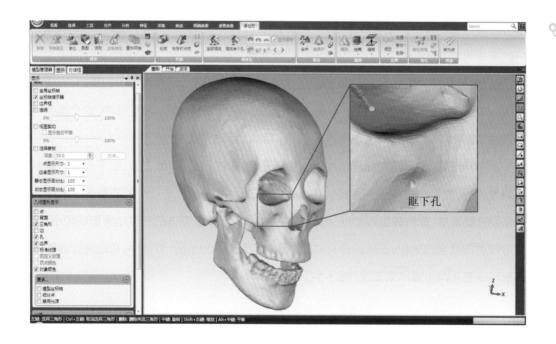

◎图 3-1-3
眶下孔示意图

图 3-1-4
图 3-1-4
删除孔操作图
A. 在孔道的两
端绘制边界
B. 用"选择"工
具选择需要删
除的孔道,按
Delete 键删除选
择的多边形
C. 通过"填充
孔"功能填充表
面被删除的部分
D. 删除绘制的
边界

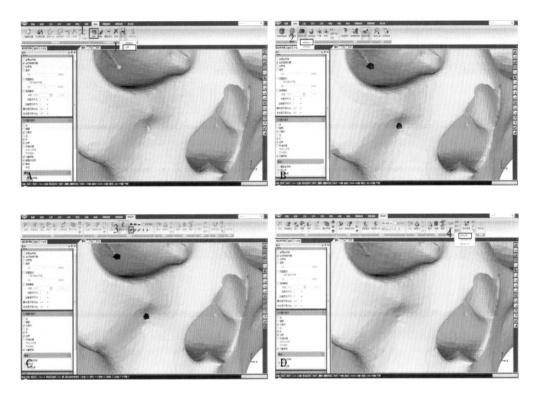

3. 颅内组织几何模型的建立　本算例作为粗略分析,可以忽略颅腔内组织各部分的几何形态,将其近似为一个整体。假设颅内组织的表面和构成颅腔的颅骨表面是无缝贴合,则颅内组织的几何模型可以通过图 3-1-5 所示的步骤实现。这部分操作也是在 Geomagic 中完成的。真实的头部解剖结构非常复杂:颅骨最外层有皮肤、脑组织和颅骨之间存在脑脊液,左右半脑由大脑镰分隔,小脑和端脑之间存在小脑幕,脑组织上有丰富的沟回而且还分为白质和灰质等。因此,读者需要针对实际分析要求,建立结构更加精细的有限元模型,本算例只作为演示之用 视频 3-1-1　颅内组织几何模型的建立 。

视频 3-1-1

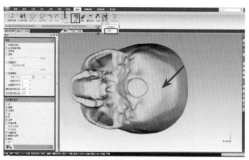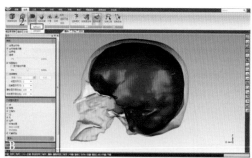
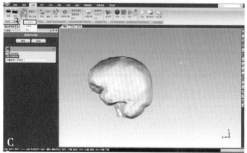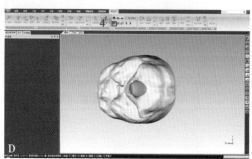

图 3-1-5
颅内组织操作图
A. 在保留下来的孔裂处绘制边界
B. 用"选择"工具选择颅腔的内表面
C. 通过"工具"选项卡中，将颅腔内表面提取出来，建立新组件
D. 用"填充孔"功能填充表面缺失的部分，保留步骤1绘制的边界

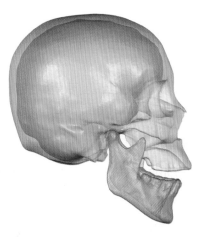

图 3-1-6
头部模型（包括颅骨、下颌骨以及颅内组织）

（二）头部模型的前处理

网格的划分是几何模型转化成有限元模型的关键步骤，网格质量的好坏直接影响计算结果的可靠性。头部的有限元模型的前处理在 HyperMesh 软件中完成（图 3-1-6）。具体过程如下：

1. 设定求解器类型   HyperMesh 是一款功能强大的前处理软件，支持众多的有限元求解器，比如 ABAQUS、ANSYS、RADIOSS 等。正确设定求解器类型，才能调取相应求解器的单元类型、材料模型等。通过 HyperMesh 菜单栏的 "preferences——User Profiles"，可以选择需要的求解器。在这一部分，我们以一个简单的模型模拟头部冲击碰撞损伤，所以选择 LS-DYNA 作为求解器。LS-DYNA 是一款优秀的显式动力学有限元分析软件，非常适合求解碰撞、爆炸等动力学问题。

图 3-1-7
几何模型导入
HyperMesh 的操
作步骤

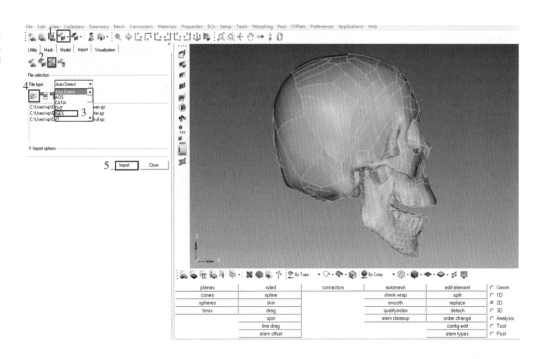

2. 导入几何模型　将由 Geomagic 造型建立的几何模型的各部分,导入 HyperMesh
软件中。导入的几何模型的名字由数字或者字母,为了便于区分,建议各部分重命名
(图 3-1-7)。

3. 几何清理　导入的几何模型,可能存在曲面的重叠、错位、缝隙等缺陷,因此在网格
划分前需要进行几何清理。从导入的几何模型可以看出,曲面片不规则且大小不均匀。这
会影响划分出来的网格的质量。因为曲面片的边界上是要分布节点的。因此,可以"压缩"
掉部分边界。还可以在感兴趣的地方,人为地添加曲面边界。假设颅内组织和颅骨之间是
紧密贴合,没有缝隙。这种连接方式可以通过共节点的方式来实现。为了实现共节点的连
接方式,颅内组织和颅骨的公共曲面的边界必须保留(图 3-1-8)。

操作步骤　视频 3-1-2　前处理——模型的导入和几何清理:

(1) 在主菜单中点击"Geom",选择"quick edit"(快捷键 F11),进入图 3-1-8 所示的
界面。

(2) 切换到拓扑显示方式。

(3) 设置容差,压缩掉小曲面片的边界。

(4) 用"点 - 点"或"点 - 线"方式手动绘制边界。

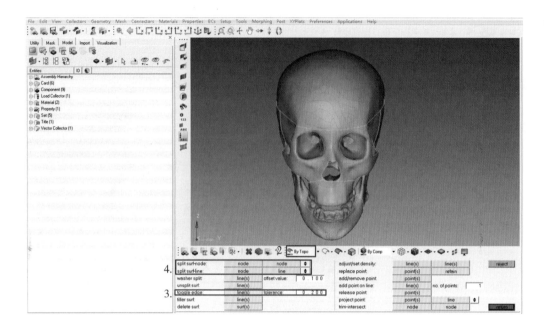

◎图 3-1-8
几何清理

4. 划分二维网格　在 HyperMesh 软件中,形状规则的几何体可以直接划分六面体网格,不规则的几何体可以直接划分四面体网格。如果要对几何体表面的网格进行某些控制,可以先在表面上划分二维网格,然后通过二维网格生成三维网格。由于使用共节点的连接方式,所以颅内组织和颅骨内表面采用一层公共的二维网格。这层网格和颅骨其他部分的网格构成封闭的空间,可以生成颅骨的三维网格。这层网格也和颅内组织的其他网格构成封闭的空间,可以生成颅内组织的三维网格。

操作步骤:

(1) 在主菜单中点击"2D",选择"automesh"(快捷键 F12),进入图 3-1-9 所示的界面。

(2) 选择要划分网格曲面。

(3) 设置网格尺寸和网格的类型。

(4) 设置划好的网格放置的"component",将下颌骨、颅骨、颅内组织、颅骨和颅内组织的接触面分别放置于不同的"component"。

(5) 点击"mesh"进行划分。如果选择的模式是"interactive",则会出现图 3-1-9 下方的操作面板,可以对划好的网格进行修改。

◎图 3-1-9
二维网格划分

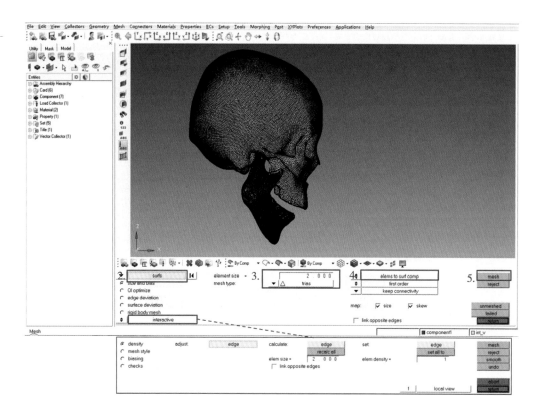

◎图 3-1-9
二维网格划分

(6) 在主菜单中点击"Tool",选择"check elems"(快捷键 F10),进入图 3-1-10 所示的界面,检查单元的质量。对于二维三角形网格,需要关注的指标包括:长度(length)、边长比(aspect)、内部角(min angle,max angle)以及扭曲角(skew)。指标的阈值可以直接修改,这些指标的含义请参考相关书籍。另外,可以通过"connectivity"来检查网格的连续性,通过"duplicates"检查网格是否有重叠。

(7) 通过二维网格来生成三维网格时,必须保证二维网格围成的是一个封闭的空间。可以利用"edges"功能(快捷键 shift+F3)来进行检查。先选择需要检查的网格,设置好容差,再点击"find edges"查找网格的边界。如果程序的状态栏会显示"No edges were found. Selected elements may enclose a volume",则表示所选择的网格是封闭的。如果程序的状态栏会提示"×× free edges were found.",则表示所选择的网格不是封闭的。这种情况下,先查看封闭体所有的面上是否都划上了二维网格。如果都已经划好,可以使用"preview equiv"和"equivalence",使得容差范围内自由边界进行节点等价重合(图 3-1-11)。

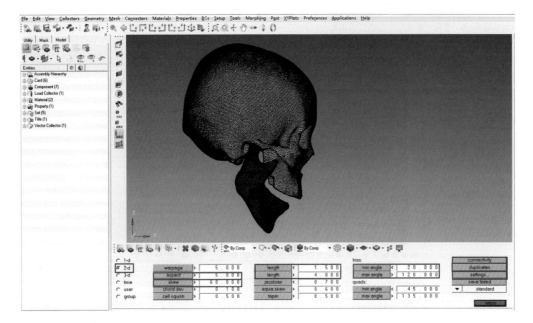

◎图 3-1-10
网格质量检查

 视频 3-1-3 前处理——划分二维网格

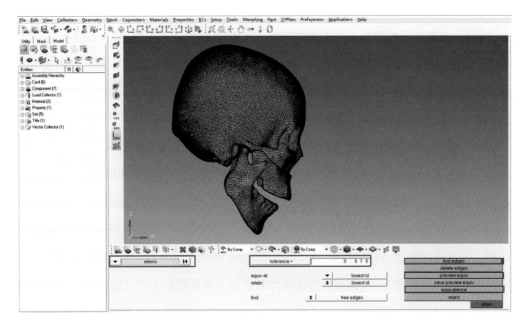

◎图 3-1-11
equivalence
示意图

划分好的二维网格如图 3-1-12 所示（显示 1/2）。

◎图 3-1-12
划分好的二维网
格
A. 颅骨的部分
网格
B. 颅骨和颅内
组织接触面的
网格
C. 颅内组织的
部分网格
D. 下颌骨的部
分网格

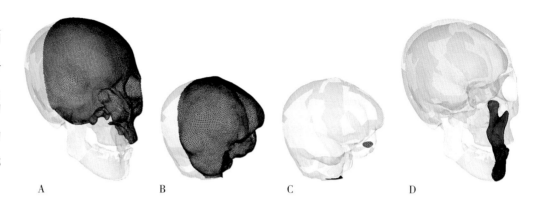

A　　　　　B　　　　　C　　　　　D

5. 划分三维网格　在 HyperMesh 软件中,利用已经划分好的封闭的二维网格生成三维网格的步骤如下:

（1）在主菜单中点击"3D",选择"tetramesh",进入图 3-1-13 所示的界面。

（2）选择四面体划分模式"Tetramesh"。

（3）选择构成封闭空间的二维网格。可以选择划分过程中固定的部分和浮动的部分。

◎图 3-1-13
从二维网格生成
三维网格

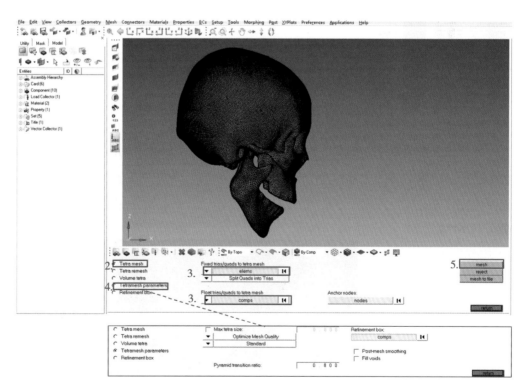

（4）如果想对网格划分策略、网格的质量进行控制，可以通过"Tetramesh"进行设置。

（5）点击"mesh"进行网格划分。

（6）如果部分网格划分不理想，可以通过"Tetra remesh"重划这部分网格。

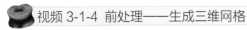 视频 3-1-4　前处理——生成三维网格

划分好的三维网格如图 3-1-14 所示（显示 1/2）。

6. 设置约束　在本模型中，活动度最大的是颞下颌关节。作为简化，采用定轴的旋转铰链来模拟。由于在求解器 LS-NYNA 中，只能在刚体之间定义铰链，因此对于变形体需要进行局部刚化才能定义铰链约束。另外，定义铰链处的节点必须是坐标相同的不同节点，定义铰链运动方向的节点也必须是坐标相同的不同节点。在 HyperMesh 中的操作步骤如下：

（1）设置节点的显示方式，使得可以选择坐标相同的不同节点（图 3-1-15）。

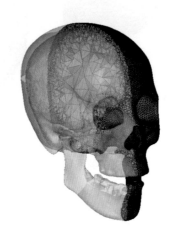

◎图 3-1-14
三维网格

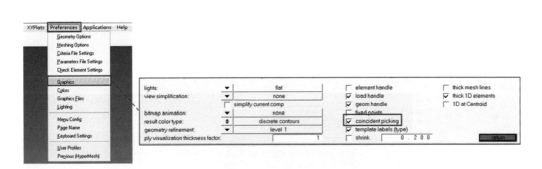

◎图 3-1-15
设置节点的显示方式

（2）在左下颌骨髁突的内侧和外侧各建立两个临时节点（temp nodes），每一侧节点的坐标相同。内侧和外侧的节点的连线将作为铰链的旋转轴。对于右下颌骨髁突，做相同的操作（图 3-1-16）。

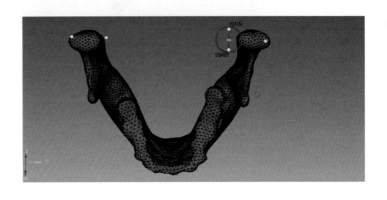

◎图 3-1-16
建立临时节点

（3）局部刚化：在主菜单中点击"1D"，选择"rigids"，进入图 3-1-17 所示的界面。选用"calculate node"，并选择左下颌骨髁突顶端表面上的节点以及步骤 2 建立的内侧和外侧各自的坐标相同的节点中的一个，点击"create"创建刚体。内侧和外侧各自的坐标相同的节点中的另一个，将和与下颌骨髁突对应的颅骨上的关节窝的表面节点建立刚体。对于右下颌骨髁突和相应的关节窝，采用相同的操作。

○图 3-1-17
局部刚化

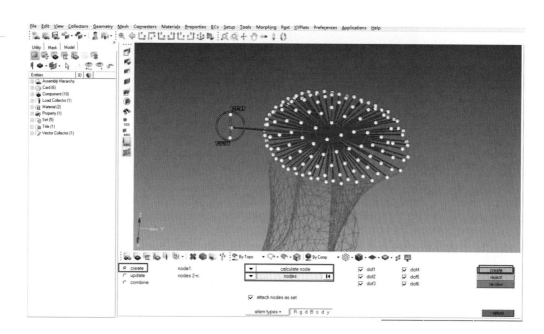

（4）创建旋转铰链：在主菜单中点击"1D"，选择"fe joints"，进入图 3-1-17 所示的界面。图中红色的是下颌骨髁突局部刚化后形成的刚体，蓝色的是该下颌骨髁突对应的颅骨关节窝局部刚化后形成的刚体。在操作界面上，"node1"和"node3"分别是位于同一刚体上的节点，而"node2"和"node4"分别是位于另一刚体上的同坐标的节点。选择好节点后，点击"create"创建旋转铰链。对于另一侧，采用相同操作（图 3-1-18）。

视频 3-1-5

🎞 视频 3-1-5　前处理——设置约束

7. 设置材料模型　由于头部各个部分之间的力学性质存在差异，因此对不同组织赋予不同的材料模型。其中，颅骨和下颌骨采用各向同性的线弹性模型，只需要输入其杨氏模量和泊松比。对应于求解器 LS-DYNA 中，颅骨和下颌骨即采用 MAT1 模型。颅内组织采用黏弹性模型，其材料性质是与时间相关的。公式（1）是 Hermann 和 Peterson 提出的黏弹性模型。公式中：$G(t)$ 是随时间变化的剪切模量，G_0 是初始剪切模量，G_∞ 是长期剪切模量，β 是衰减系数。

$$G(t)=G_\infty+(G_0-G_\infty)\cdot e^{-\beta t} \tag{1}$$

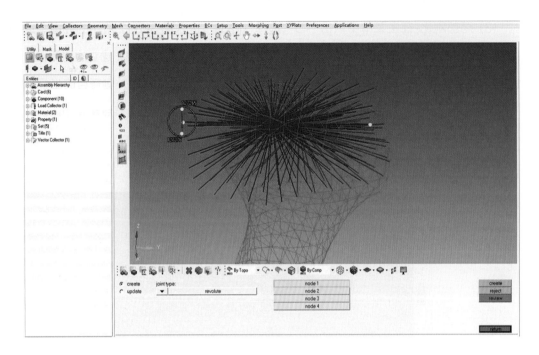

对应于求解器 LS-DYNA 中,颅内组织可以采用 MAT6 模型。表 3-1-1 中列举了头部模型各部分的材料参数。

表 3-1-1   头部模型材料属性统计

组件	密度(kg/m³)	材料性质	材料参数
颅骨	1900	Elastic	E=15 000MPa,μ=0.21
下颌骨	1900	Elastic	E=15 000MPa,μ=0.21
颅内组织	1040	Viscoelastic	G_0=0.528MPa,G_∞=0.168MPa,β=35/s,K=500MPa

在 HyperMesh 中建立 LS-DYNA 的材料模型的步骤如下(图 3-1-19):

(1) 在菜单栏的"Materials"下,点击"create"新建材料。

(2) 打开"Create material"面板,在"Name"处对新建的材料进行命名。在"Card image"处选择新建材料选用的材料模型。在本有限元模型中,分别选用了"MAT1"和"MAT6"模型。勾选"Card edit material upon creation",在点击"Create"后会出现各自材料模型参数的设置界面。

(3) 在出现的材料模型参数的设置界面分别设置各自的材料参数,点击"return"完成材料模型的设置。需要说明的是求解器 LS-DYNA 不指定单位制,但是用户必须保证使用的单位是协调的。例如,如果在结构分析中选择的是 mm、t、s,那么计算得到的应力就是 MPa。

◎图 3-1-19
建立材料模型

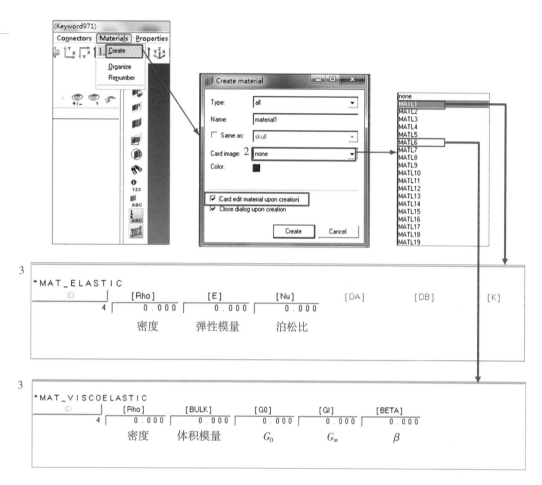

8. 设置单元属性　网格只是对结构体在几何上进行的离散,要模拟结构体对于力学载荷的反应,还需要指定网格使用的单元类型。不同的单元类型,其单元公式是不一样的,适用的条件也是不同的。具体可以参考关于 LS-DYNA 单元的书籍,这里不做详细阐述。在 HyperMesh 中设定 LS-DYNA 的单元属性的步骤如下(图 3-1-20):

(1) 在菜单栏的"Properties"下,点击"create",再点击"Properties"创建单元属性。

(2) 打开"Create property"面板,在"Name"处对新建的单元属性进行命名。在"Card image"处选择新建单元属性的类型,其中"SectBeam"表示梁单元,"SectShll"表示壳单元,"SectSld"表示体单元。在本有限元模型中,全是三维网格,所以选择"SectSld"。勾选"Card edit property upon creation",在点击"Create"后会出现单元属性的设置界面。

(3) 单元属性设置界面中最主要的设置就是单元公式的选择。点击"ELFORM",在弹出的序号中选择合适的单元公式号。对于四面体单元,4 号是首选公式,应用范围广。选择好单元公式后,点击"return"完成单元属性的创建和设置。

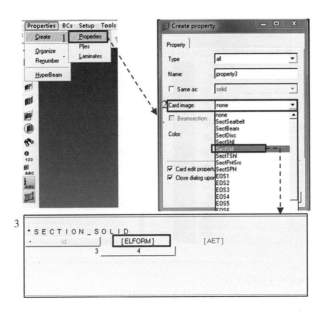

◎图 3-1-20
设置单元属性

9. 网格组件的材料模型和单元属性的更新　为了将材料模型、单元属性赋予已经划分好的网格,需要对网格组件进行更新 视频 3-1-6 前处理——建立材料模型和单元属性 。在 HyperMesh 中的具体步骤如下(图 3-1-21):

视频 3-1-6

(1) 在主菜单上点击"components"图标。

(2) 在打开的界面上,点选"update"。

(3) 点击"comps",在弹出的面板上选择需要更新的网格所在的组件。

(4) 设置该组件的"card image",选为"Part"。

(5) 点击"property",在弹出的面板上选择要赋予网格的单元属性。

(6) 点击"material",在弹出的面板上选择要赋予网格的材料模型。

(7) 点击"update",完成组件的更新。

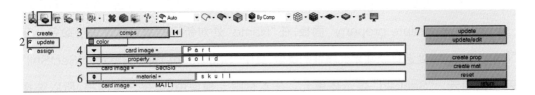

◎图 3-1-21
网格组件的更新

重复上述步骤,即可完成对颅骨、颅内组织和下颌骨的网格所在组件的更新。

按照上述流程,一个完整的头部模型就建好了。针对不同的工况,我们可以对建好的头部模型施加不同的边界条件,进行有限元的模拟仿真。利用上述头部模型,我们进行了一个简单实例的计算仿真。

（三）闭合性脑损伤的动力学仿真

颅脑损伤（craniocerebral trauma），多见于交通碰撞、坠落、跌倒、爆炸等突发事故对头部的伤害。闭合性脑损伤作为颅脑损伤的一种，其产生的机制非常复杂。与其他头部的损伤相比，闭合性脑损伤没有开放性伤口。简单概括起来，引起闭合性脑损伤的原因包括两种：

◎图 3-1-22
闭合性脑损伤机制

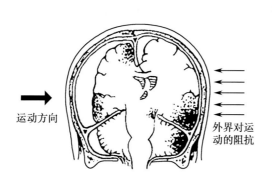

①直接与物体碰撞时的接触力：由于碰撞，使得头骨急速内凹，导致脑组织局部损伤；②突加于头部的加速度。颅内组织和颅骨由于材料性质的差异，对于外界力学刺激的反应存在差异，使得脑在颅内急速的移位，导致脑组织受到挤压、牵张，与颅腔壁发生碰撞，从而使得颅脑损伤（图 3-1-22）。

本实例模拟第一种情况，即头部以一定的速度直接钝体碰撞。我们假设头部以 7m/s 的速度撞上一块刚性平板。分别计算碰撞位于前额、鼻骨、侧面以及枕部四个位置的情形（图 3-1-23）。在已经建立好的头部有限元模型基础上，我们只需要再建立刚性平板的有限元模型，并施加相应的边界条件即可进行仿真计算。刚性平板的建立方法很多：可以直接建立网格，也可通过建立几何体再划分网格。关于在 HyperMesh 中建立刚性平板的方法，在本节就不再赘述，可以参考 HyperMesh 相关参考书籍。下面以前额碰撞为例，介绍在 HyperMesh 中定义接触、求解设置等流程。

1. 初始条件的设定　在本实例中，边界条件比较简单，就是头部的初始运动速度 7m/s。在 HyperMesh 中的设置步骤如下：

（1）在主菜单中点击"Analysis"，选择"Velocities"，进入图 3-1-24 所示的界面。

（2）点击"nodes"，选择颅骨、颅内组织和下颌骨上所有的节点。对于比较复杂的模型，可以先建立一个节点的"set"，将要定义速度的节点放置在这个"set"中。要选择节点时，直接选择定义的"set"就行。

（3）设置速度的大小和方向。设置大小时应该注意选用的单位制。

（4）设置速度的类型。点击"load types"，在弹出的面板选择"InitVel"，这个代表的是初始速度。

（5）点击"create"，完成头部初始速度的设定。

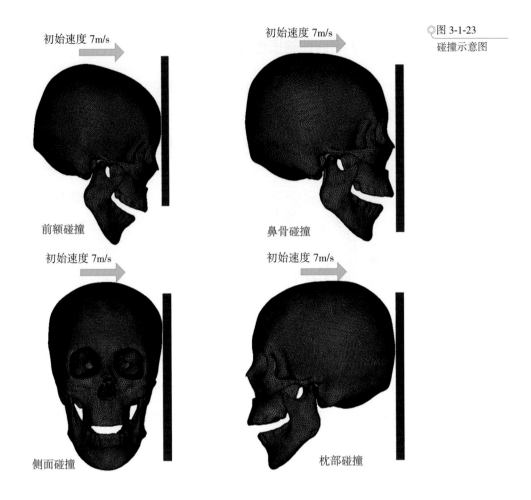

◎图 3-1-23
碰撞示意图

◎图 3-1-24
设置初始速度

2. 定义接触　本实例中,需要设置头骨和刚性平板之间的接触方式。我们选择"面-面"的接触方式。具体步骤如下:

(1) 在主菜单中点击"Analysis",选择"interfaces",进入图 3-1-25 所示的界面。

(2) 点选"create",在"name"处对新建的接触进行命名,在"type"选择"面-面"接触方式"SurfaceToSurface"。

(3) 点击"create/edit"时,会进入接触参数的设置界面。一般分析问题使用默认设置就行。对于一些特定的问题需要更改设置参数的,可以参考 LS-DYNA 的关键字手册进行修改。

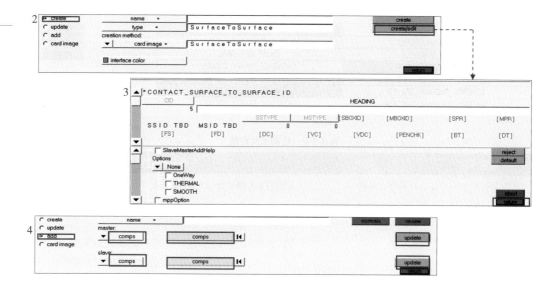

◎图 3-1-25
设置接触

（4）点击"return"返回，点选"add"进入接触面的设置。在"master"的下拉菜单中选择"comps"，然后选择要作为主接触面的网格所在的组件。在"slave"的下拉菜单中选择"comps"模式，然后选择要作为从接触面的网格所在的组件。分别点击"update"进行更新设置，点击"return"完成接触设置。需要说明的是，如果主接触面或者从接触面的网格由多个组件构成，最好事先将这些组件放置于一个"set"中，调用时在"master"或"slave"的下拉菜单中选择"sets"模式。

3. 求解控制设置和输出结果文件设置　为了监控计算过程以及输出计算结果，需要进行求解控制设置和输出结果文件的设置。对于 LS-DYNA，控制卡片 CONTROL_TERMINATION 和 DATABASE_BINARY_D3PLOT 是必不可少的。其他一些控制卡片如沙漏能控制、时间步控制、接触控制等则对计算过程进行控制，以便在发现模型中存在错误时及时地终止程序视频 3-1-7 前处理——初始条件设定和接触设定。在HyperMesh 中设置 LS-DYNA 控制卡片的具体操作步骤如下：

（1）在主菜单中点击"Analysis"，选择"control cards"，进入图 3-1-26 所示的界面。

（2）中间两列都是控制卡片，点击"next"和"prev"可以显示更多的控制卡片。根据具体的问题需求选择设置，不同控制卡的作用以及如何设置可以参考 LS-DYNA 手册。点击控制卡片可以进入各自的设置界面，已经设置好的控制卡片将会显示成绿色。对于本实例，需要设置的控制卡片、主要参数及用途列举在表 3-1-2 中。

◎图 3-1-26
求解设置

		delete
CONTROL_SPOTWELD_BEAM	CONTROL_TIMESTEP	disable
CONTROL_STRUCTURED	DAMPING_FREQUENCY_RANGE	enable
CONTROL_SUBCYCLE	DAMPING_GLOBAL	
CONTROL_TERMINATION	DATABASE_BINARY_D3DRLF	
CONTROL_THERMAL_NONLINEAR	DATABASE_BINARY_D3DUMP	next
CONTROL_THERMAL_SOLVER	DATABASE_BINARY_D3PLOT	prev
CONTROL_THERMAL_TIMESTEP	DATABASE_BINARY_D3THDT	return

表 3-1-2　控制卡片设置

控制卡片	用途	主要参数说明
CONTROL_ TERMINATION	计算终止条件	ENDTIM:终止计算时间(必选)
CONTROL_ TIMESTEP	时间步长	DTINIT:初始时间步长 TSSFAC:时间步长缩放系数,用于确定新的时间步长。默认 0.9,当计算不稳定时,减小该值,但同时增加计算时间
CONTROL_ HOURGLASS	沙漏控制	IHQ:总体附加刚度或黏性阻尼方式选项 QH:沙漏能系数,超过 0.15 会导致计算不稳定
DATABASE_ OPTION	控制输出文本的内容及时间间隔	GLSTAT:输出模型整体信息,如动能、势能、沙漏能、阻尼能等计算结果,需要设置的参数为输出时间间隔 MATSUM:输出与材料相关的信息,如动能、内能等,需要设置的参数为输出时间间隔 RCFORC:输出接触面反作用力,需要设置的参数为输出时间间隔
DATABASE_ BINARY_D3PLOT	输出计算结果,可用来读取整个模型的绘图状态用于绘制云图和动画	DT:输出时间间隔
DATABASE_ BINARY_D3UMP	输出中间计算过程数据	DT:输出时间间隔

4. 输出计算文件　在完成上述设置后,本实例的前处理部分已经全部完成。将关键字文件输出,提交给 LS-DYNA 求解器就可以进行求解计算了 视频 3-1-8 前处理——求解和计算输出设定及 K 文件的导出 。步骤如下(图 3-1-27):

(1) 在菜单栏的 "File" 下的 "Export",选择 "Solver Deck"。

(2) 弹出 "Export" 面板,在 "File type" 处选择求解器的类型,本实例选择 "LsDyna"。在 "Template" 处选择关键字的版本,本实例选择 "Keyword971"。"File" 处填写文件的输出位置。点开 "Export options" 可以进行输出模式的设定。在 "Export" 处选择 "All",输出所有的部分;选择 "Displayed",输出模型中显示的部分;选择 "Custom",手动选择要输出对象。可以根据具体情况进行选择输出模式。

(3) 点击 "Export" 完成输出,将输出后缀为 "K" 的关键字文件。

◎图 3-1-27
输出计算文件

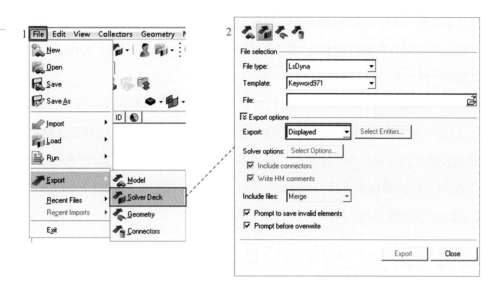

5. 求解器设置　求解计算时,可以采用 LS-DYNA3D 软件,也可以使用 ANASYS/LA-DYNA 模块。求解器设置主要是结果文件存放位置,使用处理器的核数,使用的内存大小等。下面以 LS-DYNA3D 为例,说明一下求解器的设置（视频 3-1-9　求解准备——求解器设定）。

视频3-1-9

（1）打开 LS-DYNA3D 软件,在菜单栏的"Solvers"下选择"Start LS-DYNA Analysis"（图 3-1-28）。

（2）在弹出设置对话框内,"Input File I="为 Hypermesh 输出的 K 文件所在的位置。"Out Print File O="为结果文件输出的位置,默认的就是 K 文件所在的文件夹。"NCPU"是计算时占用的 CPU 核数,核数越多计算越快。"MEMORY"是计算中占用的内存大小,一般计算使用"default"就可以。对于单元数较多的模型,可以设定合适的内存大小。参数都设置好后,点击"RUN"就开始计算。

◎图 3-1-28
求解器设置

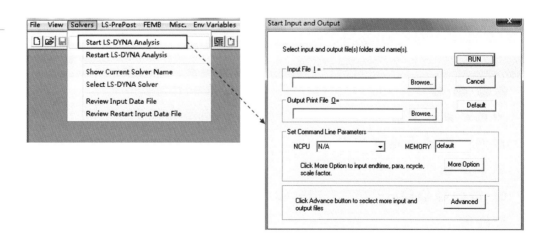

6. 结果后处理　求解完成后,我们便可以通过后处理软件查看得到的结果。常用的后处理软件有:与 LS-DYNA3D 配套的 LS-PREPSOT,HyperView 等。以 HyperView 为例,后处理的一般步骤如下:

(1) 将模型和结果导入 HyperView 软件:在菜单栏的"File"下点击"Import",选择"Model"。在图形区下方弹出面板中,在"Load model"处选择需要输入的模型关键字文件(K 文件),在"Load results"处选择计算结果文件(d3plot 文件)。点击"Reader Options",在弹出的对话框中选择"Reader"为"LS-DYNA d3plot Result Reader"。最后点击"Apply"完成模型和结果的导入(图 3-1-29)。

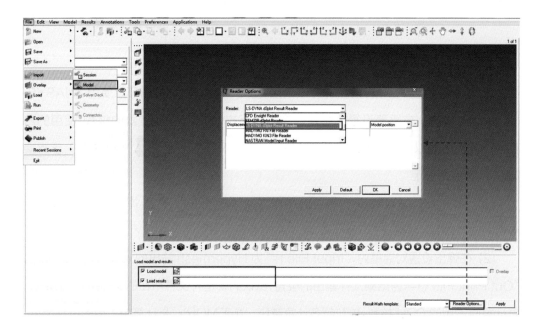

◎图 3-1-29
将模型和结果导入 HyperView 软件

(2) 模型和结果的显示设置都可以通过图形区下方的工具条完成,常用的工具条及主要用途见表 3-1-3。

表 3-1-3　HyperView 常用工具栏及作用

工具条	用途
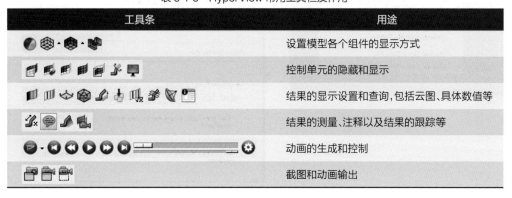	设置模型各个组件的显示方式
	控制单元的隐藏和显示
	结果的显示设置和查询,包括云图、具体数值等
	结果的测量、注释以及结果的跟踪等
	动画的生成和控制
	截图和动画输出

下面以创建颅内组织的 vonMises 等效应力云图为例，说明部分工具条的用法。

1）将颅骨和下颌骨设置半透明（可选操作）：在图形区下方选择 ◉，分别选择下颌骨和颅骨所在组件，然后点击 ▣（图 3-1-30）。

◎图 3-1-30
设置组件为半透
明显示

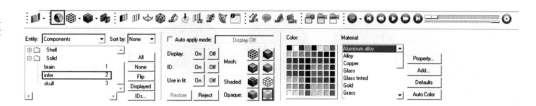

2）创建截面，可以方便观察内部应力的分布（可选操作）：在图形区空白处点击右键，在"create"中选择"Section Cut"，进入图示的面板。在"Define plane"处选择截面的法线方向，拖动进度条，改变截取的位置。点击"Apply"截取（图 3-1-31）。

◎图 3-1-31
创建截面

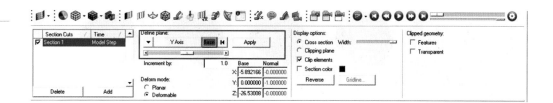

3）绘制云图和制作动画：在图形区下方选择 ▣，在"Result type"中选择应力"Stress（t）"，在下方应力类型选择"vonMises"。在"selection"处选择"Components"，然后在图形区点击颅内组织。在"Averaging method"处选择"advanced"。点击"Apply"，完成一个时刻颅内组织 vonMises 应力云图的绘制。点击 ▶，就可以生成整个过程中 vonMises 应力的动画（图 3-1-32）。

◎图 3-1-32
绘制云图和制作
动画

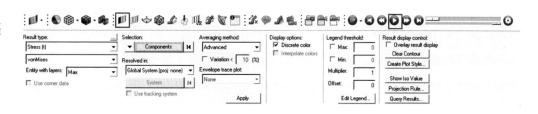

分别绘制本实例中四种情况颅内组织的 vonMises 应力云图，结果如图 3-1-33。

至此，闭合性脑损伤的动力学仿真流程已经完成。

视频 3-1-10　后处理

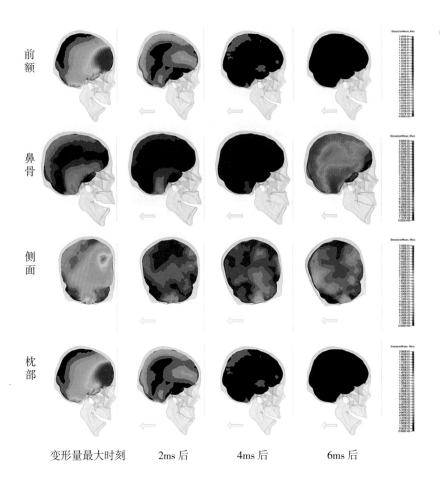

前
额

鼻
骨

侧
面

枕
部

变形量最大时刻　　　2ms 后　　　4ms 后　　　6ms 后

◎图 3-1-33
vonMises 应力
云图

7. 小结　这部分介绍了采用 HYPERWORKS 和 LS-DYNA 软件的联合建模仿真。采用 HYPERWORKS 进行前、后处理,采用 LS-DYNA 进行有限元计算。在前处理过程中,在 HYPERMESH 软件中,对头部进行网格划分、材料属性赋值、单元类型定义、约束和接触方式定义、边界条件添加、求解过程控制。采用 LS-DYNA 软件对建立的头部有限模型开展仿真计算。最后采用 HYPERVIEW 对计算结果进行后处理。由于篇幅所限,本部分内容只对建模过程和软件操作方法进行了简要介绍。为了便于初学者上手,本部分采用的头部模型算例也很简单。实际上头部的解剖结构是非常复杂的,所以本部分的模型算例适用范围有限。读者可以根据各自的分析需求,建立更加精细、合理的头部模型。另外,有限元模型都涉及到验证的问题。可以将有限元的计算结果和其他研究者发表仿真和实验结果进行对比,以确保建立的有限元模型的正确性。希望本部分的介绍能够起到抛砖引玉的作用,对读者的研究工作有所帮助。

二、头 - 全颈椎骨肌系统建模仿真

　　颈部是人体脊柱中活动范围最大的一段,也是损伤易发部位。由加速度导致的颈部损伤在目前的交通安全领域和航空航天领域广泛存在,典型的如汽车碰撞过程中出现的颈部挥鞭样损伤、战斗机飞行员在机动过程中的颈椎骨折、韧带撕裂和普遍存在的肌肉疼痛等。由于存在多种力学特性复杂的组织,人体头颈部在加速度环境中的生物力学响应过程非常复杂。建立人体头颈部骨肌系统模型的目的是通过生物力学建模和数值计算的方法研究人体头颈部在约束条件和不同加速度环境中的生物力学响应过程,获得不同组织在加速度环境中的应力应变变化历程。此外,头 - 全颈椎骨肌系统模型还可以为本章中头部的冲击损伤分析提供边界条件。本节在对头颈部解剖特征、头颈部主要组织的材料特性、头颈部几何建模方法进行简要介绍的基础上,以两个简单的算例对建立多体动力学头颈部模型和有限元建模的基本过程和关键方法进行介绍。本节内容可以为从事头颈部生物力学损伤研究的读者提供简要但完整的建模思路和建模方法介绍。

(一) 头颈部的解剖特征

　　了解人体头颈部中与生物动力学相关的解剖特征是进行头 - 全颈椎骨肌系统建模的基础。头颈部中不仅包含可称为硬组织的骨,还包含大量软组织,典型如椎间盘中的纤维环基质、韧带和肌肉。此外,颈椎椎间盘中的髓核和关节的滑液都具有典型的流体特征,也对头颈部的运动范围和动力学响应特征有影响。总体来说,头颈部建模工作的重点可分为全颈椎的建模和头颈部肌肉的建模两个部分。

　　1. 颈椎解剖特征　　在头 - 全颈椎骨肌系统建模中,通常考虑从寰椎 C_1 至第一节胸椎 T_1,共计 8 个椎体和 6 个椎间盘,其中寰椎和枢椎之间没有椎间盘。椎体之间除通过椎间盘连接外,还有韧带和附着在其上的肌肉。在全颈椎模型所有的椎体中,寰椎 C_1 和枢椎 C_2 的几何特征比较特别,其余颈椎特征相似。椎体是皮质骨和软骨终板包裹松质骨构成的实体。椎间盘位于 $C_2 \sim T_1$ 中相邻的两个椎体之间,是由软骨终板、纤维环和髓核组成的密封体。上下有软骨终板,是透明软骨覆盖在椎体上、下面骺环中间的骨面。上下的软骨终板与纤维环一起将髓核密封起来。纤维环由胶原纤维束的纤维软骨构成,位于髓核的四周。纤维环的纤维束相互斜行交叉重叠,使纤维环成为坚实的组织,能承受较大的弯曲和扭转负荷。髓核是一种弹性胶状物质,为纤维环和软骨板所包绕。髓核中含有黏多糖蛋白复合体、硫酸软骨素和大量水分,出生时含水量高达 90%,成年后约为 80%。颈椎 C_2 至

胸椎 T_1 椎体之间的韧带主要有前纵韧带、后纵韧带、黄韧带、棘间韧带、囊韧带和横突间韧带。头颅与寰椎、寰椎与枢椎以及枢椎与头颅之间的韧带比较复杂，具体可参见专业解剖学书籍和文献，此处不做赘述。颈椎之间的连接除椎间盘外还有关节突关节，由关节软骨、滑液、滑液膜和囊韧带组成，用于在颈椎间传递载荷。从寰椎（C_1）到第一胸椎（T_1）的详细解剖特征可参考相关解剖学图谱。

2. 头颈部肌肉　骨骼肌是由多种微结构组成的复合软组织，通过肌腱与骨组织相连接。颈部有 31 对关于中间平面对称的肌肉。这 31 对肌肉通常被分为六组：舌骨肌群、前肌群、侧肌群、枕下肌群、后肌群和脊纵肌群。舌骨肌群是与舌骨相连的一系列薄肌肉，用于实现吞咽动作，舌骨肌群按位置又可分为上舌骨肌群和下舌骨肌群，其中上舌骨肌群对头部的运动影响不大，但下舌骨肌群在头部的前向弯曲运动中有明显作用。前肌群是贴近脊柱序列前缘的一系列深层肌群，由前直肌、侧直肌、头长肌和颈长肌组成。侧肌群是脊柱序列侧面的一组肌肉，在侧向弯曲中提供较大的作用力，该组肌肉包括斜角肌和胸锁乳突肌。枕下肌群是上颈椎部位的一系列短肌肉，其主要作用是控制头部相对于颈椎的运动，具体包括上下头斜肌和后头直肌。后肌群是位于颈椎后面的一系列长肌，主要作用是控制头部的后仰运动，包括最长肌、半棘肌、夹肌、髂肋肌和多裂肌。脊纵肌群是连接脊柱序列上端的一系列肌肉，主要作用是将肩胛骨移向脊柱，也可控制颈椎的侧向弯曲。头颈部不同部位的肌肉解剖位置详见相关解剖学图谱。

（二）头颈部组织的材料特性

下面对头 - 全颈椎建模中涉及到的骨、软骨、纤维环、髓核、韧带和肌肉的材料特性进行简要介绍。

1. 骨　相对应头颈部的其他组织来说，骨是硬组织，由约占 65% 的矿物质和约 35% 的有机物基质组成。人体颈椎骨包含皮质骨和松质骨两种类型的材质。由于胶原蛋白纤维的存在，皮质骨实际上是具有分布特征的各向异性材料；而骨小梁的分布形态也使得松质骨的力学特性体现出了一定的各向异性。皮质骨和松质骨也都具有一定的黏弹性，但与软组织的黏弹性相比可以忽略不计。为了降低模型的复杂度，在头颈部建模中这两种材质的骨通常都被视作各向同性的线弹性材料，也有复杂模型中使用各向异性线弹性材料来模拟松质骨的研究。骨的具体材料特性参数如表 3-1-4 中所示。

2. 软骨　软骨是一种含有液体的多孔介质结构，由于液体在软骨中是可以流动的，使得软骨在承受压缩载荷时，软骨的体积会出现明显的缩小；承受剪切载荷时也会引起软骨内部的液体转移。软骨的这种结构特征使得其力学特性表现出明显的黏弹性。因此，在头颈部生物动力学模型中需要考虑这种黏弹性才能够较为准确地反映其力学特征。在实际应用中软骨的黏弹性特征可使用有限元软件(如 ABAQUS 和 Ansys)中提供的时域 Prony 级数模型对文献中提供的软骨黏弹性实验数据进行拟合。

3. 纤维环　纤维环的建模包括纤维环纤维层和纤维环基质两个部分,通常以各自独立的方式进行材料属性的定义。在纤维环中,共有 5 对纤维环纤维层,在每对纤维层中有对称的交叉纤维分布其中,最外层的纤维层纤维与径向夹角是 ±25°,最内层的纤维层纤维与径向夹角是 ±45°,中间三层纤维夹角可由内、外两层夹角做线性插值获得。纤维环纤维具有与韧带纤维类似的特性,只能承受拉应力,不能承受压应力,其在拉应力下的应力应变关系具有非线性。而针对纤维环基质力学特性的实验结果表明,纤维环基质具有类似泡沫材料的力学特性。早期的头颈部生物力学模型中一般不单独考虑纤维环的建模,基于这种简化建立的颈椎模型偏软,即在同样的载荷水平下运动范围偏大。随着有限元建模技术的发展,在纤维环基质中使用杆单元模拟纤维环纤维的研究比较多见,近年也有使用各向异性非线性膜来模拟纤维环纤维层的研究。对于纤维环基质,早期的研究一般使用各向同性线弹性材料进行模拟,近期的研究中一般使用 Hill foam 模型对实验数据进行拟合和应用。

4. 髓核　目前针对髓核力学特性的研究不像对纤维环那么广泛,这主要是由于研究人员通常将其简单地看做无粘流体。但是近年来的实验研究表明这种假设是不合理的。最近的研究表明,在动力学加载环境下,髓核的力学行为类似于黏弹性固体,但是在准静态加载环境下其力学行为类似于流体,具体参数如表 3-1-4 中所示。

5. 韧带　韧带是由弹性蛋白和胶原蛋白以一定的方向组合而成的,它不能承受压应力,只能承受单轴向的拉应力。韧带在单轴向拉伸过程中的载荷位移曲线类似于反曲线,其形式如图 3-1-34 所示。值得注意的是,当拉伸率达到一定量值时,韧带会出现明显的刚度增加,表现出很强的黏弹性,韧带刚度增大系数随应变率的变化关系如图 3-1-35 所示。在头颈部建模中,可直接以实验曲线来定义韧带的非线性力学行为。

◎图 3-1-34
韧带正则化张力与拉伸量之间的关系

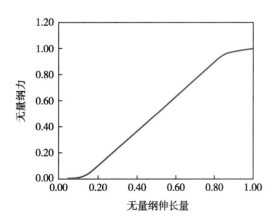

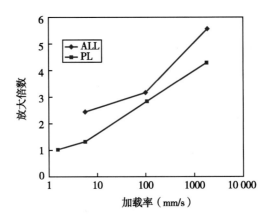

◎图 3-1-35
韧带刚度增大系数与加载率之间的关系

6. 肌肉　肌肉在头颈部动力学响应中扮演重要角色。由于肌肉受神经作用可以发生主动控制行为,其建模更复杂。在对肌肉进行建模时,通常将其力特性拆分为两个组成部分:一个主动收缩部分和一个被动部分。被动肌肉部分类似于非线性黏弹性弹簧,可以通过公开文献中提供的经验模型或实验数据直接模拟。主动肌肉受控于神经信号。在目前的肌肉建模中,通常采用 Hill 三元素模型对肌肉的被动作用和主动作用同时进行模拟。Hill 三元素模型由三个典型元素构成:一个平行弹性单元、一个主动控制单元和一个与其串联在一起的弹性单元,如图 3-1-36 所示。

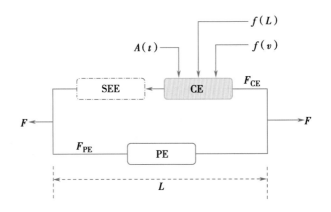

◎图 3-1-36
用于肌肉模拟的 Hill 三元素模型

其中主动作用和被动作用的作用力可用下式计算:

$$F_{CE}=F_{max} \cdot f_{FL}(L) \cdot f_{FV}(v) \cdot A(t)$$

$$F_{PE}=\begin{cases} \dfrac{F_{max}}{e^{K_{sh}-1}} \cdot \left[e^{\frac{K_{sh}}{L_{max}}\left(\frac{L}{L_0}-1\right)} -1 \right] & L>L_0 \\ 0 & L \leq L_0 \end{cases}$$

其中 F_{CE} 为主动收缩单元的输出作用力,N;F_{max} 为肌肉的最大输出力,N;L 为肌肉单元的长度,m;v 为肌肉的收缩速度,m/s;t 为时间,s;f_{FL} 为与伸长量有关的函数,f_{FV} 为与伸长速度有关的函数,其具体计算公式详见参考文献。Hill 肌肉模型中的具体参数亦可从文献中查找。

表 3-1-4　头颈部建模中的材料参数

材料	简化模型及参数	复杂模型及参数
皮质骨	各向同性线弹性模型： E=16.8GPa　μ=0.3	与简化模型相同
松质骨	各向同性线弹性模型： E=100MPa　μ=0.3	各向异性线弹性模型： E_x=100MPa　μ_{zx}=0.1 E_y=100MPa　μ_{yz}=0.1 E_z=300MPa　μ_{xy}=0.1
软骨终板	各向同性线弹性模型： E=500MPa　μ=0.4	与简化模型相同
纤维环基质	各向同性线弹性模型： E=3.4MPa　μ=0.4	Hill Form 模型： n=2 C_1=0.115　b_1=4 C_2=2.101　b_2=-1 C_3=-0.893　b_3=-2
纤维环纤维	无	非线性弹簧模型：实验数据
髓核	各向同性线弹性模型： E=3.4MPa　μ=0.45	线性黏弹性模型： K=1.720GPa G_1=0.5930kPa,β_1=0.001477L/s G_2=0.6763kPa,β_2=0.061524L/s G_3=0.9516kPa,β_3=1.017893L/s G_4=2.0384kPa,β_4=13.20041L/s
关节软骨	无	线性黏弹性模型： K=2.0GPa G_1=2.228MPa,β_1=0.0248L/s G_2=0.5642MPa,β_1=0.00545L/s G_{inf}=0.210MPa
关节滑液	无	流体模型： K=1666.7MPa

（三）头颈部几何建模

高精度的头颈部几何模型是建立高精度头颈部骨肌系统生物力学模型的前提,这通常需要在对 CT 扫描数据进行 3D 重建的基础上,使用逆向工程建模方法实现。下面对头颈部几何模型建立过程中使用的软件和主要步骤进行简要介绍：

1. 利用医学图像处理软件 MIMICS 打开 CT 扫描图像数据(图 3-1-37)。

2. 依次利用软件中提供的 thresholding、region growth、multiple slice edit 和 Calculate 3D 功能实现所需颈椎和头部骨骼的三维重建(图 3-1-38)。

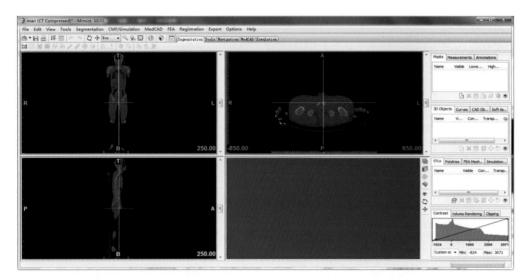

图 3-1-37
将 CT 扫描数据导入医学图像处理软件 MIMICS

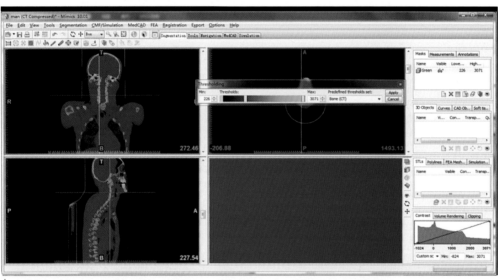

A

图 3-1-38
利用 MIMICS 重建颈椎和头部骨组织 3D 模型
A. 选取骨组织
B. 重建骨模型

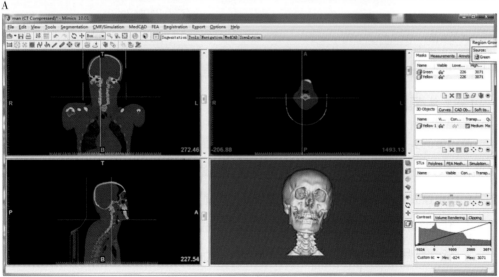

B

3. 利用 MIMICS 的分割功能将头部与各个颈椎分离出来,然后采用光滑功能对模型进行初步处理,最后用 STL+ 模块将重建的 3D 模型以 stl 格式文件输出。由 MIMICS 生成的模型还比较粗糙,同时 stl 格式文件无法在有限元前处理软件中进行编辑,需要进行进一步处理。

4. 用逆向工程软件 Geomagic 读入 MIMICS 输出的 stl 文件,此时在 Geomagic 软件中处于多边形阶段,可以利用软件中提供的松弛、降噪、去除特征等工具对模型进行进一步的精细修理(图 3-1-39)。

◎图 3-1-39
在 Geomagic 软件的多边形节段对导入的 STL 模型进行进一步修理

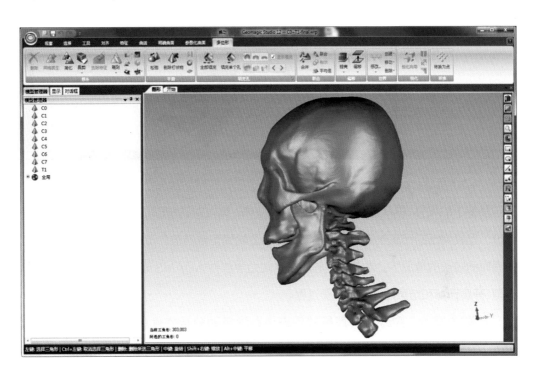

5. 在 Geomagic 软件中将模型从多边形节段转至精确曲面阶段,利用曲面片构造的方法将模型的多边形进行拟合曲面。拟合完成后的模型可通过文件菜单保存为有限元前处理软件中常用的 igs 格式(图 3-1-40)。

(四) 头颈部多体动力学建模实例

采用多体动力学软件建立的头颈部模型,是通过将颈椎椎体和头部定义作刚体,使用由实验或有限元模拟获得的椎间盘力学特性以关节的方式连接相邻刚体,同时根据需要定义韧带和肌肉。相较于更为复杂的头颈部有限元模型,多体动力学模型具有突出的计算效率优势,使得研究人员可以迅速地获得头颈部各刚体的运动过程、刚体间作用力的变化过程,根据模型的复杂程度可具有评估肌肉和韧带损伤的能力。其缺点是无法获取头颈部在

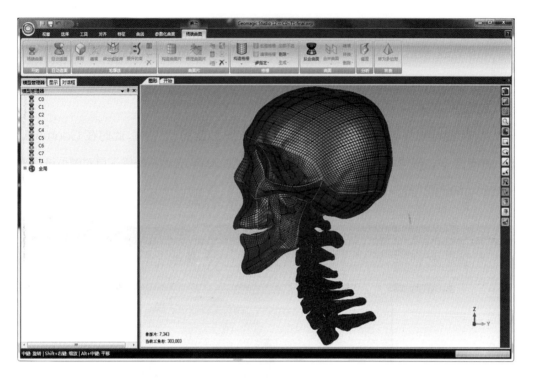

◎图 3-1-40
在 Geomagic 软件的精确曲面阶段进行曲面拟合并输出为 igs 格式模型

给定载荷下的椎体、椎间盘和关节的应力应变分布，难以对这些部位的具体损伤机制开展评价。但其突出的计算效率使得头颈部多体动力学模型依然被广泛应用，尤其在分析问题物理时间较长的情况下。本节介绍利用多体动力学软件 ADAMS 建立头颈部多体动力学模型、开展计算和结果后处理的主要过程。

1. 软件简介　ADAMS，即机械系统动力学自动分析软件（Automatic Dynamic Analysis of Mechanical Systems），是美国 MDI 公司（Mechanical Dynamics Inc.）开发的虚拟样机分析软件。ADAMS 已经被全世界各行各业的数百家主要制造商采用。根据 1999 年机械系统动态仿真分析软件国际市场份额的统计资料，ADAMS 软件销售总额近八千万美元，占据了 51% 的份额，现已经并入美国 MSC 公司。ADAMS 软件使用交互式图形环境和零件库、约束库、力库，创建完全参数化的机械系统几何模型，其求解器采用多刚体系统动力学理论中的拉格朗日方程方法，建立系统动力学方程，对虚拟机械系统进行静力学、运动学和动力学分析，输出位移、速度、加速度和反作用力曲线。ADAMS 软件的仿真可用于预测机械系统的性能、运动范围、碰撞检测、峰值载荷以及计算有限元的输入载荷等。ADAMS 软件中提供的多种多样的关节和力输入方式，完全可以胜任头颈部模型中的集总关节、韧带和肌肉的建模与分析。

2. 算例描述　本节介绍建立一个不包含肌肉和韧带的头颈部多刚体动力学模型的主要过程，头部与椎体之间关节以力 - 位移关系的形式给定，所使用的力 - 位移关系是由实

◎图 3-1-41
　算例输入曲线

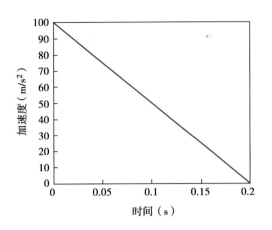

验和详细的有限元仿真研究获得的，具体参数参见文献。模型建立完成后，在胸椎 T_1 上施加沿人体后方向的加速度载荷曲线（图 3-1-41）。因篇幅和本书定位的限制，本节无法对 ADAMS 软件的详细使用方法进行介绍，因此本算例的完成需要读者具有一定的 ADAMS 软件使用基础，对不熟悉该软件基本操作的读者建议参考相关教程和手册。

3. 主要建模过程

（1）打开 Adams（此处以 ADAMS2012 为例），依次选择菜单 File→Import，弹出 File Import 对话框，选择 File Type 为 igs 格式，将使用 Geomagic 输出的头颈部各节段模型 igs 分别导入，以 C_4 颈椎为例，双击 File to Read 文本编辑框，选择需要读入的文件，并在 Part Name 中为读入的部件赋予新的名称（图 3-1-42）。

◎图 3-1-42
　将建立的 C4.igs
　模型导入 ADAMS

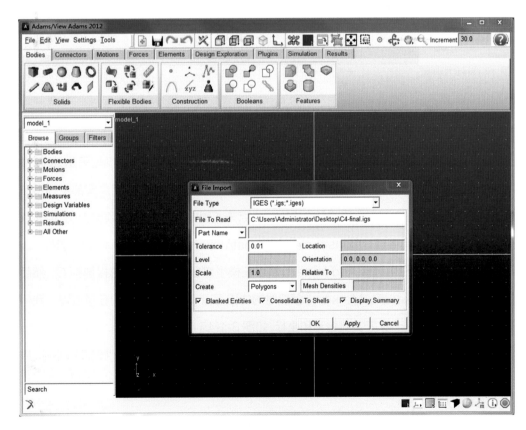

小技巧：Part Name 的定义必须按照 Adams 指定的规则，必须是 .model name.
part name，否则定义名称无效，建议在 Part Name 后的文本编辑框中点击右键，然后选
择 Part→create 创建部件名称。导入后的模型如图 3-1-43 所示。

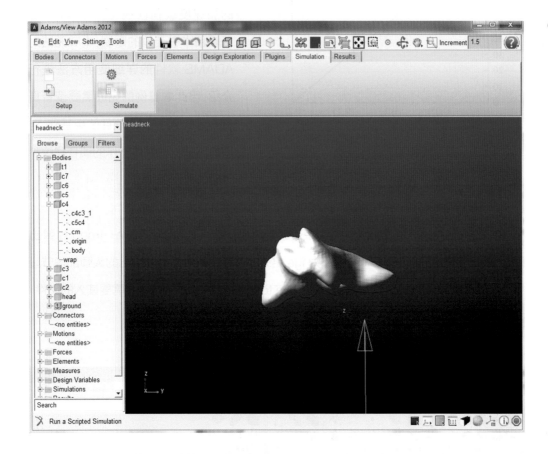

◎图 3-1-43
C4.igs 模型导
入 ADAMS 后
的结果

（2）以同样的操作方式将所有部件导入到 ADAMS，结果如图 3-1-44 所示。

（3）几何模型导入成功后，即可开始力学模型的定义，已导入的几何模型只是外观，并
不具备任何物理属性，因此需要逐项定义。首先，需要对每个刚体部件定义局部坐标系和
质心，这是通过在每个刚体上定义两个 Marker 点来实现的，同样以 C_4 颈椎为例，点击软
件上方 Bodies 工具面板→Construction→Construction Geometry：Marker 图标 ，
在左侧出现的工具栏中选择 Add to part，然后在模型窗口中单击左键选择部件 C_4，然后
选择位置创建 Marker 点。Marker 点创建时的位置可以是 C4 部件上的任意位置。我们
可以通过修改 Marker 来定义其名称和坐标，如图 3-1-45 所示。

以同样的操作步骤为每个部件定义局部坐标系参考点和质心。各部件的质心坐标、局
部坐标系起始点坐标和方向可参阅文献。

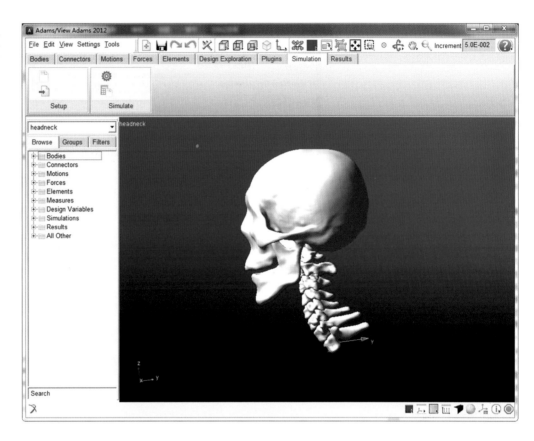

　　（4）局部坐标系和质心的位置定义完毕后，各部件尚不具备质量和转动惯量。在模型窗口中点击其中一个部件，在右键菜单中选择 modify 命令，弹出部件参数定义对话框，如图 3-1-46 所示。

　　以同样的操作方式为每个部件定义物理参数，每个部件的质量和转动惯量可参阅文献。此时的模型中各部件已具有合理的物理属性，但各部件之间的力学作用尚未定义，下一步来定义各刚体间的关节。

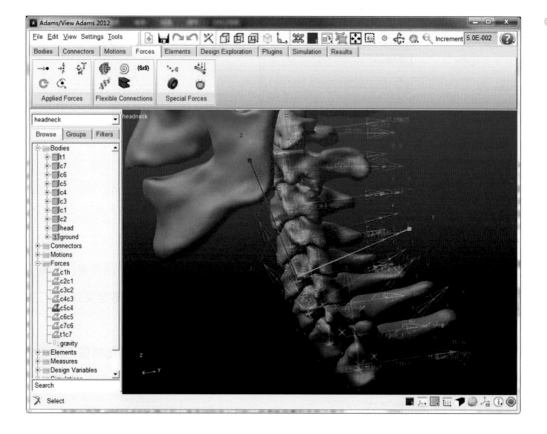

◎图 3-1-46
修改部件的质量
和转动惯量

（5）点击 Forces 工具面板中 Applied Forces 子面板下的广义力按钮 ，在左侧弹出的参数定义栏中选 2Bod-2Loc 模式，以 C_4-C_5 之间的关节定义为例，在模型窗口中依次选择 C_4 和 C_5 部件，然后依次选择 C_4 和 C_5 的局部坐标系 Marker 点（因模型建立时参照文献中的关节力 - 位移关系均是依照局部坐标系参考点的相对位移定义的），定义完成的刚体间关节力（图 3-1-47）。

◎图 3-1-47
以广义力方式
定义刚体间相
互作用

下面按照文献中提供的关节力 - 位移关系,以 Spline 的方式定义作用力。

(6) 首先,将文献中的力 - 位移曲线整理成 txt 数据文档,第一列为位移,第二列为力或力矩。然后点击 Adams 中的 File→import 菜单,将 txt 文件以 Spline 的形式导入,导入后的曲线可以同样以右键菜单 modify 命令进行查看和修改(图 3-1-48)。

◎图 3-1-48
以 Spline 方式导
入的关节力 - 位
移曲线

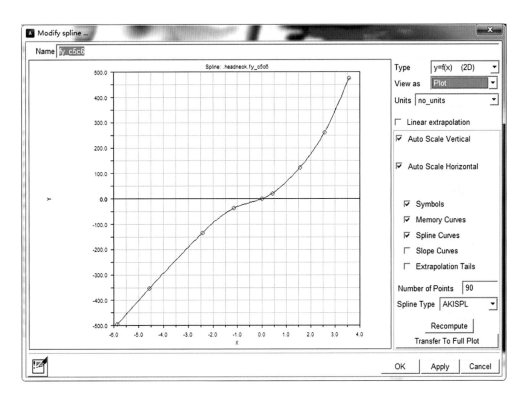

(7) 选择模型窗口中已定义的刚体间关节力,右击选择 modify 命令。打开广义力修改菜单,使用 AKISPL 命令和已建立的 Spline 曲线定义各项力分量(图 3-1-49)。

◎图 3-1-49
利用 Spline 曲线
和 AKISPL 命令
定义作用力

以同样的方式完成所有刚体间作用力的定义。此时不含肌肉的头颈部力学模型已基本完成，下面按算例描述中的载荷为其添加边界条件。

（8）点击 Motions 工具面板中 General Motions 子面板下的广义运动按钮 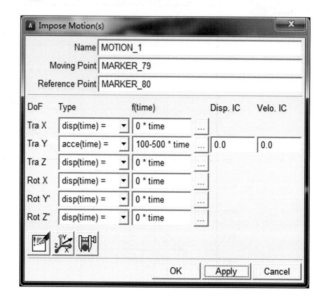，在左侧弹出的参数定义栏中选 1Location 模式，在模型窗口中选择 T_1 部件的质心 Marker，完成运动边界条件的定义，右击选择 modify 命令，对运动参数进行定义，如图 3-1-50 所示。

◎图 3-1-50
定义边界条件的
运动参数

至此不包含肌肉的头颈多刚体动力学模型定义完毕。肌肉模型可以使用与关节类似的两体间作用力的方式定义，本算例中不做探讨。

4. 提交运算与后处理

（1）点击 Simulation 工具面板 simulate 子面板下的运行按钮 ⚙，在弹出的对话框中设置计算时间为 0.2 秒，计算步数为 200，然后点击执行按钮开始仿真。多刚体模型的计算时间很短，整个计算过程不到 1 分钟，在分析持续载荷对头颈动力学响应和肌肉响应评价中具有很大的优势。

（2）点击 Results 面板 Postprocessor 子面板中的 ◪，打开后处理窗口。在后处理窗口中可以对头颈部各部件、关节的动力学数据进行查看，亦可输出仿真动画，典型结果如图 3-1-51 所示。

5. 小结　本节对采用 ADAMS 软件建立不包含肌肉的头颈部多刚体动力学模型的主要过程进行了简要介绍。肌肉的建模方式与关节建模方式相似，需要在建立肌肉附着点 Marker 的基础上使用广义力进行定义，有兴趣的读者可做进一步的尝试。

◎图 3-1-51
仿真结果后处理

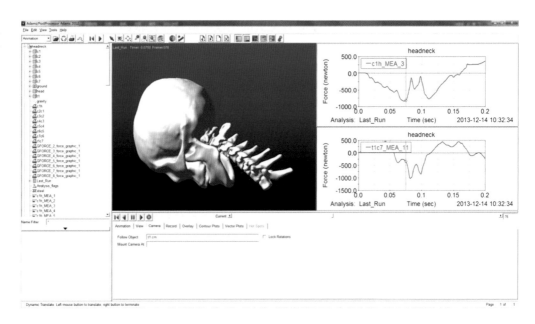

　　头颈部的多刚体动力学模型相比有限元模型来说具有非常高的计算效率,在一些实际应用中具有突出优势。希望本节的简单算例可以起到抛砖引玉的作用,为尝试使用多刚体动力学工具研究头颈部的读者提供参考。

(五) 头颈部有限元建模实例

　　相较于头颈部多体动力学模型,采用有限元方法建立的头颈部模型可以获得更详细的生物力学信息。可对不同载荷作用下的头颈部各部位应力应变状况进行分析。但由于头颈部模型具有很强的非线性,其计算成本很高。本小节介绍利用有限元前处理软件 ANSYS ICEM 和有限元计算软件 ABAQUS 建立头颈部有限元模型、开展计算和结果后处理的主要过程。

　　1. 软件简介

　　(1) ANSYS ICEM:ANSYS ICEM 是目前国际上比较流行的商用网格划分软件,划分的网格可以用于流体和结构仿真模拟计算等多种工程问题。包括从几何创建、网格划分、前处理条件设置等功能。ANSYS ICEM 提供了高级几何获取、网格生成、网格优化以及后处理工具以满足当今复杂分析对集成网格生成与后处理工具的需求。本小节利用 ANSYS ICEM 强大的六面体网格剖分功能以获得高质量的有限元单元模型,并将建立好的有限元模型输出到 ABAQUS 软件中进行进一步的完善和计算。

（2）ABAQUS：ABAQUS 是一套功能强大的工程模拟有限元软件，其解决问题的范围从相对简单的线性分析到许多复杂的非线性问题。ABAQUS 包括一个丰富的、可模拟任意几何形状的单元库。并拥有各种类型的材料模型库，可以模拟典型工程材料的性能，其中包括金属、橡胶、高分子材料、复合材料、钢筋混凝土、可压缩超弹性泡沫材料以及土壤和岩石等地质材料。ABAQUS 具有强大的非线性分析功能，能自动选择相应载荷增量和收敛限度，不仅能够选择合适参数，而且能连续调节参数以保证在分析过程中有效地得到精确解。用户还可以通过准确的定义参数就能很好地控制数值计算结果。ABAQUS 丰富的材料库和强大的非线性分析能力，使得该软件很适合处理具有高度几何非线性、材料非线性和接触非线性的人体头颈部生物力学模型。

2. 算例描述　本算例采用第三小节中建立的头颈部几何模型，在 ANSYS ICEM 软件中进行网格的生成、初步的材料和边界条件定义，然后以 inp 格式将定义的有限元模型导出到 ABAQUS 软件中做进一步的材料属性、约束和接触及载荷的定义。最后用 ABSQUS 的显式动力学求解工具进行计算。

算例中使用了沿人体后向加速度作为模型的边界条件，所应用的加速度载荷曲线如图 3-1-52 所示。最后对模型计算结果进行简单的后处理，包括各个椎间盘（纤维环基质和髓核）的应力分布和模型整体应变能的时间历程曲线。为读者提供一个头颈部有限元建模过程的整体介绍。

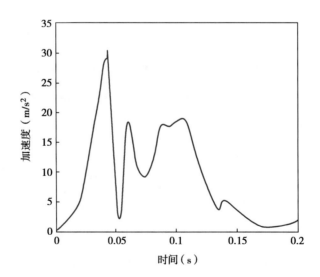

◎图 3-1-52
算例输入加速度曲线

3. 建模过程

（1）将通过图像处理和逆向工程重建的几何模型 igs 文件导入到 ANSYS ICEM 中，如图 3-1-53 所示。

图 3-1-53
将建立的 igs
模型导入
ANSYS ICEM

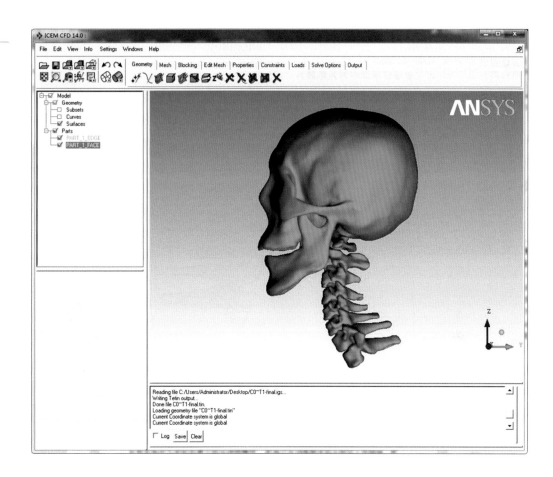

视频3-1-11

　　(2) 在 ANSYS ICEM 中对每个椎体进行分块处理,以便生成全六面体和四边形网格,如图 3-1-54 所示(由于头部使用壳模型,因此不需要建立块)。

　　(3) 在将已生成块各边线与面对椎体进行合理映射的基础上,对椎体划分全六面体和四边形网格(图 3-1-55)　视频 3-1-11　网格划分拓扑结构。

　　(4) 利用线单元建立肌肉和韧带模型(图 3-1-56)。

　　(5) 在 ANSYS ICEM 中定义材料属性,但 ICEM 中的材料模型并不完善,仍可以到 ABAQUS 中进行修改。对生成的单元进行质量检查和全局优化后,点击菜单栏中的导出网格到 ABAQUS,即可生成 ABAQUS 的 inp 格式输入文件。

　　(6) 在将输出文件读入 ABAQUS 前,打开 inp 文件,将其中的肌肉和韧带梁单元改成 ABAQUS 中 connector 单元,这是最适合模拟肌肉和韧带非线性黏弹性行为的单元类型,其收敛性能也相对较好。

　　(7) 将修改好的 inp 文件读入 ABAQUS,其中的蓝色虚线即为以 connector 单元定义的韧带和肌肉模型(图 3-1-57)。

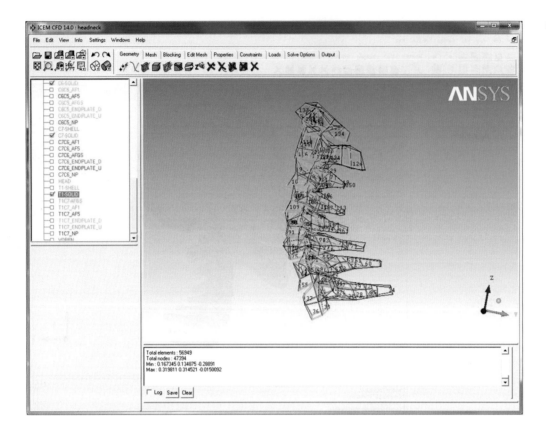

图 3-1-54
对椎体创建、切分和移动块

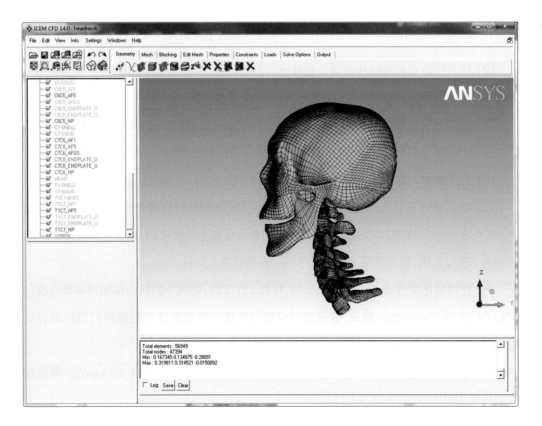

图 3-1-55
对映射完毕的块划分网格

◎图 3-1-56
建立肌肉和韧带
模型

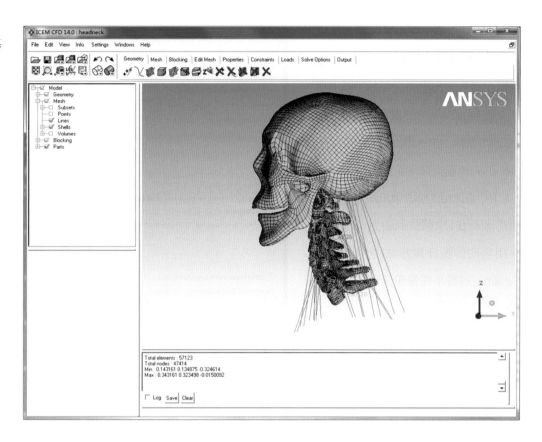

◎图 3-1-57
将修改后的
inp 文件读入
ABAQUS

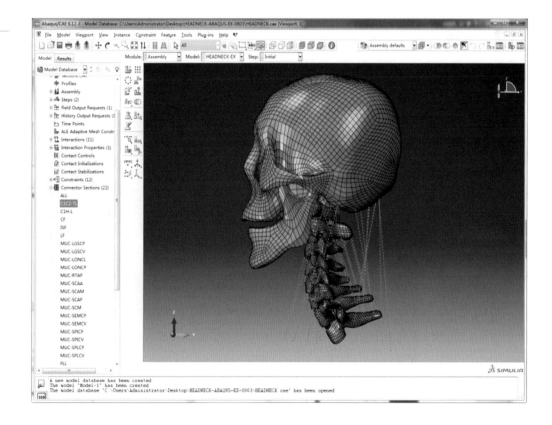

（8）按照前文表中所列的简单模型进行材料参数定义，并按图中给出的韧带拉伸量与张力之间的关系曲线定义韧带 connector 单元的 section（图 3-1-58）。进一步，以与韧带定义相同的方式定义被动肌肉模型。

（9）在 step 模块中新建一个显式动态载荷步，求解时间设为 0.25 秒，采用自动步长计算方法，利用 Mass Scaling 对最小质量单元进行近似处理以提高计算速度。小提示：此处注意打开几何非线性选项。

（10）建立约束和相互作用，包括椎间盘终板与椎体的 Tie 约束，相邻椎体间的接触设置，接触中使用 finite sliding 的 kinematic contact method 进行定义（图 3-1-59）。

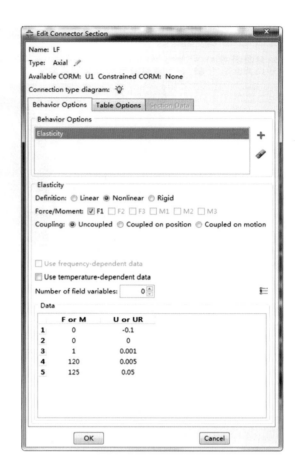

◎图 3-1-58
在 ABAQUS 中定义韧带应力应变关系

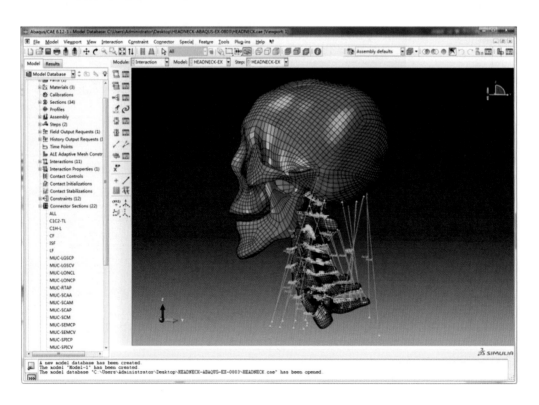

◎图 3-1-59
建立约束和相互作用

视频3-1-12

　　（11）头部采用集中质量的方式进行定义,首先在头部两耳连线中点的位置建立参考点,然后在参考点上定义 mass point,按文献中的值定义 mass point 的质量和转动惯量。

　　（12）按算例描述中的曲线,建立沿 y 方向（人体向后的方向）峰值为 30m/s^2 的加速度边界条件和重力场 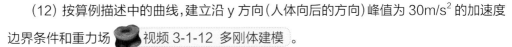 视频 3-1-12　多刚体建模 。

　　4. 提交运算与后处理　在左侧工具栏 analysis 下新建一个 job,右击该 job,选择 submit 即可开始求解,也可以同样的方法右击该 job,选择 monitor,打开求解过程监视窗口（图 3-1-60）。

◎图 3-1-60
作业提交后的运算监视过程

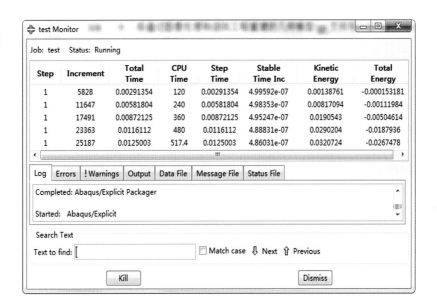

　　求解完成后,可通过右击 job,选择 results 打开后处理模块,在该模块内可查看不同部位的应力应变分布、动态响应过程和参数变化过程（图 3-1-61）。

　　5. 小结　这一小节对采用 ANSYS ICEM 对头颈部进行高质量网格划分和采用 ABAQUS 进行材料属性定义、单元定义、约束和接触定义、边界条件定义,以及求解和后处理的整个过程进行简要介绍。由于头颈部模型的复杂程度高,本节无法对高精度和组织级别的复杂头颈部模型的全部建模过程进行详细介绍,所采用的材料属性也是现有公开文献中最简单的方式,但可以为初学者提供一套完整的思路,为读者开展深入的建模研究抛砖引玉。

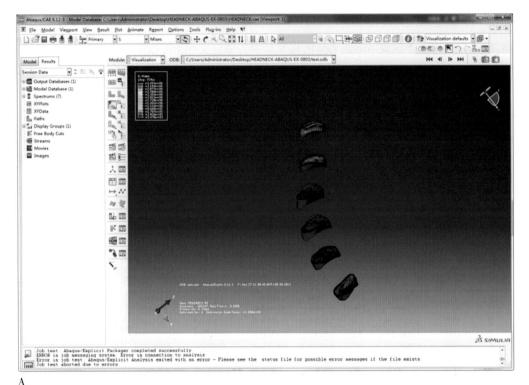

A

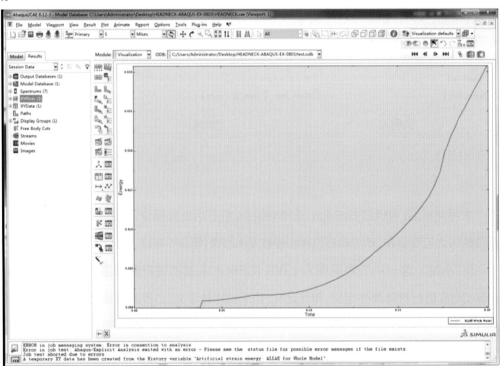

B

◎图 3-1-61
典型结果后处理
A. 椎间盘应力
分布后处理
B. 应变能变化
曲线

第二节　眼球损伤生物力学模型

刘笑宇
x.y.liu@buaa.edu.cn

　　眼球是一个可以感知光线的器官,是人类认识世界和理解世界的窗口。眼球同时也是人体中最为精细的器官之一,外力的冲击很容易造成它的损伤。眼外伤按致伤原因可分为机械性和非机械性两类。其中,机械性眼外伤在医院门诊和住院患者中占有重要的比例,是我国眼科工作者的主要研究任务之一。最早进行外伤性眼钝挫伤的研究是利用实验手段,通过物体冲击眼球的方法分析可能发生的损伤情况。近年来,随着计算机数值仿真技术在生物力学领域的发展与应用,越来越多的研究者尝试着用有限元的手段来研究眼外伤。同实验相比,有限元数值仿真不仅可以描绘冲击状态下眼内组织结构的动力学响应,同时也可以提供实验手段无法满足的力学条件,是一种既经济又高效的研究方法。本章将针对眼球损伤模型,详细地介绍有限元手段在研究眼外伤领域的方法。

一、有限元显式动力学介绍

　　解决高速冲击与碰撞的动力学问题一般多是采用显式求解的算法,特别是在求解瞬时的高度非线性、材料具有多相的耦合以及分析软组织的外伤等问题时推荐用到显式求解。显式算法采用动力学方程的一些差分格式,不需要进行平衡迭代;而静态隐式算法基于虚功原理,一般需要多次迭代来才能达到满意的结果。因此,显示算法对于动力学而言有明显的优越性。

（一）显式动力学算法

显式算法采用动力学方程的一些差分格式，不用直接求解切线刚度，计算速度快，时间步长只要取的足够小，一般不存在收敛性问题。因此需要的内存也比隐式算法要少。显式算法的基本公式为：

$$m\ddot{x}+c\dot{x}+kx=F(t)$$

这里：m 是质量矩阵，c 是阻尼矩阵，k 是刚度矩阵，$F(t)$ 是力矢量。对于任意给定的时间 t，上述公式被当成为是一系列考虑到惯性力和阻尼力的静态平衡方程的集合。并且满足：对于线性问题确定的积分参数显式时间积分无条件稳定，时间步长的改变仅仅用于调整求解精度；而对于非线性问题，求解中使用一系列的线性逼近（如牛顿 - 拉普森逼近等），因此每一个时间点都包含着大量的平衡迭代过程，求解需要非线性等效刚度矩阵的转置以及迭代时间步长需要达到收敛要求（尽管收敛方法被提供，但是它不能保证求解高度的非线性问题）。

由显式动力学分析求解的基本方程是质量守恒、动量守恒和能量守恒在拉格朗日坐标系下的表达。上述的三个方程加上材料模型和一系列的初始和边界条件定义了问题求解的全过程。对于拉格朗日公式，网格的移动和扭曲是根据模型材料的定义实现，因此质量守恒自动被满足。任意时刻的密度由当前的体积和它的初始质量满足：

$$\frac{\rho_0 V_0}{V}=\frac{m}{V}$$

能量守恒的表达为：

$$\dot{e}=\frac{1}{\rho}\left(\sigma_{xx}\dot{\varepsilon}_{xx}+\sigma_{yy}\dot{\varepsilon}_{yy}+\sigma_{zz}\dot{\varepsilon}_{zz}+2\sigma_{xy}\dot{\varepsilon}_{xy}+2\sigma_{yz}\dot{\varepsilon}_{yz}+2\sigma_{zx}\dot{\varepsilon}_{zx}\right)$$

对于每一个时间步长，这些方程都以显式的形式对每一个单元进行求解，根据上一个时间步长的结果进行迭代运算。这其中，质量和动量守恒是必须要遵守的规律，能量守恒被永远地处于求解质量的反馈中（反比于在显式瞬态动力学的求解误差）。显式动力学求解器使用中心差分的积分方案（Leapfrog 方法）进行。对于时间积分，使用这种方法求解非线性问题的优点是：平衡方程被分解开能够直接地进行求解（显式）。在时间积分的时候不需要反复的迭代；由于方程式是非联系的，不需要收敛检验以及不需要质量矩阵的转置，所有的非线性特性（包括接触）都包含于内力矢量上。

（二）显式动力学的稳定性

显式法基于率形式的平衡方程组与 Euler 向前差分法，不需要迭代求解。由于平衡方程式仅在率形式上得到满足，所以得出的结果会慢慢偏离正确值。为了减少相关误差，必须每步使用很小的增量。使用显式方法,计算成本消耗与单元数量成正比,当前时刻的位移只与前一时刻的加速度和位移有关,这就意味着当前时刻的位移求解无需迭代过程。另外,只要将运动方程中的质量矩阵和阻尼矩阵对角化,前一时刻的加速度求解无需解联立方程组,从而使问题大大简化,这就是所谓的显式求解法。显式求解法的优点是它既没有收敛性问题,也不需求解联立方程组,其缺点是时间步长受到数值积分稳定性的限制,不能超过系统的临界时间步长。为了确保求解的稳定性,对于求解方程平衡的时间步准则是:

$$\Delta t \leq f \cdot \left[\frac{h}{c}\right]_{\min}$$

其中:Δt 是时间增量,f 是稳定时间步长系数(缺省 =0.9),h 是单元的特征尺寸,c 是单元内部的局部材料声速。单元特征尺寸 h 由表 3-2-1 所示的原则进行计算。

表 3-2-1　单元尺寸的选择

单元形状	单元尺寸的计算
六面体 / 五面体	单元的体积除以最大对角线的平方的 2/3 的平方根
四面体	任意单元节点与其相对单元面的最小距离
四面体壳	壳面积的平方根
三角壳	任意节点与其相对边的最小距离
梁	单元长度

一般而言,用于显式时间积分计算的时间步长要小于隐式计算的时间步长。例如,在显式动力学中,对于一个特征尺寸为 1mm、材料声速为 5000m/s 的网格,0.18μs 的时间步长才可能保证求解的稳定性。这就是说为了求解得到 0.1s 的仿真结果需要 555 556 个时间步数。对于所有类型的单元,h/c 的最小值用来估算载荷步。这意味着求解仿真计算所需要的时间载荷步数由模型中最小的单元来决定(图 3-2-1)。

用于显式时间积分算法的最大载荷步反比于材料声速,因此直接正比于单元材料质量的平方。人为地增加单元质量将导致最大许可稳定载荷步的增加以及时间增量数量的减少。相对于一个给定的数值,质量比例缩放更加适用于具有稳定时间载荷步的单元求解。总之,显式动力学的稳定性要求是计算得到准确解的保证,而不同材料的求解采用的方式也不同,ANSYS 显式动力学模块提供了显式求解算法,可以用于解决高速非线性的动力学问题。

图 3-2-1
时间载荷步决定因素

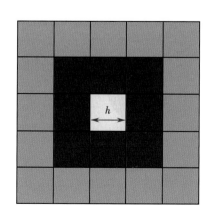

（三）ANSYS 显式动力学模块

ANSYS 有限元软件包是一个多用途的有限元法计算机设计程序,可以用来求解结构、流体、电力、电磁场及碰撞等问题。Workbench 是 ANSYS 公司开发的新一代协同仿真环境,它的前后处理功能与经典的 ANSYS 软件完全不同,软件的易用性和与 CAD 的接口有了很大进步。ANSYS Workbench 集成了 Explicit Dynamics 的模块专门为显式动力学的求解提供平台。该模块采用显式动力分析程序,特别适合求解各种二维、三维非线性结构的高速碰撞、爆炸和金属成型等非线性动力冲击问题,同时可以求解传热、流体及流固耦合问题 ⬤ 视频 3-2-1 ANSYS 基本操作 。

视频3-2-1

ANSYS Explicit Dynamics 模块的分析能力包括:非线性动力学分析、准静态分析、结构 - 热耦合分析、水下冲击与失效分析、裂纹扩展分析等。其应用领域包括:航空航天方面的飞机结构冲击动力分析(图 3-2-2A)、冲击爆炸及动态载荷的复合材料设计(图 3-2-2B)、地震安全、混凝土结构和公路桥梁设计(图 3-2-2C)等。在国防方面主要囊括了:内弹道和终点弹道、穿甲弹与破甲弹设计、战斗部结构设计、冲击波传播和空气、水与土壤中爆炸等;其他方面还包括了体育器材设计(图 3-2-2D)等。值得一提的是,该模块在生物医学领域也有着广泛的应用。由于具有较为完整的材料库和结果显示,ANSYS Explicit

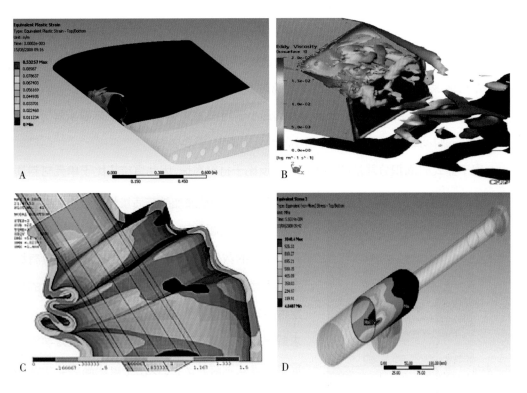

◎图 3-2-2

ANSYS Explicit Dynamics 模块的应用
A. 鸟撞飞机仿真结果
B. 复合材料设计
C. 桥梁设计
D. 体育器材设计

Dynamics 在生物力学领域受到越来越多的研究者的重视。相对于实验而言,有限元仿真不仅可以提供实验无法满足的力学条件,同时也可以量化结果,使得分析具有更好的统计性。因此,近些年利用 ANSYS Explicit Dynamics 进行生物力学和软组织损伤分析的研究经常发表在国际知名的期刊上,得到了相关专家的认可。

　　1. ANSYS 显式动力学的分析流程　Explicit Dynamics 模块与 ANSYS 的其他模块一样,主要包含以下四个流程:分析准备、前处理、加载求解、结果后处理。下面简要讲解这四个流程的主要内容以及该模块的主要功能特点。

　　(1) 分析准备:分析准备包括:①熟悉分析对象的结构特征、工作原理;②了解分析需求:应力、变形、时间相关性;③具备必须的结构细节思路,提高分析的针对性和时效性。我们仿真分析的对象是具有生物力学特性的眼球组织,比起一般的机械材料,它具有弹性模量低、变形范围广以及超弹性和黏弹性兼备的特点。另外,眼球组织中的房水具有流体特性,因此需要考虑流固耦合的求解思路。我们需要解决的有限元问题就是软组织在高速冲击下的动力学响应问题。

　　(2) 前处理:前处理包括了几何建模、材料属性以及网格划分等。Explicit Dynamics 模块下的几何建模在 ANSYS Workbench 统一的几何建模模块——DesignModeler (DM) 环境下完成。该模块同时也支持其他 CAD 软件的输入,包括 CATIA、SolidEdge、SolidWorks、Autodesk 以及 Pro/E 等。材料属性的设置集中在 ANSYS 专门的材料库中,它全面地定义了材料的刚度行为、非线性材料性质以及材料失效准则等。在求解时,不仅指定网格类型;也可指定总体、局部网格。Explicit Dynamics 模块的网格划分和仿真在 DesignSimulation (DS) 环境下完成,它与 DesignModeler 可以实现双向数据传输。DS 可用缺省的方式对结构进行比较合理的网格化处理,也可根据需要,事先对网格类型(四 / 六面体、三 / 四变形)、分网方式(Sweep、非 Sweep 方式)、单元大小等内容进行指定。

　　(3) 加载求解:求解的类型包括结构静力学、柔性动力学、刚体动力学、稳态热分析、瞬态热分析等。在求解之前我们要定义载荷的类型以及初始条件(指定初始位移和初始速度)。求解过程中可以实时地跟踪求解流程,包括收敛标准的显示、结果(位移、应力、接触状态)跟踪和残差分析等。

　　(4) 结果后处理:结果的后处理包含加载方式的可视化、结果(应力、应变和位移等)查看、等势线、矢量图、结果跟踪(Probe)和图片处理等内容。对于具体的飞行员在冲击载荷下的眼球有限元分析的前处理、加载求解、结果后处理过程,将在以下的章节详述。

2. ANSYS 界面环境和基本操作　大多数情况下，Workbench 的图形用户界面主要分成两部分——工具箱和项目概图，如图 3-2-3 所示。其中，工具箱包括 4 个子组：Analysis systems 可用在示意图中的预定义的模板、Component systems 可存取多种程序来建立和扩展分析系统、Custom Systems 为耦合应用预定义分析系统（FSI，thermal-stress 等）。用户也可以建立自己的预定义系统、Design Exploration——参数管理和优化工具。

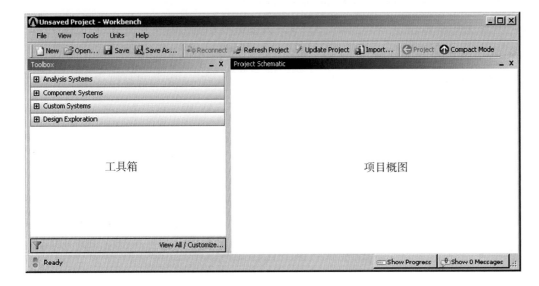

◎图 3-2-3
Workbench 平台
环境

工具箱列出的系统和组成决定于安装的 ANSYS 产品使用"View All"窗口中的复选框，可以展开或闭合工具箱中的各项。Workbench 项目管理是定义一个或多个系统所需要工作流程的图形体现。项目管理中的工作流程通常放在右边，目前有几种应用是完全在 Workbench 窗口中运行的，它们包括：Project Schematic、Engineering Data 与 Design Exploration。对于非本地应用则是在各自的窗口中运行，它们包括 Mechanical（formerly Simulation）、Mechanical APDL（formerly ANSYS）、ANSYS FLUENT 以及 ANSYS CFX 等。

对于模块化的 Workbench 工作环境，Explicit Dynamics 模块可以直接从工具箱中拖动到项目管理界面进行创建，如图 3-2-4 所示。通过放置应用或系统到项目管理区中的各个区域，定义全部分析项目。Workbench 这种模块化的工作方式极大地方便了数据在各种模块之间传输的需要，这意味着我们建立的一个几何模型可以应用各种各样的分析，包括动力学、静力学、热固耦合以及流固耦合等，如图 3-2-4 所示。

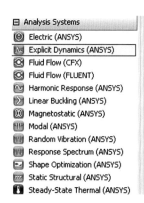 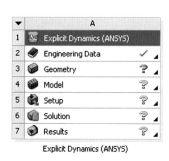

○图 3-2-4
Explicit Dynamics
分析模块

点击鼠标右键,通过选择"Transfer Data To New"或"Transfer Data From New"建立新的系统。使用该转换特性时,将显示所有的转换可能(上行转换和下行转换)。高亮显示系统中的分支不同,程序呈现的选项也会有所不同。

一个模块下的分析是顺序的,这就是说在模块中上一个单元没有构建完成是不可能进入下一个单元执行的。例如,我们的工作是分析飞行员在冲击载荷作用下眼球组织的动态响应,在没有构建好几何模型的情况下不可能划分网格;在没有赋予模型材料属性之前也不可能进行求解计算;计算不收敛我们也无法到达后处理查看应力、应变结果。因此 Workbench 平台的横向是可以逾越的(可以跳过中间模块进行下一个模块分析),但是模块中的单元分析一定要按照顺序进行。

3. ANSYS 项目管理　Workbench 创建一个项目文件和一系列的子目录来管理所有相关文件。Workbench 管理这些目录中的内容,不建议人工修改项目目录的内容或结构,一旦保存文件便生成项目文件(.wbpj)。使用项目文件的同时生成项目目录,例如我们在做眼球受到高速冲击仿真,将项目文件命名为 Test,Workbench 便会在项目目录中自动生成众多子目录。一个项目的目录结构包括:

(1) dpn:是设计点文件目录,这实质上是特定分析的所有参数的状态文件,在单分析情况下只有一个"dp0"目录。

(2) global:包含分析中各个模块中的子目录。

(3) SYS:"SYS"包括了项目中各种系统的子目录(如 Mechanical、FLUENT、CFX 等),每个系统的子目录都包含有特定的求解文件。

(4) user_files:包含输入文件、用户文件等,这些可能与项目有关。使用者可以在关闭 ANSYS 软件后,打开、复制这些生成的相关文件进行后续分析。更为有意义的是可以进行在非 ANSYS 平台下的再分析,方便了数据的传输。项目具体的目录如图 3-2-5 所示。

Test
　MyFile_files
　　dp0
　　　global
　　　　MECH
　　　　　SYS
　　　SYS
　　　　DM
　　　　ENGD
　　　　MECH
　　user_files

Files View

	A	B	C	D	E
	Name	Cell ID	Design P...	Size	Type
1					
2	plate_whole.agdb	A3		12 KB	Geometry File
3	material.engd	A2	Current	13 KB	Engineering Data File
4	SYS.engd	A4	Current	13 KB	Engineering Data File
5	MyFile.wbpj			50 KB	ANSYS Project File
6	SYS.mechdb	A4	Current	92 KB	Mechanical Database Files
7	EngineeringData.xml	A2	Current	13 KB	Engineering Data File
8	designPoint.wbdp		Current	200 KB	Design Point File
9	CAERep.xml	A	Current	13 KB	CAERep File
10	ds.dat	A	Current	282 KB	.dat
11	file.BCS	A	Current	2 KB	.BCS
12	file.err	A	Current	599 B	[ANSYS File Type]
13	file.rst	A	Current	1 MB	ANSYS Result File
14	solve.out	A	Current	20 KB	.out

◎图 3-2-5
Workbench 的目录管理

二、眼球损伤的生物力学仿真

(一) 眼球的几何建模

真实的眼球结构十分精细和复杂,它承担着视觉信号的接收和传导。眼球近似球形,由两个不同弯曲半径的球面对合而成。眼球位于眼眶内部,依靠于眼外肌同眼眶相连。眼球的周围有脂肪等组织支撑;后面有一条视神经,直接与脑相连。眼球模型的正确建立是有限元分析的基础。复杂的三维模型可以很好地描述物体的几何正确性,但是对于有限元的求解计算而言,简化模型的计算结果往往比复杂模型更加真实可靠。

本课题所研究的眼球模型既包括了简化模型同时也含有复杂模型,其中眼球几何模型为标准的旋转体,它包括了角膜、巩膜、虹膜、晶状体、视网膜、睫状体、房水和玻璃体等。尽管目前的 DesignModeler 模块具有强大的几何建模功能,但是考虑到模型的复杂性,还是建议在专业的 CAD 软件 Solidworks 中建立一个眼球模型。其中,具有规则特征的眼内组织采用旋转草图生成,其尺寸和结构来源于正常成年人的解剖统计数据(图 3-2-6),最终的三维模型如图 3-2-7 所示。眼眶来源于真实人的 CT 图像,经过 CT 扫描后在 MIMICS 软件中进行三维重建,最终是在 Geomagic 中完成曲面的造型。脂肪是填充在眼球窝中的实体模型,通过 SolidWorks 可以完成实体的填充(图 3-2-8)。眼球的几何建模过程需要的软件包含了 MIMICS、Solidworks 和 Geomagic,当然也要有临床的 CT 数据。几何建模步骤读者可以查阅相关的软件,本章在这里不做详细的展开

视频 3-2-2　几何建模 。

视频3-2-2

◎图 3-2-6
眼球模型的结构
和尺寸（1/4 旋转
草图）

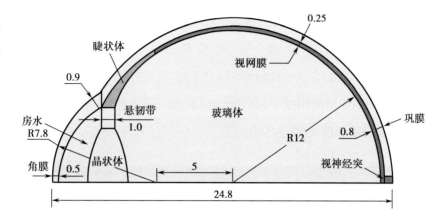

睫状体　0.25　视网膜　悬韧带　玻璃体　房水　R7.8　角膜　0.5　晶状体　5　R12　0.8　视神经突　巩膜　24.8　0.9　1.0

◎图 3-2-7
眼球结构的三维
模型

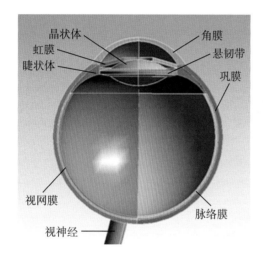

晶状体　虹膜　睫状体　角膜　悬韧带　巩膜　视网膜　脉络膜　视神经

◎图 3-2-8
眼眶结构的三维
模型

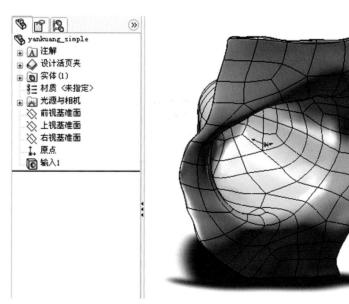

模型建立完成之后,我们便可以启动 ANSYS Workbench,其步骤如下所示:

(1) 在 Windows 系 统 下 执 行"开 始 "→"所 有 程 序 "→ ANSYS 14.0 → Workbench14.0 命令,启动 ANSYS Workbench 14.0 平台,进入主界面。

(2) 双击主界面 Toolbox(工具箱)中的 Analysis systems → Explicit Dynamics 选 项,即可在项目管理区创建分析项目 A(图 3-2-9)。

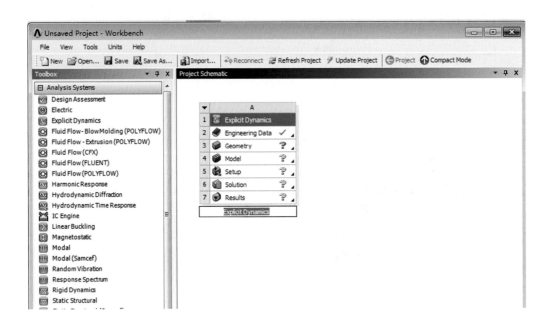

◎图 3-2-9
ANSYS Explicit
的启动界面

启动 ANSYS Explicit 之后,我们可以将 SolidWorks 或其他 CAD 软件生成的几何 模型导入,其过程如下:

(1) 在 A 栏的 Geometry 上点击 鼠标右键,在弹出的快捷菜单中选择 Import Geometry → Browse 命 令 (图 3-2-10)。

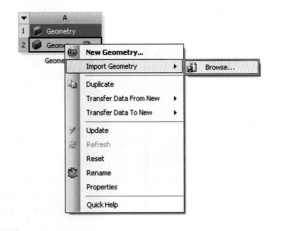

◎图 3-2-10
几何体的导入

(2) 在弹出的"打开"对话框中选 择文件路径,导入几何体文件。

(3) 双击项目 A 中的 Geometry, 此 时 会 进 入 到 DesignModeler 界 面。单击设计树 Tree OutLine 的 "Generate"按钮,即可显示生成的 几何体(图 3-2-11)。

当 SolidWorks 中构建好的几何模型导入至 Workbench 的 DesignModeler 模块后，可以看到在 Workbench 的环境下由几何分支列出存在的零件。在 DesignModeler（DS）中，可以分析三种类型的体素：Solid bodies 一般指 3D 的体 / 零件；Surface bodies 只是指面；Line bodies 是指曲线。由于我们的模型仅存在实体，所以只有 Solid bodies 的显示，如图 3-2-11 所示。

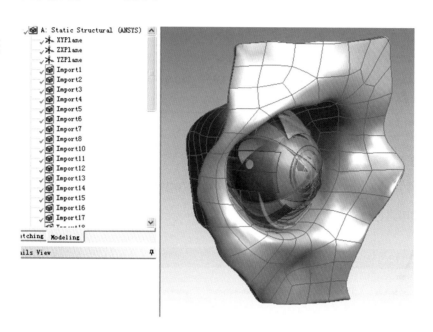

◎图 3-2-11
眼球几何模型在
DS 中的显示

需要说明的是，在很多有限元软件中，体素（bodies）和部件（parts）是一样的。但在 Workbench Explicit Dynamics 模块中可以有多个体的零件存在。在 SolidWorks 等通用 CAD 软件系统中，支持一个单独的零件中多个体的输入。但是不支持作为单个实体模型的 Multibodypart 输入，区别在于每个 body 需要单独的划分。组件（Assembly）中可以包含表面和体，但一个单独的零件不可以。

（二）眼组织的材料模型

眼球组织的材料力学特性我们可以在国内外的参考文献中查得。本课题中的材料属性根据不同的材料特性赋予不同的属性。其中，角膜和巩膜考虑为非线性的材料属性，它的应力和应变呈现非线性关系；悬韧带、睫状体、晶状体、视网膜和眼眶骨采用线弹性模型，即需要它们的杨氏模量和泊松比；玻璃体和脂肪被当做黏弹性体，这是需要考虑到它们的时间相关的特性；房水的材料则是流体，它是通过动力学的状态方程来定义的。表 3-2-2 列出了用于有限元仿真分析的眼球及附属器组织的材料特征统计。

表 3-2-2　眼部有限元模型特征统计

眼组织	密度（kg/m³）	材料性质	材料参数
角膜	1076	Elastic	Nonlinear stress-strain
巩膜	1243	Elastic	Nonlinear stress-strain
悬韧带	1000	Elastic	E=357.78MPa
睫状体	1600	Elastic	E=11MPa
视网膜	1100	Elastic	E=20kPa
房水	1000	Liquid	Shock EOS linearC_1=1530m/s,s_1=2.1057
玻璃体	950	Viscoelastic	G_0=10Pa,G_∞=0.3Pa,β=14.26/s,K=2.0GPa
脂肪	970	Viscoelastic	G_0=0.9kPa,G_∞=0.5kPa,β=50/s,K=2.2GPa
眼眶	1610	Elastic	E=14.5GPa

注：表格中的相关参考文献见本章附录

添加材料属性的具体办法如下所示：

（1）双击项目 A 中的 Engineering Data 项，进入如图 3-2-12 所示的材料参数设置界面，在该界面下即可进行材料参数设置。

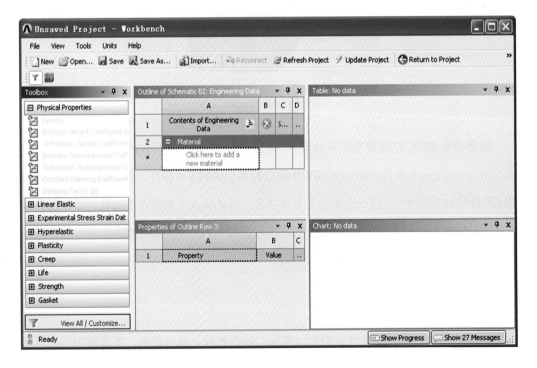

◎图 3-2-12
材料属性添加界面

（2）右键 Structural Steel 选项，弹出快捷菜单中选择 Engineering Data Sources（工程数据源），此时的界面会变为如图 3-2-13 所示的界面。原界面窗口中的内容取代以 Data Sources 及 Outline of Favorites。

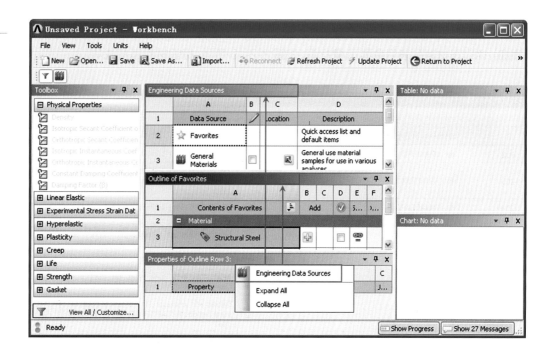

○图 3-2-13
材料参数设置
界面

（3）在 Data Sources 表中可以根据用户的需要选择合适的材料库。其中 General Materials 栏包括用于分析的常用材料；General Non-linear Material 包括常用的非线性（金属）材料；Explicit Material 包括常用的显式动力学材料；Fluid Material 包括常用的流体材料；Hyperelastic Material 包括超弹性的模型，可以通过模型参数来确定材料属性。生物力学的显式动力学常用到的库包括 General Materials、Explicit Material 和 Hyperelastic Material（图 3-2-14）　视频 3-2-3 材料属性 A 。

视频3-2-3

○图 3-2-14
ANSYS 中的
材料库

	A	B	C	D
1	Data Source		Location	Description
2	☆ Favorites			Quick access list and default items
3	General Materials	☐	▣	General use material samples for use in various analyses.
4	General Non-linear Materials	☐	▣	General use material samples for use in non-linear analyses.
5	Explicit Materials	☐	▣	Material samples for use in an explicit anaylsis.
6	Hyperelastic Materials	☐	▣	Material stress-strain data samples for curve fitting.
7	Magnetic B-H Curves	☐	▣	B-H Curve samples specific for use in a magnetic analysis.
8	Thermal Materials	☐	▣	Material samples specific for use in a thermal analysis.

（4）然后单击 Explicit Material，即可在 Outline of Favorites 表中添加材料：单击 ⊞ （添加），此时在材料列表后会显示 ◆ 标识，如图 3-2-15 所示，标识材料添加成功。

	A	B	C	D	E
Outline of Explicit Materials					
1	Contents of Explicit Materials	Add	Source		Description
202	🏷 URANIUM3	⊞		🔗	LA-4167-MS. May 1 1969. Selected Hugoniots
203	🏷 VANADIUM	⊞		🔗	"Equation of State and Strength Properties of Selected Materials". Steinberg D.J. LLNL. Feb 1991
204	🏷 VANADIUM2	⊞		🔗	LA-4167-MS. May 1 1969. Selected Hugoniots
205	🏷 W 4%NI2%FE	⊞		🔗	"Equation of State and Strength Properties of Selected Materials". Steinberg D.J. LLNL. Feb 1991
206	🏷 WATER	⊞ ◆		🔗	LA-4167-MS. May 1 1969. Selected Hugoniots
207	🏷 WATER2	⊞		🔗	AFATL-TR-84-59. June 1984. Matuska D.A. HULL Users Manual
208	🏷 WATER3	⊞		🔗	Bakken and Anderson "The complete equation of state handbook" SANDIA SCL-TM-67-118 Nov 1967
209	🏷 X-0219	⊞		🔗	JWL Equations of State Coeffs. for High Explosives Lee Finger & Collins. UCID-16189. January 1763

（5）在界面的空白处单击鼠标右键，在弹出快捷菜单中选择 Engineering Data Sources（工程数据源），返回到初始界面中。

（6）在 Contents of Engineering Data 中便会显示添加的材料，如图 3-2-16 所示。另外，用户也可以通过在 Engineering Data 窗口中自行创建新材料添加到模型库中 🎞 视频 3-2-4 材料属性 B 。

（7）单击工具栏中的 ↩ Return to Project 按钮，返回到 Workbench 主界面，材料库添加完毕。

添加完成所有的材料参数后，我们便可以将这些参数赋予给相应的几何体，步骤如下 🎞 视频 3-2-5 材料添加 ：

（1）双击主界面项目管理区项目 A 中的 A4 栏 Model 项，进入如图 Explicit Dynamics 界面，在该界面下可进行材料赋予、网格的划分、接触定义、分析设置、结果观察等操作。注意：此时分析树 Geometry 前显示的为问号 ?，表示数据不完全，需要输入完整的数据。本例是因为没有为模型添加材料的缘故。

（2）选择窗口左侧 Outlines（分析树）中 Geometry 选项下的 Cornea（角膜），此时即可在 Details of "Cornea" 中给模型添加材料（图 3-2-17）。

（3）单击参数列表中的 Material 下 Assignment 黄色区域后的 ▸，此时会出现刚刚设置的材料 Cornea，选择即可将其添加到模型中去。此时 Geometry 前的 ? 变为 ✓，则表示材料已经添加成功。

◎图 3-2-16
当前的材料库
模型

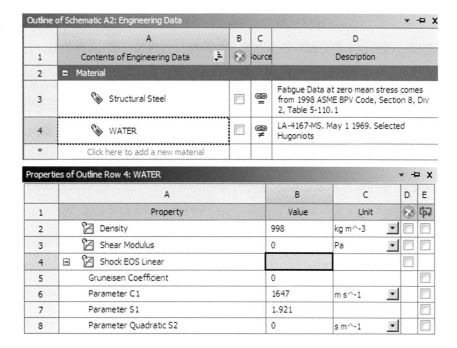

◎图 3-2-17
添加材料

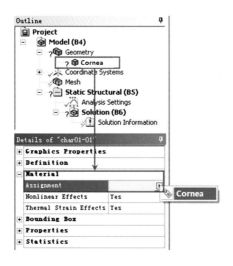

（三）眼球结构的网格划分

几何模型是有限元计算的前提,如何将几何模型网格化关系到计算可行性和结果的精度问题。一般而言,四面体网格(Tetrahedrons)能够对任意模型进行快速的网格划分。然而,四面体网格的求解精度不高,对于各向异性的材料属性也无法表达。更为重要的是,对于冲击和碰撞这样的显式动力学问题,四面体网格由于自锁等缺陷是不被推荐使用的。所以,通过扫掠(Sweep)的方式将几何模型生成纯粹的六面体网格是显式动力学建模中最重要的一个步骤。本课题的眼球模型是一个沿中心的旋转体,结构与结构之间的结合较多。有限元的计算要求对于接触部位的网格需要有一致的拓扑结构。四面体网格(Tetrahedrons)虽然能够对其进行划分,但是它保证不了拓扑结构一致的要求。尤其对眼球壁的三层结构间的相互作用,一般质量的网格计算不收敛的可能性会很大,因此必须采用扫略网格(Sweep)对其进行划分。

　　相同结构体与体之间先在几何模块中做一个体集合,这样可以使共面处的两个实体分享同一节点,因此保证相邻两个等分结构在分割面上的网格尺寸保持一致,从而使得计算过程不会因为分割面的存在而导致应力突变。在很多有限元软件中,体素(bodies)和部件(parts)是一样的。但在 Workbench Explicit Dynamics 模块中可以有多个体的零件存在。在 SolidWorks 等通用 CAD 软件系统中,支持一个单独的零件中多个体的输入。但是不支持作为单个实体模型的 Multibodypart 输入,区别在于每个 body 需要单独的划分。组件(Assembly)中可以包含表面和体,但一个单独的零件不可以。在 Workbench 中多个 body 可以连接在一起形成一个 multibodypart。就是说,如果这个 part 有相同的边界,在界面上的节点也将有同样的边界。如果节点是共享的,在这种情况下是不需要定义接触的。对于眼球组织的旋转模型,为了在 DesignSimulation(DS)中进行扫掠网格划分,我们将一个旋转体人为地分割成四等分,每一等分都具有共有截面,然后再将四件组成一个 multibodypart,这样划分的网格即呈现出规则的六面体形态,又可以避免在同等材料的 body 与 body 之间造成应力阶跃,所以组件在复杂几何体的建模中意义重大,如图3-2-18 所示。

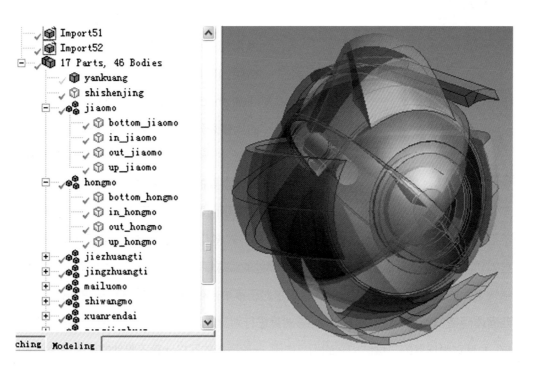

◎图 3-2-18
在 DS 中将单个体组建成 multibodypart

网格划分是有限元求解的一个重要环节,一个质量高的网格可以帮助提高求解效率。相反,质量低的网格不但求解精度低,而且会导致整个模型的不收敛。网格的划分方法是根据模型的几何形态决定的,用户可以预览网格,检查是否满足要求。Workbench 提供的网格划分内容包括:Method（方法）—Sizing（尺寸）—Contact Sizing（接触尺寸）—Refinement（网格细化）—Mapped Face Meshing（映射表面网格划分）—Match Control（匹配控制）—Inflation（膨胀）(图 3-2-19) 视频 3-2-6 ANSYS 网格划分 。

◎图 3-2-19
ANSYS 网格
划分内容

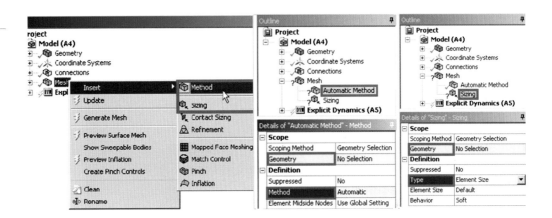

网格划分的步骤概括如下:

(1) 选择 Explicit Dynamics 界面左侧 Outline（分析树）中的 Mesh 选项,此时可在 Details of "Mesh"（参数列表）中修改网格参数,采用默认设置即可画出网格,但是网格的类型和尺寸往往需要根据分析的目的而进行调整,这在随后的例子中详细说明。

(2) 在 Outlines（分析树）中的 Mesh 选项单击鼠标右键,在弹出的快捷菜单中选择 Generate Mesh 命令,此时会弹出进度显示条,表示网格正在划分,当网格划分完成后,进度条自动消失,最终的网格效果如图 3-2-20 所示。

而对于眼眶这样的不规则体,利用 Sweep 网格划分方式根本不适合;再加上它在模拟中作为线弹性的原因,所以宜采用自由网格划分,图 3-2-21 为眼眶进行的四面体自由网格划分。

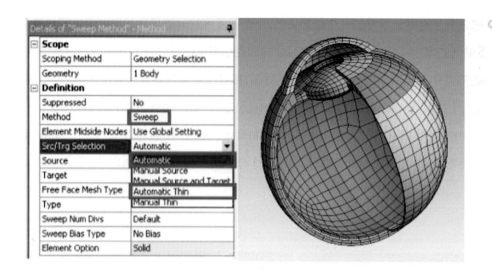

◎图 3-2-20
眼球组织的扫掠
网格划分

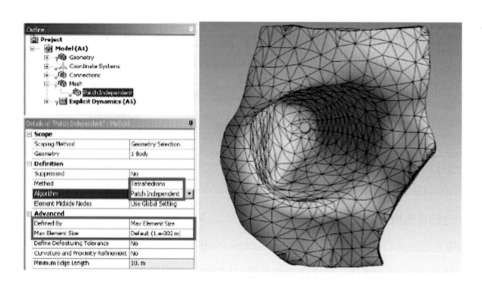

◎图 3-2-21
眼眶的四面体网
格划分

　　另外，DesignSimulation 也支持混合网格的多区域扫掠。它可以自动地将几何体划分为可扫掠区域和非可扫掠区域，直接将复杂的几何模型分解为可以进行六面体网格划分的子区域。运用多区域应该是：首先，单一的个体太难而不能进行扫掠网格划分；其次，我们的模型具有多资源面和目标面的结构。特别注意的是，对于显式动力学而言，如果模型允许使用六面体网格，那么肯定是首选六面体网格划分；如果物体不支持扫掠网格和六面体网格特性，那么可以通过建立一个过渡网格将四面体单元与六面体单元连接起来。我们的模型中，眼眶是四面体网格，眼外肌和眼球组织是六面体网格，所以就要建立一个过渡性质的网格将它们连接在一起，实现混合网格的扫掠（图 3-2-22）。

◎图 3-2-22
多区域的过渡
网格

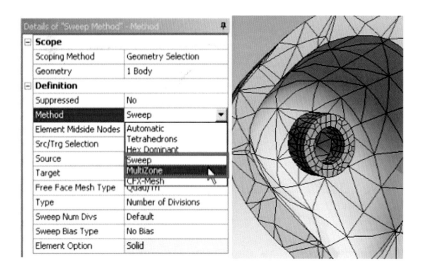

需要说明的是,网格划分过程中需要时刻注意网格的密度。网格大小可以有三个选择:单元尺寸(包括体、面和边界)、划分数目(边界)和影响球(包括体、面、边界和顶点)。在网格划分过程中,最小的单元尺寸控制用于影响求解的时间步长,并通过网格划分来控制单元尺寸。隐式分析通常有静止的应力收敛区域,在该区域中网格将被细化(过度地依靠于几何特征);而在显式动力学分析中,局部高应力区随着应力波的传播而变化。网格细化通常用于改进求解精度和效率,而过渡网格的添加则增加了整个模型求解的最大精度。网格划分没有一个固定的方式,它是根据模型的具体情况而采用不同的方式,软件操作的主要内容如图 3-2-23 所示。

至此一个完整的眼球模型便建成了,我们可以根据这个眼球模型施加不同的边界条件进行有限元的仿真与模拟,从而分析它在外力载荷的作用下产生的如变形、应力、应变以及压力等的动力学响应。下面我们提供两个实例来介绍眼损伤的显式动力学模拟。

(四) 弹丸冲击眼球的动力学仿真

这个实例中我们要模拟眼球在弹丸冲击下的动力学响应。弹丸冲击眼球是一个经典的研究眼钝挫伤的实验。实验时,眼球通过凝胶固定在用聚碳酸酯和聚丙烯制成的眼固定器上。由于聚碳酸酯和聚丙烯与眼窝内部脂肪组织的材料属性接近,因此用它们模拟人眼球的边界。弹丸采用标准的 BB 弹,其半径为 4.5mm、质量为 0.375g,它们都使用空气压缩枪进行发射,以一定的速度冲击眼球。在眼球的有限元模型基础上,我们只需要施加相应的边界条件即可得到想要的仿真结果 视频 3-2-7 载荷约束 。

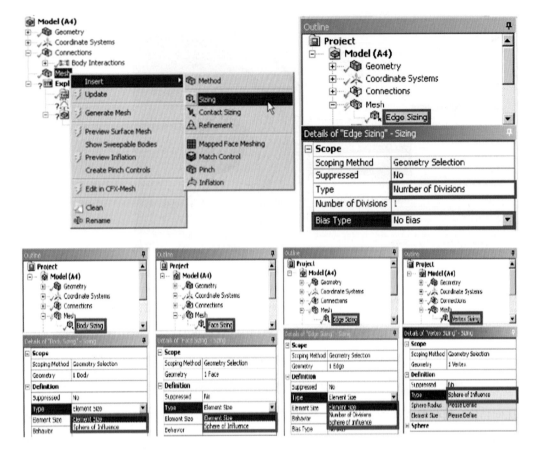

◎图 3-2-23
网格划分的控制

1. 初始条件设置　初始条件下,显式动力学系统都应该是无约束的、应力为零的系统。当运动开始后,由于初始条件和运动过程条件的限制,被计算的实体内部将产生一系列随时间变化的应力。因此,初始条件、约束和外载至少有一种必须施加在需要计算的模型上。初始速度分为两种:初始线速度 Velocity(Translational)和初始角速度 Angular Velocity (Rotational)。这里我们设置 BB 弹的初速度为 60m/s,具体设置如图 3-2-24 所示。

2. 施加约束　在本实例中,眼眶的边缘固定,限制它的运动,其具体操作步骤如下:

(1) 界面左侧 Outline(分析树)中的 Static Structural 选项,此时会出现如图 3-2-25 所示的 Environment 工具栏。

(2) Environment 工具栏中包括 Inertial(惯性力)、Loads(载荷)、Supports(约束)、Conditions(条件)等。可以根据不同的需要选择添加的组合选项。

(3) 选中需要添加的载荷条件,选择需要施加固定约束的面,单击 Details of "Explicit Dynamics"中 Geometry 选项下的 Apply 按钮,即可在选中面上施加固定约束,如图 3-2-25 所示。

◎图 3-2-24
BB 弹丸初始
条件的设置

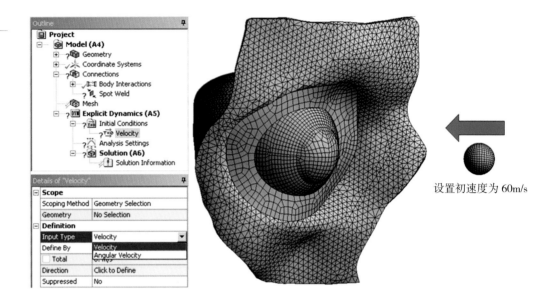

设置初速度为 60m/s

◎图 3-2-25
添加固定约束

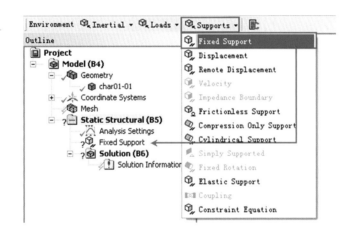

3. 求解设置　添加材料、完成网格划分、定义了约束和初始条件,便做好了求解的准备。Explicit Dynamics 模块采用同类 ANSYS 产品——AYTODYN 的求解器,它包括求解器控制、阻尼控制、侵蚀控制、输出控制和分析文件的管理。其中,上述的六类控制都有默认的缺省值,而对于一般问题,用户只需要输入仿真过程的结束时间即可,如图 3-2-26 所示(其中黄色部分表示必须要求输入的数值)。在 Outlines(分析树)中的 Explicit Dynamics 选项单击鼠标右键,在弹出的快捷菜单中选择 Solve 命令,此时会弹出进度显示条,表示正在求解,当求解完成后进度条自动消失,如图 3-2-27 所示。注意此时的单位为秒,这里我们进行 1 毫秒的分析,也就是输入 0.001 秒。

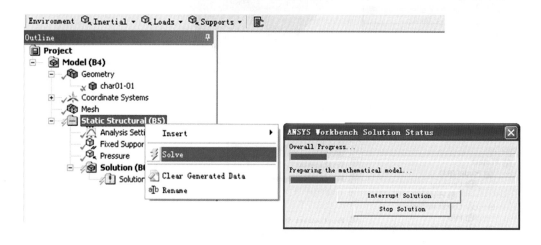

◎图 3-2-26
Explicit Dynamics
模块的求解器
控制

◎图 3-2-27
Explicit Dynamics
的求解过程

　　Explicit Dynamics 模块求解器的载荷步控制包括了求解器的初始化和终止设置以及时间步长控制。求解器的初始化设置涉及到循环载荷步的初值,它要求指定求解开始的循环(时间步)。当进行重启动分析时,循环的开始时间是允许修改的。在本课题中,不涉及到重启动的分析,因此采用系统默认的开始时间。求解之后的结果文件夹里包含如表 3-2-3 所示。

表 3-2-3　结果文件

文件类型	文件内容
结果文件(binary)	包含求解的数据,用于 Explicit Dynamics 的后处理运行
结果库文件(binary)	包含求解数据,提供结果文件的使用
重启文件(binary)	包含整个模型的数据库,求解器可以通过该文件重启
打印文件(ASCII)	包含一个简要的模型初始化定义以及每个载荷步的能量和动量描述
记录文件(ASCII)	包含循环增量数据和错误 / 警告信息

4. 结果后处理　求解完成后,我们便可以到后处理中查看得到的结果,结果的种类取决于分析的类型。当选择一个结果分支时,文本工具就会自动地显示该"结果"所要表达的内容,如图 3-2-28 所示。在控制面板中,通过按钮的选择我们可以方便地查看结果的各种云图、矢量图以及动画等。有时候,由于变形很小,查看应力结果不方便,可以采用缩放的办法对比例进行调节。缩放的范围从不变形(0X)至 2.6e+03(5X),这种调节尤其适用于变形过大或过小的结果分析。需要说明的是,在有限元分析报告中我们提供的结果云图都是真实应力(true scale)。

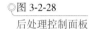
◎图 3-2-28
　后处理控制面板

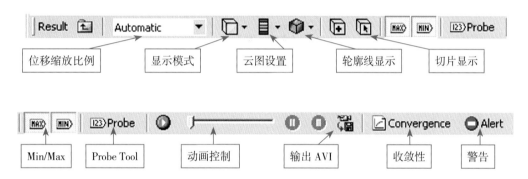

查看后处理的一般步骤:

（1）选择界面左侧 Outline 中的 Solution 选项,此时会出现如图 3-2-29 所示的 Solution 工具栏。

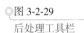
◎图 3-2-29
　后处理工具栏

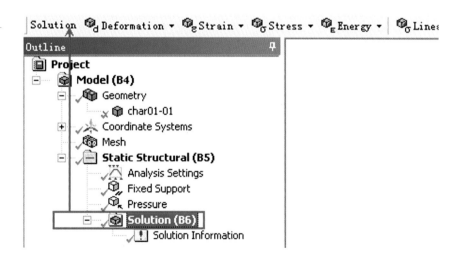

　　(2) 选择 Solution 工具栏中的 Stress(应力)→ Equivalent(von-Mises)命令,此时在分析树中会出现 Equivalent Stress(等效应力)选项,如图 3-2-30 所示。

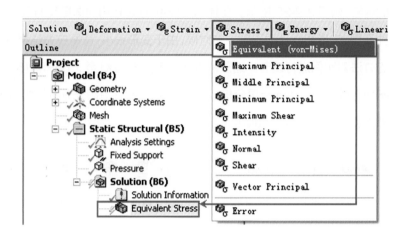

◎图 3-2-30
添加等效应力

　　(3) 同步骤(2)选择 Solution 工具栏中的 Strain(应变)→ Equivalent(von-Mises)命令,此时在分析树种会出现 Equivalent Elastic Strain(等效应变)选项。

　　(4) 同步骤(2)选择 Solution 工具栏中的 Deformation(变形)→ Total 命令,此时在分析树中会出现 Total Deformation(总变形)选项。

　　(5) 在 Outlines 中的 Solution 选项单击鼠标右键,在弹出的快捷菜单中选择 Equivalent All Results 命令,如图 3-2-31 所示,此时会弹出进度显示条,表示正在求解,当求解完成后进度条自动消失。

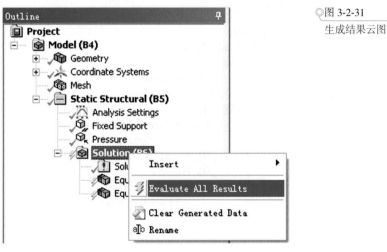

◎图 3-2-31
生成结果云图

（6）查看结果：选择 Outline（分析树）中 Solution 下的结果选项，则会出现如图 3-2-32 所示的云图 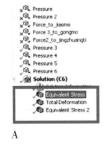 视频 3-2-8 结果查看 。

◎图 3-2-32
结果查看
A. 结果类型选项
B. 时间控制
C. 变形云图
D. 应力云图

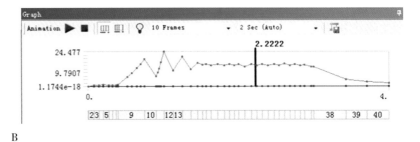

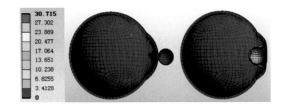

C

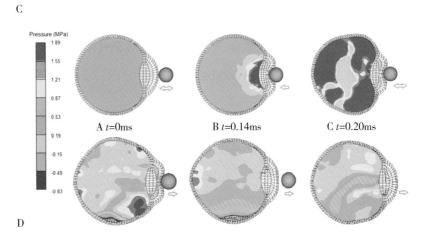

至此，弹丸冲击眼球的仿真已经分析完毕，最后进行保存与退出，其步骤如下：

（1）单击 Mechanical 界面右上角的"关闭"按钮，退出 Mechanical 返回到 Workbench 主界面。此时主界面中的项目管理区中显示的分析项目均已完成。

（2）在 Workbench 主界面中单击常用工具栏中的"保存"按钮，保存包含有分析结果的文件。

（3）点击"关闭"按钮，退出 Workbench 主界面，完成项目分析。

（五）爆破性眼外伤的仿真分析

爆破带来的冲击波对于人体的危害是不言而喻的。目前的研究表明,爆破对眼睛的伤害主要来源于爆炸物的碎片对眼睛冲击性的损伤。然而,对于如此精细的眼球而言,爆破带来的冲击波对眼球的危害程度一直是学者们研究的课题。这是因为一方面临床的检查对于眼外伤的来源难以判断,例如一个因为爆破导致受伤的眼睛中常会发现异物存在,这明显是爆炸物的碎片导致的眼损伤;然而,如果爆炸物产生的冲击波足够强大,也将导致眼外伤发生的可能。另一方面,对于研究爆破性眼外伤的实验条件有限,实验手段和成本都是需要面临的难题。有限元不仅可以模拟纯爆破带来的动力学响应,也可以预测爆破性眼外伤发生的外力条件,因此是一个理想的研究手段。本例将针对爆破冲击波造成的眼外伤进行仿真分析。

上述过程中我们已经建立了一个眼球的有限元模型,爆破的仿真需要 Lagrangian-Eulerian 的耦合仿真,这需要我们在 ANSYS 的独立显式动力学软件包 AUTODYN 里面进行。相比于 ANSYS 嵌套的 Explicit Dynamics,AUTODYN 的优势在于它可以提供更多的显示算法包括 Lagrangian-Eulerian 的耦合、SPH 法、块体结构等。AUTODYN 是一种显式非线性动力分析软件,可以对固体、流体和气体的动态特性及它们之间相互所用进行分析,它也是 ANSYS Workbench 的一部分,图 3-2-33 便是它的计算环境。

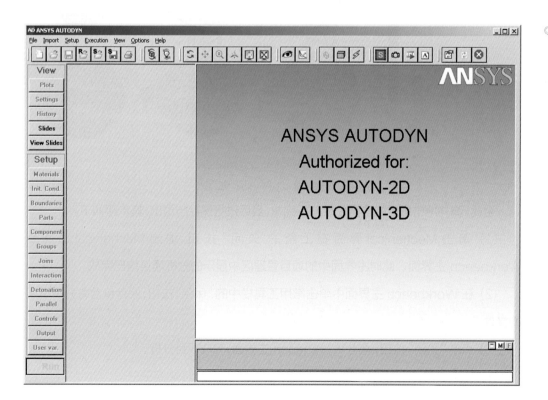

◎图 3-2-33
AUTODYN 平台

　　AUTODYN 提供了友好的用户图形界面,它把前处理、分析过程和后处理集成到一个窗口环境里面,并且可以在同一个程序中进行二维和三维的模拟(二维和三维需要单独的许可证来激活)。图形界面的按钮分布在水平方向窗体上部和垂直方向左手边位置。水平方向窗体上部是工具栏,垂直方向左手边的是导航栏。工具栏和导航栏提供了一些快捷方式,这些功能也可以通过下拉菜单来实现。

　　1. 模型的导入　将眼球模型按照上一节的约束条件固定,然后在 ANSYS 平台下将左边栏中的 Component Systems 列表下的 AUTODYN 拖入到先前生成的眼球模块 Explicit Dynamics 的 Setup 任务中,如图 3-2-34 所示。然后右键 AUTODYN 模块中的 Setup,选择 Update 即可将 Explicit Dynamics 模块中的眼球模型和施加的外力条件导入至 AUTODYN 的模块里。

◎图 3-2-34
模型导入
AUTODYN 环境

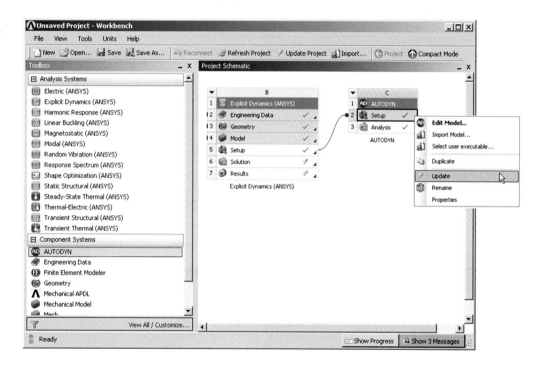

　　2. 定义材料　每个 AUTODYN 的体单元都会赋予一个材料属性,我们的眼球模型在 Explicit Dynamics 的设置中已经赋予了相应的材料属性,因此在 AUTODYN 中只需要定义 Eulerian 单元的 TNT 炸药和空气即可。点击 Material Definition,选择 Load material data 便会打开 AUTODYN 的材料库,如图 3-2-35 所示。并在材料库中选择 TNT 和 AIR。

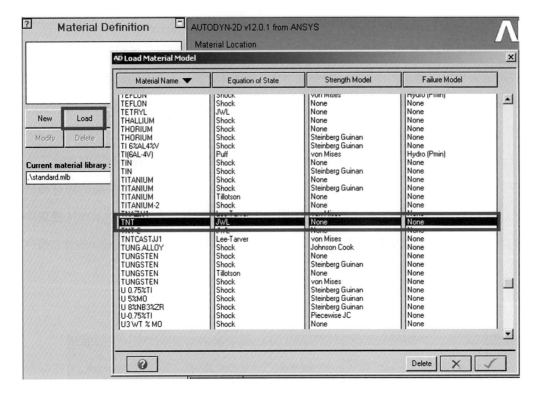

◎图 3-2-35
材料的定义

3. 建立空气域　空气域和 TNT 都需要用到 Euler 单元,因为它们具有较大的流动性。Euler 单元的建立尽管在 Explicit Dynamics 中也可以完成,但是还是强烈建议这个步骤在 AUTODYN 的环境下完成。首先选择"Parts",在弹出的对话框中选择"New"。在定义一个新的名称后,选择 Euler,3D Multimaterial,如图 3-2-36 所示。

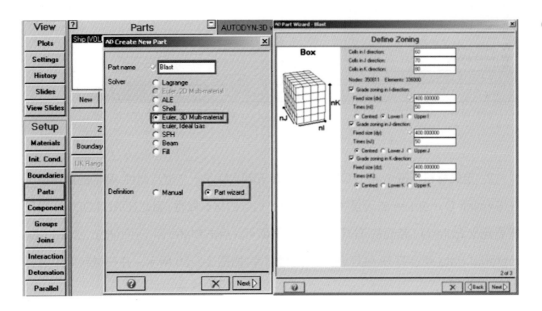

◎图 3-2-36
空气域的创建

在随后弹出的对话框中输入空气域的长、宽、高和原点位置;然后在单元尺寸中输入合适的数值。本实例中,空气域的长为1000mm,宽和高均为60mm。这样的区域恰好能够将眼球模型完全包裹住。

4. Euler 单元材料的赋予　Euler 单元建立完成之后会自动弹出材料的赋予对话框,如图 3-2-37 所示。在 Material 中选择已经添加的 AIR;并在 Internal Energy 中输入"2.068e5"将空气的压强初始化为一个大气压。

◎图 3-2-37
　材料的赋予

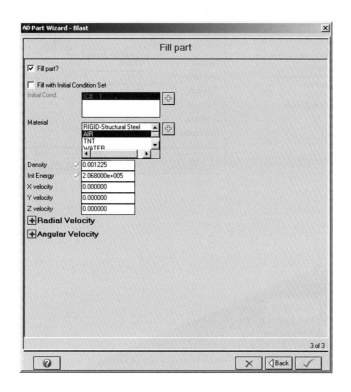

5. TNT 模型的建立　将先前建好的空气域中的原点位置直接填充为局部的 Euler 单元,即可建立 TNT 模型,如图 3-2-38 所示。具体步骤可以参照空气域的建立来完成,最终将填充的 Euler 单元赋予 TNT 的材料,即可建立 TNT 模型。完成的眼球、空气域和 TNT 模型如图 3-2-39 所示。

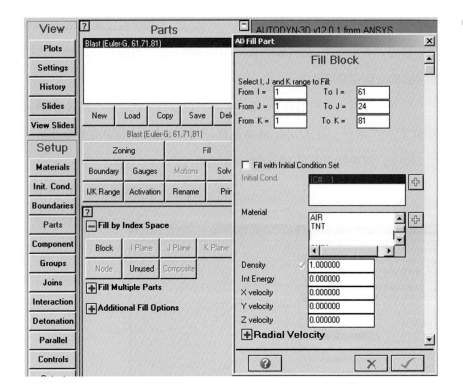

◎图 3-2-38
TNT 模型的建立

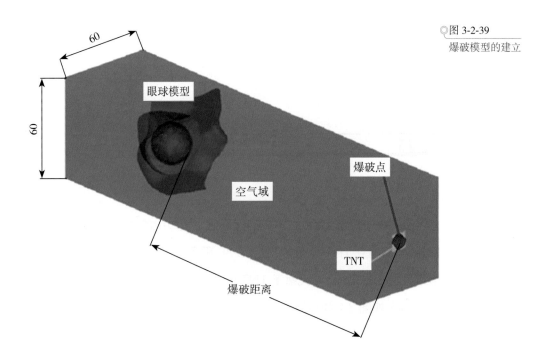

◎图 3-2-39
爆破模型的建立

6. 模型求解和结果查看　单击"Run"，便可以针对模型进行求解。需要说明的是显式计算过程中可以随时"Stop"停下来然后再计算。这样的好处在于可以随时检查运算过程中是否出现错误或不满意的趋势，节约了建模的时间成本。最终冲击波在眼球附近产生的动力学响应如图 3-2-40 所示。

◎图 3-2-40
冲击波的仿真
结果

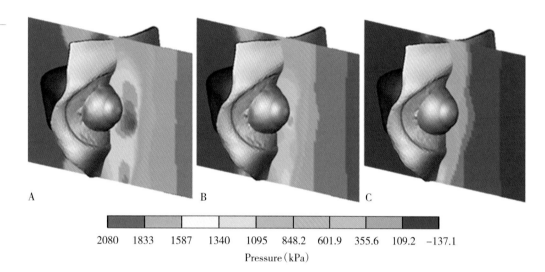

总结，通过本章的详述可以看到有限元仿真技术是研究眼外伤的一个十分有效的手段。尽管目前在大多数生物力学研究中，有限元方法还是一个辅助的研究手段。但是，笔者相信随着数值仿真技术的不断完善，有限元在损伤研究领域将会扮演着越来越重要的角色。

第三节　口腔生物力学建模仿真

王超
wangchao_buaa@163.com

一、口腔生物力学简介

在口腔医学研究中,生物力学模型可以应用于口腔正畸、口腔修复、口腔种植、口腔颌面外科和牙体牙髓等诸多口腔医学领域。

口腔正畸是借助矫治装置,施加矫治力于牙齿并传导到牙周软硬组织,使得牙周、颌骨及其肌肉系统发生组织学重建,从而实现牙齿的控制性移动以及颌骨的重建。显而易见,采用生物力学建模来分析矫治力传递所致应力应变分布规律以探索牙齿移动机制是正畸领域的重要研究内容。

口腔修复的主要内容是利用人工材料和修复体来恢复或重建口腔牙体和牙列缺损组织的正常形态和功能。修复体在行使口腔咀嚼功能时会受到力学载荷的作用,基于口腔生物力学模型,能够对口腔组织结构和人工修复材料进行受力分析,从而可以指导和改进修复设计及材料选择,避免或减少崩瓷、脱落等修复失败的产生。

口腔种植体作为口腔颌面骨组织及牙齿的替代物,应具备支撑、固定、传力的生物力学相容性。通过生物力学模型,可以分析改进种植体及上部结构的设计,分析种植体周围骨组织的受力分布,分析种植体和骨界面的应力应变分布状态,从而为口腔种植体及植入方案的设计提供指导。

在口腔颌面外科的研究中,利用生物力学模型可以分析当颌骨受到外力作用时,骨内应力应变状态和自身的形变,因而可以用于颌骨骨质愈合力学机制及固定方案的研究、颅颌面骨性畸形中牵张成骨具体方案的生物力学研究、颌骨缺损重建修复中材料和几何形状的设计及改进。

在牙体牙髓领域,通过构建牙体的有限元模型,可以用于分析根管充填过程、牙体裂纹扩展的力学机制和修复体的优化设计等临床应用型研究。

在本节中,首先介绍口腔生物力学建模中,通常采用的口腔组织、修复体、矫治器和种植体材料的力学属性,然后结合口腔正畸领域中的具体算例,详细说明口腔三维有限元模型的具体建模过程。

二、口腔组织的基本形态和力学特性

(一) 颌骨

颌骨,顾名思义是指颌部的骨骼,包括上颌骨和下颌骨两个部分(图 3-3-1)。上颌骨位于人体面颅中部,左右成对,两块上颌骨在正中线连接构成中面部的支架;下颌骨位于人体颜面部的下部,呈弓形,类马蹄状,是颅骨中唯一能够活动的骨骼,作为构成颞下颌关节的主要部分,在行使口腔咀嚼功能和运动的过程中起主体作用。

◎图 3-3-1
　颌骨解剖示意图
　A. 上颌骨
　B. 下颌骨

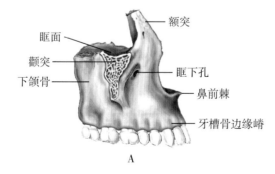

额突
眶面
颧突
眶下孔
下颌骨
鼻前棘
牙槽骨边缘嵴

A

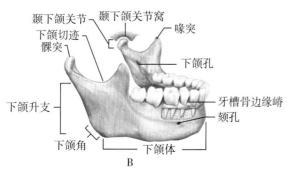

颞下颌关节　颞下颌关节窝
下颌切迹
髁突
喙突
下颌孔
下颌升支
牙槽骨边缘嵴
颏孔
下颌角　下颌体

B

从生物力学来讲,颌骨是一种多相的复合生物材料,各个方向的力学性质有明显的差异,表现出明显的各向异性和非均匀性,其中近远中向的材料力学强度大于垂直向和颊舌向。因而现有研究将颌骨视为正交各向异性的弹性体,用 12 个独立的弹性常数描述其力学性质(3 个弹性模量:E_1、E_2、E_3;3 个剪切模量:G_{12}、G_{13}、G_{23};6 个泊松比:v_{12}、v_{21}、v_{31}、v_{32}、v_{13}、v_{23})。也可以进一步简化,将其视为横观各向同性材料,即垂直向和颊舌向的力学性质相同。根据前人的实验研究,颌骨的皮质骨和松质骨的材料力学属性可以如表 3-3-1 所示取值。

表 3-3-1　颌骨内皮质骨和松质骨初始各向异性材料属性

皮质骨			松质骨		
E_1=19.4GPa	E_2=10.8GPa	E_3=13.3GPa	E_1=0.2GPa	E_2=1GPa	E_3=3GPa
G_{12}=3.814GPa	G_{23}=4.63GPa	G_{13}=0.12GPa	G_{12}=0.077GPa	G_{23}=0.38GPa	G_{13}=1.15GPa
v_{12}=0.309	v_{23}=0.224	v_{31}=0.445	v_{12}=0.3	v_{23}=0.3	v_{31}=0.3
v_{21}=0.381	v_{32}=0.328	v_{13}=0.249	v_{21}=0.3	v_{32}=0.3	v_{13}=0.3

注:E_1、E_2、E_3 分别各个方向的弹性模量;G_{12}、G_{13}、G_{23} 为剪切模量;v_{12}、v_{13}、v_{23}、v_{21}、v_{31}、v_{32} 为泊松比;E_1 沿近远中向,E_2 沿垂直向,E_3 沿颊舌向

(二) 牙

牙由牙冠、牙根和牙颈三部分构成,其中牙根生长在牙槽窝内,而牙冠按照一定的顺序、方向和位置成弓形排列组成牙列。人类恒牙共 32 颗,上下牙列各 16 颗,但是由于许多人的第三磨牙(最后一颗后牙)因各种原因缺失,因而临床研究中认为完整的牙列由 28 颗牙组成。

每颗牙由釉质、牙本质和牙骨质组成,中间包含有牙髓。牙本质是牙的主体,牙釉质覆盖于牙冠的表面,而牙骨质构成牙根部的表面(图 3-3-2)。

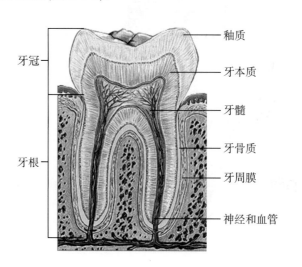

◎图 3-3-2
牙体解剖图

1. 牙釉质　牙釉质是高度矿化的硬组织,主要由磷灰石晶体和少量的其他磷酸盐晶体等无机物组成,也包括少量有机物和水。其力学性质呈典型的各向异性和非均匀性,不仅不同牙位的力学性质不同,同一牙位不同部位的力学性质也不同,而且同一牙位同一部位所取方向不同的力学性质还不同。现有研究已经列出了尖牙和磨牙的材料力学性质,可以在做生物力学建模时采用(表3-3-2)。

表 3-3-2　牙釉质的材料力学性质

牙位	部位	方向	强度(MPa)	弹性模量(MPa)
尖牙	牙尖	混合	288	47.5
	釉面	垂直	253	33
	切缘	平行	134	8.96
磨牙	牙尖	混合	261	46
	釉面	垂直	250	32
	釉面	平行	94.5	9.7
	面	平行	220	20

2. 牙本质　牙本质的硬度低于牙釉质,其中无机物大约占75%,有机物大约占20%,水约占5%。无机物主要是羟基磷灰石,有机物中主要是胶原纤维。与牙釉质一样,牙本质的力学性质呈各向异性,并且因测试方法的不同而各异。经过前人测量分析可知,牙本质的抗压抗弯强度相近,剪切强度次之,抗拉强度最小。通常在有限元建模的材料力学属性赋值中,弹性模量为12~18GPa之间。

3. 牙骨质　牙骨质也是由无机物(羟基磷灰石)、有机物(胶原纤维和多糖)和水组织所组成。牙骨质在近牙颈部较薄,在根尖和磨牙根分叉处较厚。其硬度约1.04GPa,与牙本质接近,但是其弹性模量约为2.4GPa,仅为牙本质的1/10。同样,由于不同部位组成成分和显微结构的不同,其力学性能也差异显著。通常认为,冠部牙骨质的弹性模量要小于根部牙骨质的弹性模量,具体材料参数如表3-3-3所示。

表 3-3-3　牙骨质的材料力学性质

部位	弹性模量(GPa)
冠部	11
根部	15.8

4. 牙周膜　牙周膜,又称为牙周韧带,是位于牙根外表面和牙槽窝内壁之间的结缔组织,厚度为0.15~0.38mm,能够将牙齿悬吊固定在牙槽骨内,并起到吸收和分散咀嚼载荷的作用。牙周膜内的主纤维束一端埋入牙骨质内,另一端埋入牙槽骨,除了主纤维束和细胞外,含有大量的基质,其中大约70%为水。

　　尽管牙周膜的生物力学作用十分重要,能够分散受力避免局部应力集中,还能吸收冲击能量,但是由于其结构复杂多样,因而对牙周膜力学性质的研究一直是难点所在。目前的研究认为牙周膜的材料力学属性同样具有各向异性和非均质性,其应力-应变关系呈非线性,具有黏弹性物质的特性,即存在弹性滞后、应力松弛和蠕变等现象。至今,各个学者测试得到牙周膜的力学参数差异甚大,根据前人研究和收集的结果,仅弹性模量一个物理量就从 0.05 到 1750MPa 变化不等,列表 3-3-4 所示。

表 3-3-4　牙周膜的力学性质

作者	弹性模量（MPa）	泊松比
Vollmer	0.05	0.3
	0.22	0.3
Andersen	0.07	0.49
	0.8~68.9	0.3~0.45
	13.8	0.49
Yettram	0.18	0.49
Tanne	0.67	0.49
Williams	1.5	0~0.45
	100	0~0.45
Korioth	2.5~3.2	0.45
Farah	6.9	0.45
Takahashi	9.8	0.45
Wright	49	0.45
Wilson	50	0.45
Ree	50	0.49
Cook	68.9	0.49
Ko	68.9	0.45
Atmaram	171.6	0.45
Thresher	1379	0.45
Goel	1750	0.49
Poppe	二线性弹性模量分别为 0.05 和 0.28	
Dorow	二线性弹性模量分别为 0.15 和 5.24	

三、正畸矫治算例

本节将基于 ANSYS 详细介绍口腔生物力学研究中最常见的正畸矫治建模过程。

此例为建立水平埋伏下颌第三磨牙临床牙冠开窗术后的整体三维有限元模型。该正畸矫治病例的患者为女性,26 岁,下颌左侧第一磨牙因严重病损而拔除,第二磨牙经过正畸矫治已移动至第一磨牙的牙位,左侧下颌第三磨牙(智齿)牙体发育完好,并于第二磨牙远中处水平埋伏阻生,现需要将第三磨牙通过正畸的方法促使其前移,最大限度地保存了牙列及其咀嚼功能的完整性。具体建模步骤如下:

1. CT 数据扫描　取得该患者知情同意后,利用美国 GE 公司 Light Speed 16 多排螺旋 CT 扫描仪对患者头部颌骨区域进行连续横断扫描,扫描条件为:探测器 16mm×0.75mm,层厚 1.0mm,螺距 1.0,重建层厚 0.625mm,间隔 0.3mm,骨算法,FCV10~15cm,矩阵 512×512,管电压 120kV,管电流 150mA。扫描结束后,构建出患者颌骨区域横断图像,选取包括牙齿及下颌骨的图像 430 幅,以 DICOM3.0 医学数字图像通讯标准存储。

2. 建立下颌骨、牙列和牙周几何模型

(1) 将 dicom 格式存储的一系列二维 CT 图像文件导入 MIMICS 软件(图 3-3-3)。

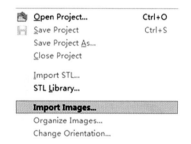

图 3-3-3　导入正畸治疗志愿者 CT 影像的 dicom 文件

(2) 通过阈值化操作,提取第三磨牙相关结构信息。操作方法为:选择型线(Draw profile line),从前视图(front view)中选择颌骨部分,在其中部划一条纵剖线,弹出型线(profile line)对话框,由此可以判断下一步阈值处理时的取值范围。

(3) 单击开始阈值处理(start thresholding),选择阈值为 240~2500。

(4) 待其完成后,点击图像分割(segmentation)模块中的区域增长(region growing),利用编辑蒙皮(Edit Masks)逐张 CT 进行图像分割和精炼处理。

(5) 然后利用 Calculate 3D 命令生成颌骨的三维显示图(图 3-3-5),并检查轮廓线的准确性,并在 Export 模块中以点云(Point Cloud)格式数据文件输出保存。

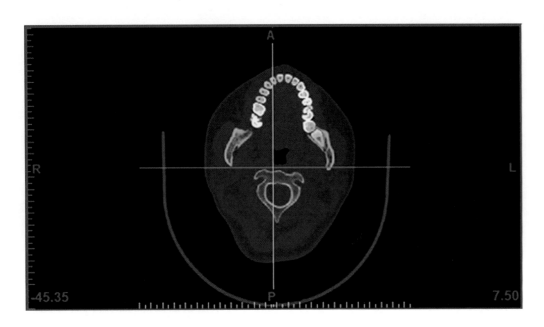

◎图 3-3-4
阈值化操作

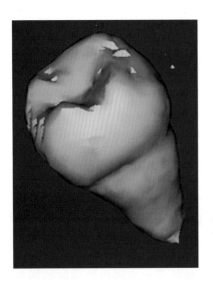

◎图 3-3-5
第三磨牙的三维
显示图

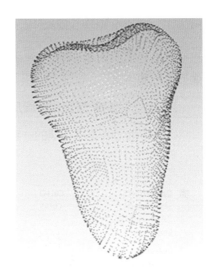

◎图 3-3-6
第三磨牙的点云
数据

（6）将点云文件导入逆向工程软件 Geomagic（3D Systems, USA）中，利用减少噪音命令 去除掉噪点和边缘部分（图 3-3-6）。

（7）利用封装命令 进入表面编辑，进行曲面化操作。

（8）运用松弛命令 对牙齿的表面进行优化，运用砂纸命令 去除局部的不规则形状，运用填充孔命令 修补局部的缺损和空洞。

（9）点击 进入曲面阶段，利用自动曲面化命令 ，将多边形 STL 模型转化成 NURBS 曲面模型，再利用拟合曲面命令 以 IGES 格式输出，得到第三磨牙的 CAD 模型（图 3-3-8）。

图 3-3-7
处理后的第三磨
牙曲面模型

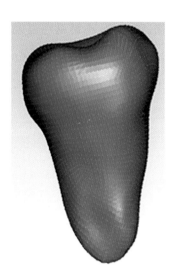

图 3-3-8
第三磨牙的
CAD 模型

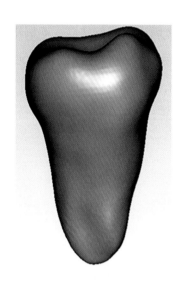

（10）在多边形编辑阶段，将表面优化后的第三磨牙根部运用偏移命令 偏移(0)... 向外均匀扩展 0.20mm，得到牙周膜的前体模型，把该实体作为目标体，牙齿作为工具体，对两者间即包覆于牙根周围的一层均匀厚度的牙周膜进行布尔运算（减操作），得到牙周膜的几何模型（图 3-3-9）。

（11）采用同第三磨牙相同的建模过程，下颌骨和其他牙齿及牙周膜的三维 CAD 实体模型（图 3-3-10）。注意：为了模拟临床开窗手术，将水平埋伏第三磨牙牙冠上方对应的骨组织去除。

图 3-3-9
牙周膜的 CAD
模型

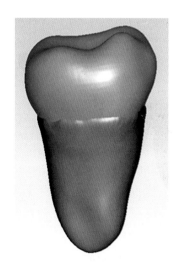

图 3-3-10
下颌骨及牙齿的
三维几何模型

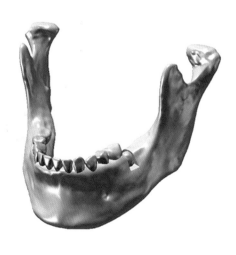

3. 正畸矫治器的建立　本例中的正畸矫治器包括托槽、颊面管、不锈钢弓丝及 Ni-Ti 辅弓，需要在 CAD 软件 SolidWorks（SolidWorks Corp，Dassault Systemes Concord，MA，USA）中建立。利用 SolidWorks 软件建立托槽和颊面管的 CAD 模型，保存为 IGES 格式（图 3-3-11）。

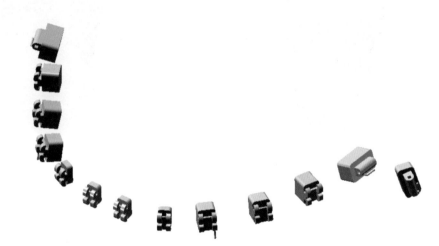

◎图 3-3-11
托槽及颊面管的
几何模型

（1）以距离中切牙切缘 4mm、双侧尖牙牙尖 4.5mm 的 3 个点建立基准平面，将所建托槽槽沟的中线过基准平面，调整托槽的位置（图 3-3-12）。

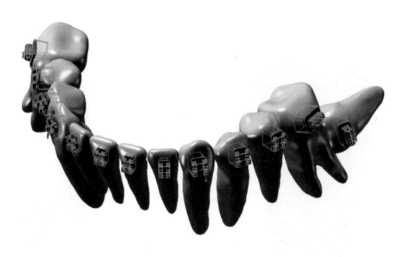

◎图 3-3-12
调整好位置后
的托槽及颊面
管模型

（2）建立尺寸为 0.019″×0.025″方丝的不锈钢弓丝，直径 0.016″圆丝的 Ni-Ti 辅弓，保存为 IGES 格式（图 3-3-13）。

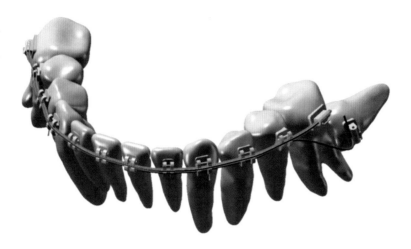

4. 建立有限元模型　当下颌骨、牙齿、牙周膜、颊面管、托槽及各弓丝的几何模型分别建立好之后,需要将模型数据导入有限元分析软件 ANSYS Workbench(Swanson Analysis System Co. Houston, TX, USA),具体步骤如下:

(1) 点击 Geometry 选项,进入 DesignModeler 模块。

(2) 在 File 菜单下,选择 📦 Import External Geometry File... ,分别导入下颌骨、牙齿、牙周膜、颊面管、托槽及各弓丝的几何模型(图 3-3-14)。

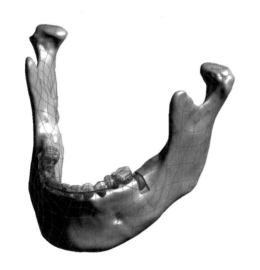

(3) 以下颌平面作为参照平面,根据下颌第三磨牙水平埋伏的临床位置进行准确定位(图 3-3-15)。

(4) 设定各个部件之间的接触关系,牙槽骨与牙周膜、牙齿与牙周膜、皮质骨与松质骨以及牙齿与颊面管、托槽之间用 bonded 连接。

托槽与不锈钢弓丝间、托槽与 Ni-Ti 辅弓间、颊面管和不锈钢弓丝间以及颊面管和 Ni-Ti 辅弓间用 No Separation 连接。此连接关系能够保证弓丝固定在托槽沟内(无法向位移),同时允许弓丝在托槽沟的切向有少量的滑动。

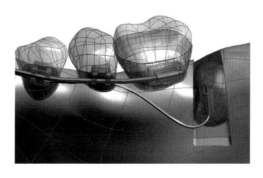

　　牙齿与牙齿之间设定为无摩擦接触 Frictionless ，例如两颗中切牙之间的接触面对如图 3-3-16 所示，其他牙齿之间的接触关系类似可得。需要注意的是无摩擦接触关系为非线性计算，在计算过程中可能导致结果不收敛，这时可以通过增大网格密度、对换主次接触面、改变模型几何形状等方式来解决。

　　(5) 将几何模型进行网格划分。由于此模型几何形状复杂，颌骨、牙齿、牙周膜采用四面体网格自由划分；主弓丝和辅弓采用扫掠的方法划分六面体网格；托槽和颊面管虽然可以通过几何分区划分六面体网格，但是由于其在本分析中重要性不高，并且费时费力，故仍然采用四面体网格划分(图 3-3-17)。

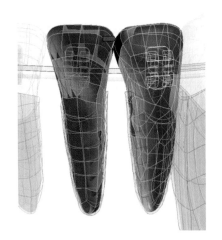

◎图 3-3-16
两中切牙的
接触面

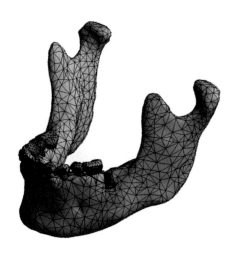

◎图 3-3-17
划分好网格的有
限元模型

　　(6) 赋值材料属性参数，选择进入 Engineering Data 模块。本研究所涉及的生物材料包括牙齿、牙周膜，均假定为正交各向异性的线弹性材料 Orthotropic Elasticity，其材料属性如前所述，而设定正畸矫治器为各项同性的弹性材料，其弹性模量与泊松比的设置见表 3-3-5。需要注明的是，虽然牙周膜是非线弹性材料，但是由于其几何特征很小，又涉及多个牙周膜，因此在实际计算过程中难以收敛，故可以采用二线性弹性模量来代替非线性弹性材料属性。

表 3-3-5　本例中正畸矫治器的材料力学参数

	弹性模量(GPa)	泊松比
托槽、颊面管	206	0.30
Ni-Ti 辅弓	96	0.36
不锈钢弓丝	176	0.30

（7）设定边界条件：将颌骨的上边界作为固定约束面，在 x、y、z 三个方向上的移动均受约束。

矫治力加载部位：下颌第三磨牙颊面管几何中心。

矫治力大小：0.5N、1.0N、1.5N。

矫治力加载方向：与下颌平面平行记为 0°，依次为远中 0° 方向、远 22.5° 方向、远 45° 方向、远 67.5° 方向、远 90° 方向（图 3-3-18）。

矫治力加载方式：将下颌第三磨牙近中和直立移动过程大致分五种工况分别加载矫治力分析计算，即第三磨牙与下颌平面平行的 0°，第三磨牙近中 22.5° 倾斜，第三磨牙近中 45° 倾斜，第三磨牙近中 67.5° 倾斜，第三磨牙向 90° 方向。

视频 3-3-1　口腔正畸算例

◎图 3-3-18
矫治力加载方式
说明图

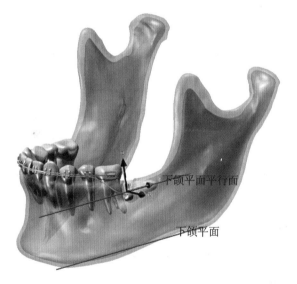

（8）关于有限元计算和结果提取环节，与其他建模分析过程相同，这里不再赘述。

第四节　基于 Micro-CT 的
骨微观力学模型

倪义坤
niyikun@foxmail.com

　　骨作为一种生物材料,其微观结构形态和力学性能均与其功能有密切关系,力学因素的刺激会引起骨微观结构、骨矿含量变化,进而导致骨的力学特性变化以适应外界环境。国内外研究者已对人体的椎体、胫骨、股骨、跟骨等部位的骨组织三维微观结构形态特征和力学特性进行了研究。Cui 等采用 Micro-CT 扫描获得股骨近端的微观结构形态,利用显微有限元法计算松质骨区域沿高度方向的表观弹性模量,结果表明,多个微观结构参数结合在一起,可以更好地解释表观弹性模量的变化。Mittra 等利用 Micro-CT、骨密度仪等评估了人体跟骨部位的松质骨结构和力学特性。以上的研究结果表明,骨的微观结构已经成为了研究骨力学特性的一个重要方面,而利用有限元手段研究骨微观结构将进一步推进这方面的生物力学研究。但是,骨微观有限元模型的建立与其他非微观尺度模型有一定区别,因此本节将以啄木鸟颅骨微观有限元模型的建立为例,详细阐述在 Micro-CT 基础上如何建立骨的微观有限元模型(图 3-4-1)。

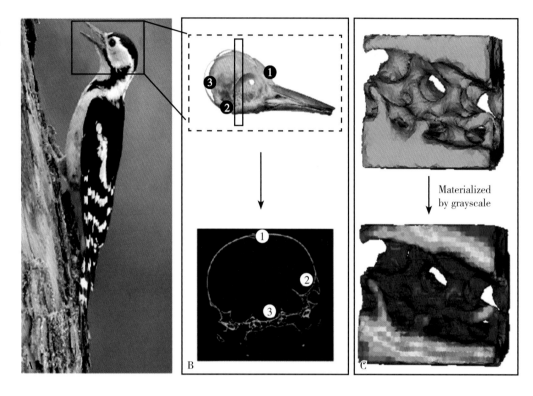

◎图 3-4-1
啄木鸟颅骨微观
结构建模示意图
A. 啄木鸟照片
B. 啄木鸟头部
及扫描对应
C. 颅骨显微重
建及赋值

一、基于 Micro-CT 影像的骨微观模型

以目前骨的生物力学特性的研究来说,往往针对骨的松质骨结构进行建模与仿真。松质骨结构形状类似于海绵,由按照一定规律排列的骨小梁所构成,因此骨微观结构几何模型的建立就是将 Micro-CT 得到的断层扫描图片经过重建、修饰得到松质骨的三维模型的过程。

以大斑啄木鸟(图 3-4-1A)颅骨微观结构模型建立为例,其基础是 Micro-CT 系统的断层扫描图像(图 3-4-1B),我们使用 MIMICS(Materialise Inc,Leuven,Belgium)软件进行骨微观结构几何模型建立。首先在 MIMICS 中添加一定数量的包括研究部位在内的断层扫描图像,并且设定扫描层厚等参数。此处的参数设置可参考 Micro-CT 断层扫描图像重建的说明文档,如果层厚设置不正确,会导致模型的尺寸与实际样本尺寸间的差异。由于微观模型本身尺寸较小,因此这样的差异会导致建模和仿真产生错误。在本节中,所建立的模型尺寸为 1mm×1mm×1mm,在 MIMICS 软件中可以使用标尺工具进行测量。将 CT 图像导入后,通过调整设置最佳灰度阈值,从而对断层扫描图像进行图像分割,将研究部位与脑组织及其他组织分离开。在进行阈值划分后,可以利用修饰工具对研究区域进行一定的修饰,从而去掉不需要的部分。最后,即可利用 MIMICS 生成 3D 几何模型(图 3-4-1C)。

二、网格划分方法

　　骨微观结构模型具有尺寸小、不规则的特点,建议采用 Magics 13.0 软件进行自动网格生成。由于 Magics 生成的是三角形面网格,需要将生成的模型导入 ABAQUS 中,将面网格转化为四面体网格(Tetrahedrons)。下面是网格划分的具体步骤:

　　1. 在 windows 平台下,打开 Magics13.0 软件,点击"Files"→"Import",将模型导入。

　　2. 选择 modules。

　　3. 选择自动生成网格,并且设定网格数量系数。

　　4. 检查是否存在重叠网格等。

　　5. 退出模块,使用网格检查工具进行检查。

　　6. 将模型导入 ABAQUS,选择 mesh→edit→convert tri to tet。

三、材料赋予方法

　　本部分将介绍两种材料赋予的方法,分别是按照测试所得的材料属性赋予模型材料以及根据灰度值变化赋予模型材料。

(一) 依据测试所得材料属性赋予模型材料

　　以本节中所建立的啄木鸟颅骨模型为例,根据试验测得的啄木鸟颅骨的材料属性(表 3-4-1),可按照各项同性材料赋予啄木鸟颅骨有限元模型。利用 ABAQUS 软件即可完成这一过程,具体方法可参照本书第二章中 ABAQUS 软件介绍,在此不作赘述。

表 3-4-1　啄木鸟颅骨三维有限元模型材料属性

	颅骨	喙部	舌骨	脑
杨氏模量(GPa)	0.31	1.00	1.13	——
泊松比	0.4	0.3	0.2	——
密度(kg/m³)	——	——	——	1040
体积模量(GPa)	——	——	——	0.5
瞬时剪切模量(GPa)	——	——	——	5.28E-04
稳定剪切模量(GPa)	——	——	——	1.68E-04
时间长度	——	——	——	35

（二）依据灰度值赋予模型材料

对于富含松质骨而且皮质骨较薄的模型，可以按照灰度值来赋予单元不同的非线性材料。在本例中，采用了拉压对称双线性模型（图 3-4-2）。材料属性参数主要包括屈服拉应变（ε_t^T）、屈服压应变（ε_c^T）、屈服前弹性模量（E）和屈服后弹性模量（E_u）。屈服前弹性模量可以由骨密度计算得出，屈服后弹性模量可以由式（1）得出。

$$E_u = (0.14 - 0.05E/10\,000)\cdot E$$

◎图 3-4-2
拉压对称双线性
模型

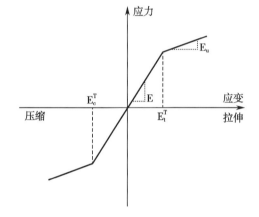

参考文献

1. 白金泽. LS-DYNA3D 理论基础与实例分析. 北京:科学出版社,2005

2. 柏树令,应大君. 系统解剖学. 北京:人民卫生出版社,2013

3. 陈新民,赵云凤. 口腔生物力学. 北京:科学出版社,2010

4. 樊瑜波. 口腔生物力学. 医用生物力学,2007,22(2):119-120

5. 马信龙,付鑫,马剑雄,等. 股骨头内松质骨空间分布和力学性能变化有限元分析. 医用生物力学,2010,25:465-470

6. 斯坦丁,徐群渊. 格氏解剖学:临床实践的解剖学基础. 北京:北京大学医学出版社,2008

7. 王丽珍,赵峰,樊瑜波. 新型带锁髓内钉在股骨粗隆间骨折愈合过程中的生物力学研究. 医用生物力学,2011,26:305-309

8. 吴在德,吴肇汉. 外科学. 第 7 版. 北京:人民卫生出版社,2008

9. 于海洋. 口腔生物力学. 北京:人民卫生出版社,2012

10. Cui WQ, Won YY, Baek MH, et al. Age-and region-dependent changes in three-dimensional microstructural properties of proximal femoral trabeculae. Osteoporos Int, 2008,19:1579-1587

11. Ding M, Hvid I. Quantification of age-related changes in the structure model type and trabecular thickness of human tibial cancellous bone. Bone,2000,26:291-295

12. Gong H, Zhang M, Yeung HY, et al. Regional variations in microstructural properties of vertebral trabeculae with aging. J Bone Miner Metab,2005,23:174-180

13. Gong H, Zhang M, Qin L, et al. Regional variations in microstructural properties of vertebral trabeculae with structural groups. Spine(Phila Pa 1976),2006,31:24-32

14. Gong H, Lv L, Hong L, et al. Regional variations in the anisotropic elastic properties of femoral trabecular bone. Bone,2010,47:S399

15. Liu X, Wang L, Wang C, et al. Mechanism of traumatic retinal detachment in blunt impact:A finite element study. J Biomech,2013,46:1321-1327

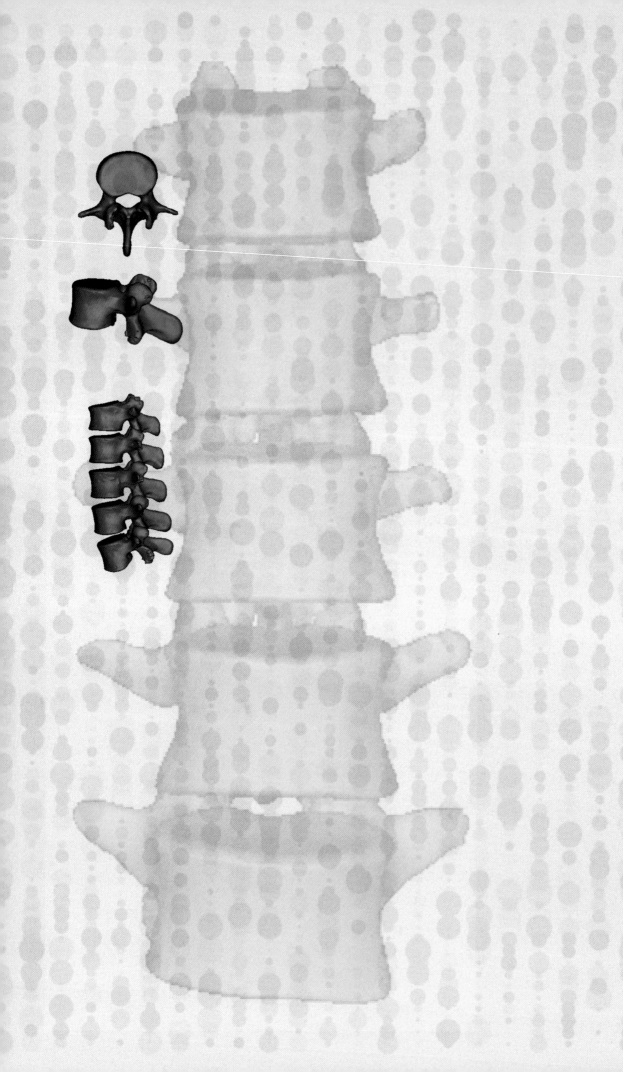

第四章

脊柱生物力学建模与仿真

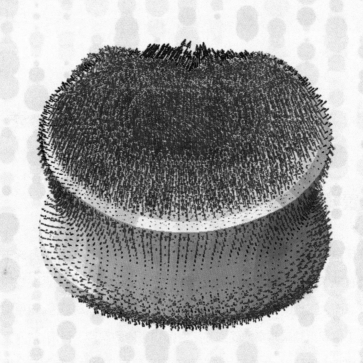

第一节　颈椎生物力学模型

莫中军
278897848@qq.com

唐桥虹
tangqiaohong@163.com

一、人工椎间盘置换术建模与仿真

　　颈椎退变失稳是临床中的一种常见疾病,目前临床上针对该疾病的手术治疗方式主要有融合术和人工椎间盘置换术。由于融合术后融合节段的运动受到限制,进而诱发或加速相邻节段的退行性病变。而人工椎间盘置换术可保证相邻节段的正常运动范围,避免相邻节段退变加速。因此人工椎间盘越来越多地受到临床医师和患者的欢迎。目前,对人工椎间盘置换的研究方法主要有术后随访、体外尸体实验和有限元研究几大类。有限元分析方法的优点是不需要尸体或动物样本即可分析人工椎间盘置换后的生物力学响应,且能得到一般实验很难得到的数据,如椎间盘内部压力、韧带应力等。本节将讲解一个单节段人工椎间盘置换模型的实例。

(一) 问题的描述

　　高度为 5mm,宽度和深度为 15mm×12mm,曲率半径为 5mm 的标准人工椎间盘 ProDisc-C,经前路椎间盘置换术植入颈椎 C_5-C_6 节段。要求模拟这一过程并计算该置换模型在 74N 轴向压缩预载荷、1.8Nm 前屈、后伸、左右侧弯和轴向旋转的纯力矩作用下的关节活动度、应力等数据。

建模要点：

1. 此问题研究的是模型的静态响应，所以分析步类型应为 Static、General（使用 ABAQUS/Standard 作为求解器）。

2. 人工椎间盘的几何模型可在 solidworks、Pro/E、UG 等任一一款 3D 建模软件中生成，然后以 IGS 格式文件导入 ABAQUS 中，或者在 ABAQUS 中直接建立该几何模型。本文采用后一种方法。

3. 置换过程中模型的整合直接用布尔运算做简化，并注意布尔运算一定要在划分网格之前进行，并切除前纵韧带。

（二）人工椎间盘的几何建模

ProDisc-C 人工椎间盘采用模块式解剖型设计，上下终板由钴铬钼合金制成，合金表面有粗糙的纯钛涂层，有利于骨的长入，使人工椎间盘与椎体的上下面之间紧密接触，确保术后的稳定性。两板之间的聚乙烯内衬被固定于钴铬钼合金下板，并与上板构成球 - 窝关节结构，使颈椎能在正常生理范围内进行伸屈、旋转、侧弯等活动。上板中间、下板左右两侧分别有中央嵴结构，这三个嵴的位置构成一个三角架结构，在假体植入之初就牢牢嵌入上下椎体内，达到即时固定的作用。

本例中所建模型将对上述人工椎间盘做适当简化，但基本尺寸参数不变（如图 4-1-1 所示）。在 ABAQUS/CAE 模块中有基本的参数化建模功能，可通过拉伸、旋转、放样等方法建立简单的参数化几何体，然后通过布尔运算生成复杂的结构，最终的三维模型如图 4-1-2 所示。为了后面叙述方便，定义图 4-1-2 中左图 part name 为 prodisc-inferior，右图 part name 为 prodisc-superior。

◎图 4-1-1
人工椎间盘尺寸
信息

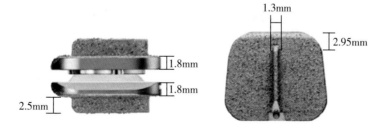

◎图 4-1-2
人工椎间盘几何
模型

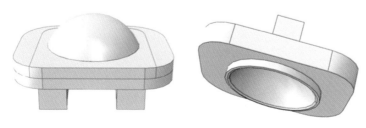

（三）导入颈椎几何模型

启动 ABAQUS 之后，我们可以将在 MIMICS、Geomagic、rapid form 中生成的颈椎几何模型导入，其过程如下：

1. 导入 IGS 格式文件的 C_5、C_6 椎体来创建两个 part：在主菜单中选择 File → import → part，选择上节中建好的 C_5 椎体的 IGS 格式文件，Part Name 为 C5，其他选项默认不变（此时 Topology 为 Solid）；用同样的方法将 C_6 椎体导入，将 part 命名为 C6。

2. 导入 IGS 格式的韧带　在主菜单中选择 File → import → part，选择 IGS 格式的前纵韧带导入，Part Name 命名为 ALL，其他选项默认不变（此时 Topology 应为 Wire）；用同样方法分别导入其他韧带（后纵韧带、囊韧带、黄韧带、棘间韧带）的 part，Part Name 分别命名为 PLL、CL、FL、ISL。

提示：韧带的建立是在 Rapidform 软件中，将 IGS 格式的 C_5、C_6 椎骨模型导入该软件，根据解剖图谱建立韧带的几何结构，导入 ABAQUS 后可与椎骨直接装配。装配后的颈椎模型如图 4-1-3 所示，左列为各部分 part 名称。

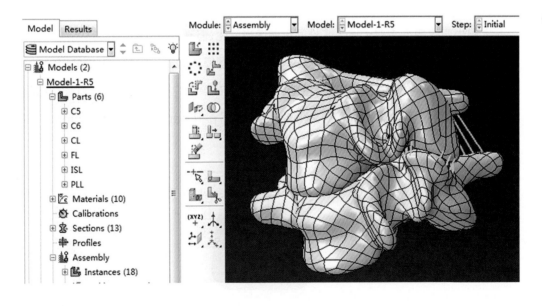

◎图 4-1-3
颈椎几何模型在 ABAQUS 组建（Assembly）中的显示

（四）布尔运算生成新的部件

1. 定义装配件　进入 Assembly 功能模块,单击 ▣(Instance Part),在弹出的 Create Instance 对话框中选择部件:C5,C6,prodisc-inferior,prodisc-superior。保持默认参数 Instance Type:Dependent (mesh on part),即为非独立实体,单击 OK 按钮,完成定义装配件的操作。

2. 平移人工椎间盘位置　以椎体位置为基准,平移人工椎间盘到两椎体间的合适位置。单击 ▣(Translate Instance),信息提示区出现如图 4-1-4 所示选项,单击 Instances…,鼠标选择 prodisc-inferior-1,prodisc-superior-1,单击 OK 按钮。此时提示区出现初始坐标输入提醒,选择默认值并单击鼠标中间滚轮,此后信息提示区出现末端坐标输入提醒,输入坐标值使人工椎间盘正好在两个椎体中间,然后单击鼠标中间滚轮,若位置不合适返回上级,修改末位坐标,直到位置平移到目标位置,单击 OK 按钮结束。

◎图 4-1-4
Instance 选择
提醒

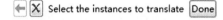

3. 旋转人工椎间盘角度　单击 ▣(Rotate Instance),单击提示区的 Instances…,鼠标选择 prodisc-inferior-1,prodisc-superior-1,单击 OK 按钮。然后在提示区输入旋转轴初始坐标,单击鼠标滚轮后输入旋转轴末位坐标,再单击鼠标滚轮,最后在 Angle of rotation 后面输入旋转角度。

提示:旋转人工椎间盘角度是为了与椎体上下终板尽量平齐,模拟正常植入位置。旋转轴的选择可以通过输入两端坐标确定,也可以直接鼠标点击部件上的两点来确定一条旋转轴。旋转角度的大小、正负也依具体情况而定。

4. 将椎间盘上下合并为一个 part　单击 ▣(Merge/Cut Instances),在弹出的对话框中默认 Part Name 为 Part-1,选项 Operations:Merge → Geometry,Options 选择 Suppress,其他默认,单击 Continue… 按钮。然后单击信息提示区的 Instances…,鼠标选择 prodisc-inferior-1,prodisc-superior-1,单击 OK 按钮结束。此时 Parts 出现一个新部件 Part-1。

5. 形成封闭面　在 Part 功能模块下选择新建成的 Part-1,选择菜单栏中的 Shape → Solid → Loft,出现如图 4-1-5 所示对话框,先点击 ⬛,后选择 part-1 的一条封闭曲线(图 4-1-6A),单击 Done 回到对话框,然后点击 ⬛,选择另一条封闭曲线(图 4-1-6B),单击 Done 回到对话框,点击 OK 按钮结束。经 Loft 操作后的 Part-1 如图 4-1-7 所示。

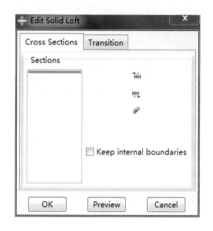

◎图 4-1-5
Edit Solid Loft 对话框

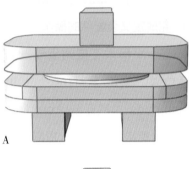

◎图 4-1-6
Loft 操作中先后选择两条封闭曲线
A. 第一条封闭曲线
B. 第二条封闭曲线

A

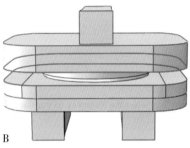

B

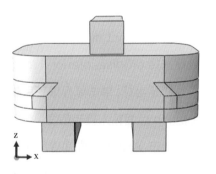

◎图 4-1-7
经 Loft 操作后形成的封闭部件 Part-1

6. 布尔运算 Cut 操作　进入 Assembly 功能模块,单击 ◉(Merge/Cut Instances),在对话框中 Part Name 一栏输入:C5-cut,选项 Operations 选择 Cut geometry,Options 选择 Suppress,单击 Continue 按钮继续,在提示区出现 Instance 按钮,单击该按钮出现 Instance Selection 对话框,选择被减的部件 C5-1,点击 OK 按钮(效果如图 4-1-8 所示),继续单击 Instance 按钮,选择作减法的部件 Part-1,点击 OK 按钮(效果如图 4-1-9 所示)。此时模型中出现一个新 part,名为 C5-cut,如图 4-1-10 所示。用同样的方法,将上述步骤中被减的部件换成 C6-1,用 Part-1 部件减去(cut) C6-1 部件,生成新的 part 命名为 C6-cut。

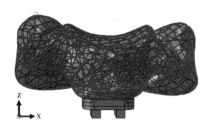

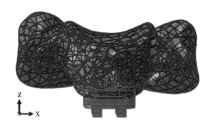

◎图 4-1-10
经 cut 操作后新生
成的部件 C5-cut

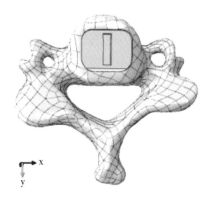

进行布尔运算以后，所需的模型各部分 part 都已经生成，在 ABAQUS 中如图 4-1-11
所示。其中新生成的部件有 Part-C5-cut 和 Part-C6-cut，红色边框标示的原始模型 C5、
C6 则可删去，另 Part-1 是在生成新模型过程中产生的中间部件，也可删去。

◎图 4-1-11
模型各部件
在 ABAQUS 中
的显示

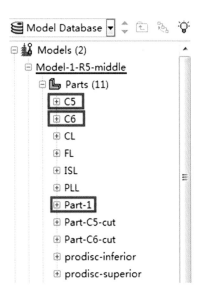

（五）定义材料和截面属性

在 ABAQUS/Property 模块中,赋予材料属性时不是像其他前处理器一样把材料属性定义在单元或者节点上,而是先把材料特性定义在截面属性(section)中,再把截面属性赋给相应的部件,在设定边界条件时也是如此。这样便可在网格划分之前定义属性与边界条件,且网格变化不会影响到材料的赋予或边界条件的定义。为了便于操作,我们首先用 skin 结构定义出 Part-C5-cut、Part-C6-cut 椎体的皮质骨与终板,然后定义椎体的各个面(用于设置接触),集合的定义按材料分为松质骨、皮质骨与终板(图 4-1-12)。其他韧带、椎间盘集合的定义也按材料分类,这里就不赘述。

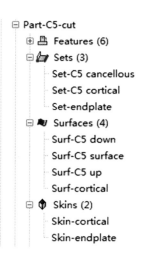

◎图 4-1-12
模型集合的定义

模型中各部件的材料力学特性参考国内外的相关文献,均采用线弹性模型。其中椎骨(Part-C5-cut、Part-C6-cut)划分为皮质骨、松质骨、终板结构,皮质骨和终板设为厚度为 0.4mm 的壳(shell)单元,松质骨为实体单元,韧带为不可压缩的杆单元(truss)。各部分结构材料属性如表 4-1-1 所示。

表 4-1-1　有限元模型的材料属性与单元类型

	单元类型	杨氏模量(MPa)	泊松比	截面面积(mm²)
椎骨				
皮质骨	S4	12 000	0.29	厚度 0.4mm
松质骨	C3D4	100	0.29	—
终板	S4	500	0.4	厚度 0.4mm
人工椎间盘				
钴铬钼合金	C3D10	220 000	0.32	—
超高分子聚乙烯	C3D10	1000	0.49	—
韧带				
前纵韧带(ALL)	T3D2	10	0.3	6.0(0.4*15)
后纵韧带(PLL)	T3D2	10	0.3	5.0(0.33*15)
囊韧带(CL)	T3D2	10	0.3	46.0(2.56*18)
黄韧带(FL)	T3D2	1.5	0.3	5.0(0.625*8)
棘间韧带(ISL)	T3D2	1.5	0.3	10.0(1.25*8)

材料赋予的具体步骤如下所示：

1. 创建材料　进入 Property 模块，单击 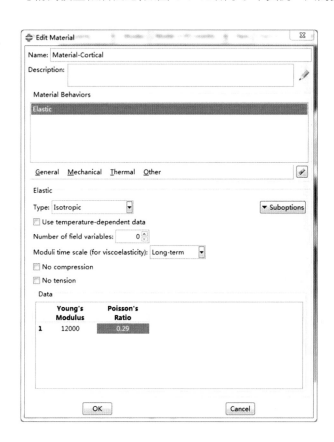（Create Material），弹出 Edit Material 对话框，Name 后填写材料名称，选择 General → Mechanical → Elastic，在对话框中填写杨氏模量和泊松比，如图 4-1-13 所示。本实例一共需要建立 10 种材料属性（表 4-1-1）。

◎图 4-1-13
Edit Material
对话框

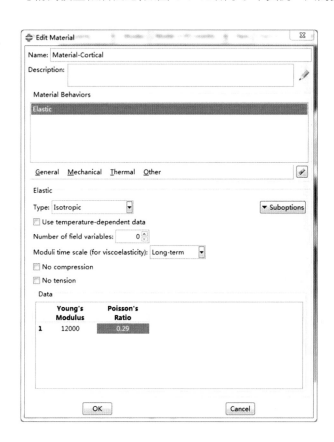

2. 创建截面属性　在 Property 模块，单击 （Create Section），弹出 Create Section 对话框，Name 后填写部件名称，如果是实体单元就默认选择 Solid，Type 选择 Homogeneous，单击 Continue... 按钮。在弹出的 Edit Section 对话框中选择已创建的实体材料属性（图 4-1-14），点击 OK 结束。如果是壳单元，在 Create Section 对话框中选择 Shell，其他默认，单击 Continue... 按钮。此时弹出的 Edit Section 对话框与实体单元的略有不同，在 Shell thickness 后填入 Value 值，即壳的厚度（默认毫米），然后选择 Material 的类别，单击 OK 结束。本例中填写的 0.4mm 是皮质骨的厚度，Material 选择的是皮质骨的材料属性（图 4-1-15）。对于韧带，在 Create Section 对话框中选择 Beam，Type 选择 Truss，点击"continue"，下一步中的"Cross-sectional area"应填写横截面积。韧带的横截面积应根据所设定的韧带弹性模量及韧带的根数计算得到，本文数据列在表 4-1-1 最后一列中。按照类似做法对表 4-1-1 中所有材料属性都建立与之相对应的截面属性。

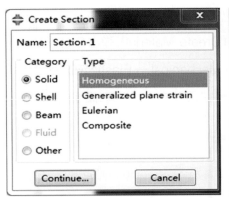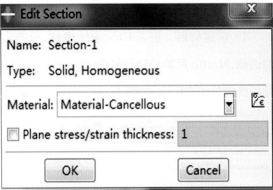

◎图 4-1-14 实体材料的 Create Section 对话框与 Edit section 对话框

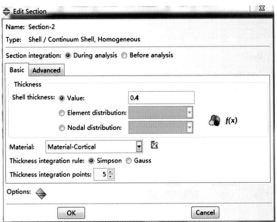

◎图 4-1-15 壳单元的 Create Section 对话框与 Edit section 对话框

3. 给部件赋予截面属性　在 Property 模块,单击 ⅡⅬ(Assign Section) 按钮,在视图区中选择所要赋予材料的部分(或已将该部分定义为一个 Set,然后在 Set 里选择所需的部分, 如图 4-1-16),被选中的部分以高亮显示,单击 Continue... 按钮,弹出 Edit Section Assignment 对话框(图 4-1-17),选择对应的 Section,单击 OK 按钮结束。按照此方法,给所有部件都赋予截面属性。

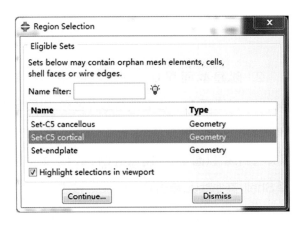

◎图 4-1-16 定义 Set 时的 Region Selection 对话框

◎图 4-1-17
Edit Section
Assignment
对话框

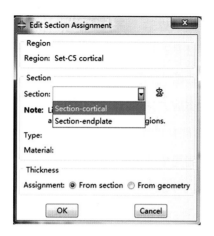

◎图 4-1-18
定义装配件
Create Instance
对话框

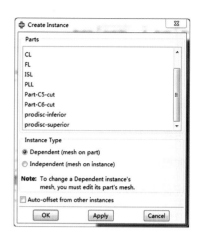

(六) 定义装配件

在前文进行布尔运算过程中,已经定义了一次装配件。为组合成最终的模型,可以把前面定义的装配件删去重新定义。选择部件 Part-C5-cut、Part-C6-cut、prodisc-inferior、prodisc-superior、PLL、CL、FL、ISL 进行装配。接受默认参数 Instance Type：Dependent (mesh on part),即为非独立实体,单击 OK 按钮(图 4-1-18)。各部件的位置在前面的布尔运算操作中都已经调整到所需位置,无需重新定位,定义装配件的操作完成。

(七) 划分网格

在 Module 列表中选择 Mesh 功能模块,在环境栏的 Object 一项中选择 Part,即为部件划分网格(mesh on part),而不是为整个装配件划分网格,否则就会出现错误(图 4-1-19)。

◎图 4-1-19
Object 选项选择
Assembly 可能出
现的提示错误

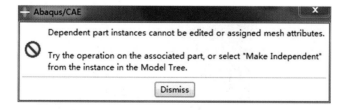

本例中要为韧带（truss），皮质骨、终板（shell），松质骨（solid）三种单元类型划分网格。对于实体单元和壳单元，按一般步骤划分网格即可。需要注意的是 truss 单元在划分网格时，要使网格尺寸大于韧带本身的长度，也就是一根韧带就是一个单元。如此做的原因是基于算法的考虑，本文中的韧带在设置材料属性时只承受张应力，不能受压，如果一根韧带上分布有多个节点，在无应力状态下韧带节点的状态就可能有多种，容易造成不收敛。本文中各实体部件网格的划分采用的是四面体单元类型，读者可根据精度要求和模型的具体情况采用不同的方式。本例中模型的最后划分结果如图 4-1-20 所示，基本操作步骤如下：

1. 网格控制参数　单击 ▟（Assign Mesh Controls）按钮，弹出 Edit Controls 对话框，Element Shape 选择 Tet，其他选项默认，单击 OK 按钮结束网格控制设置。

2. 单元类型　单击 ▟（Assign Element Type）按钮，选择某一个 set，弹出 Element Type 对话框，单元类型默认为 C3D4。注意 Geometric Order 选项有：Linear 和 Quadratic，线性单元的节点在单元的顶角处，采用线性插值；二次单元的节点除了顶角外，在两顶点的边上还有中间节点，采用的是二次插值。读者可根据要求自行选择线性单元或者二次单元。其余参数默认，单击 OK 按钮结束。

3. 分布种子　单击 ▙（Seed Part）按钮，在 Approximate global size 后输入全局单元尺寸，Curvature control 和 Minimum size control 都可根据需要自行调整。单击 OK 按钮结束。

4. 划分网格　单击 ▙（Mesh Part）按钮，窗口底部提示区出现提示信息，可以先将"Preview boundary mesh"勾选，然后单击 Yes 按钮，此时开始划分部件表面的网格。表面网格划分完毕以后观察网格是否满足要求，要不满足，返回重新设定网格参数，否则单击 Yes 按钮，继续划分内部网格得到最终划分结果。

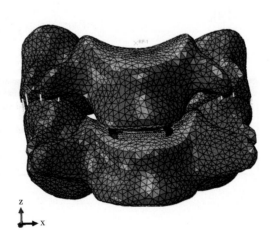

◎图 4-1-20
划分网格后的整体模型

(八) 定义接触与约束

在本模型中,小关节面定义为面与面的接触(有限滑移),人工椎间盘球窝关节面间定义为无摩擦的面与面接触。椎间盘的上表面与 C_5 椎体的下表面(终板)为 tie 的约束,椎间盘的下表面与 C_6 椎体的上表面(终板)也为 tie 的约束。各韧带两端节点(后纵韧带 PLL、棘间韧带 ISL、关节囊韧带 CL、黄韧带 FL)与相应椎骨表面的接触也都设为点与面的 tie 约束。

1. 定义各个接触面　进入 Module 下的 Interaction 模块,单击 Tools → Surface → Manager → Create,或者直接右键单击 Surface,选择 Create,弹出 Create Surface 对话框,默认 Type 选择 Geometry,如图 4-1-21 所示。如此将各个接触面定义出来。

◎图 4-1-21
　定义接触面

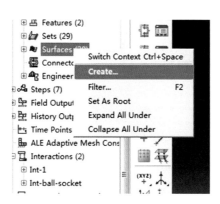 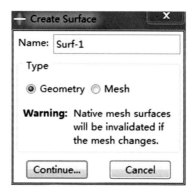

◎图 4-1-22
Edit Contact
Property 对话框

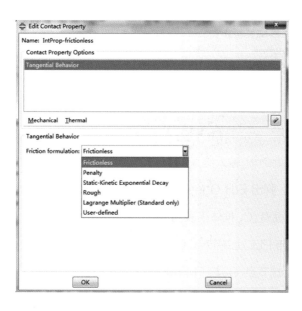

2. 定义接触属性　单击 ▤ (Create Interaction Property),在 Name 后输入 IntProp-frictionless,Type 选择 Contact,单击 Continue...,弹出 Edit Contact Property 对话框,单击 Mechanical → Tangential Behavior,在 Friction formulation 后面选择 Frictionless(图 4-1-22),即无摩擦的接触属性。

3. 定义接触　单击 🖳(Create Interaction),选择 Surface-to-surface contact (Standard),单击 Continue... 按钮。此时需要先选择主面(Master surface),单击右下方出现的 Surface 按钮,在弹出的 Region Selection 对话框中选择所需主面,单击 Continue... 完成选择主面的操作。此时出现从面(Slave surface)选择提示,仍单击 Surface 按钮,在弹出对话框中选择一从面,单击 Continue... 完成从面的选择。主、从面选择完毕以后,自动弹出 Edit Interaction 对话框(图 4-1-23),保持默认参数 Sliding formulation:Finite sliding(有限滑移),Contact interaction property 选择已定义的 IntProp-frictionless,单击 OK 按钮结束。

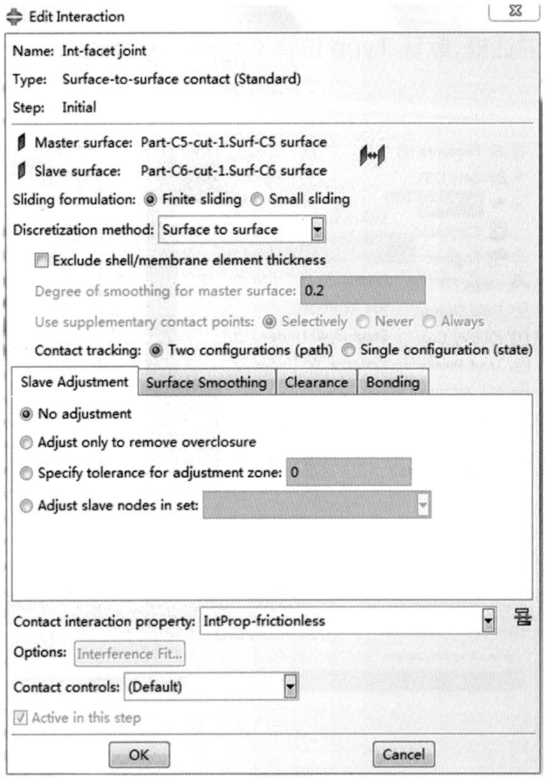

◎图 4-1-23
Edit Interaction
对话框

4. 定义约束　单击 ◄(Create Constraint),输入约束的 Name,Type 选择 Tie,单击 Continue... 继续,先选择主面,再选择从面,弹出 Edit Constraint 对话框,接受默认设置,单击 OK 按钮结束。本例中所要定义的主从面有:C_5 椎体下表面与人工椎间盘的上表面、C_6 椎体的上表面与人工椎间盘的下表面、C_5 与 PLL 上端节点、C_6 与 PLL 下端节点、C_5 与 CL 上端节点、C_6 与 CL 下端节点、C_5 与 FL 上端节点、C_6 与 FL 下端节点、C_5 与 ISL 上端节点、C_6 与 ISL 下端节点。同时在 C_5 椎体的上方定义一个点,然后将该点与 C_5 椎体上表面耦合起来(在 Create Constraint 对话框中选择 Coupling),该参考点(FP-1)用于加载力和力矩。

（九）设置分析步

1. 本模型将包含以下分析步

（1）初始分析步 initial：定义边界条件。

（2）第一个分析步 Step-flexion：使椎体前屈的 1.8Nm 的纯力矩与 74N 的轴向压缩预载荷。

（3）第二个分析步 Step-extension：后伸的 1.8Nm 的纯力矩与 74N 的轴向压缩预载荷。

（4）第三个分析步 Step-left bending：左弯的 1.8Nm 的纯力矩与 74N 的轴向压缩预载荷。

（5）第四个分析步 Step-right bending：右弯的 1.8Nm 的纯力矩与 74N 的轴向压缩预载荷。

（6）第五个分析步 Step-torsion up：顺时针扭转的 1.8Nm 的纯力矩与 74N 的轴向压缩预载荷。

（7）第六个分析步 Step-torsion down：逆时针扭转的 1.8Nm 纯力矩与 74N 的轴向压缩预载荷。

2. 进入 Module 下的 Step 功能模块，创建分析步的具体步骤如下：

（1）创建第一个分析步，单击 ➡️（Create Step），在 Initial 后面创建 step-flexion，类型默认为 Static，General，单击 continue 按钮继续，弹出 Edit Step 对话框，Nlgeom（几何非线性影响）选择 On 按钮，点击 OK 按钮。

（2）按照以上操作，创建第二、三、四、五、六个分析步。

（十）定义边界条件与载荷

1. 定义边界条件　进入 Module 下的 Load 功能模块，单击左侧 ➡️（Create Boundary Condition）按钮，默认 Name 后的名字为 BC-1，Step 选择 Initial，Type for Selected Step 选择 Symmetry/Antisymmertry/Encastre，单击 Continue... 按钮。在弹出的 Region Selection 中选择 C_6 椎体的下终板，选中以后点击 Continue... 按钮。在弹出的 Edit Boundary Condition 中选择 ENCASTER（U1=U2=U3=UR1=UR2=UR3=0），单击 OK 按钮结束。

264 骨肌系统生物力学建模与仿真　　Biomechanical Modelling and Simulation on Musculoskeletal System

2. 定义载荷　先定义轴向压缩预载荷 Load-1,单击 🖳(Create Load),分析步选择 Step-flexion,选择 Mechanical → concentrated force,点击 Continue... 按钮,然后单击视图区中的参考点(RF-1),点击 Done,弹出 Edit Load 对话框(图 4-1-24),在 CF3 中输入 -74,单击 OK 按钮结束。

定义前屈时的力矩 Load-2,分析步选择 Step-flexion,选择 Mechanical → Moment,点击 Continue... 按钮,然后单击视图区中的参考点(RF-1),点击 Done,弹出 Edit Load 对话框(图 4-1-25),在 CF1 中输入 1800,单击 OK 按钮结束。

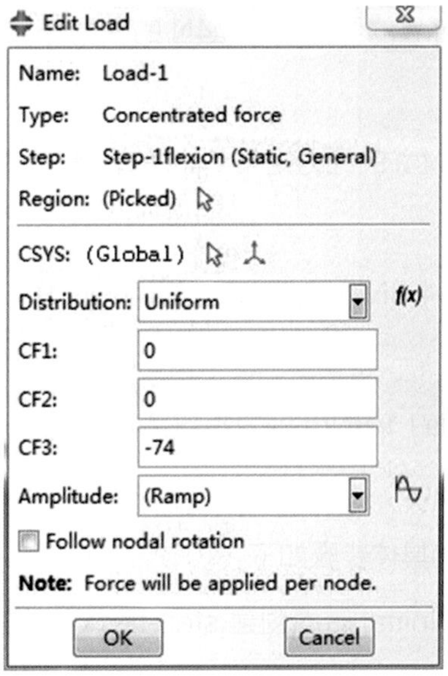

图 4-1-24 定义轴向压缩预载荷时的 Edit Load 对话框

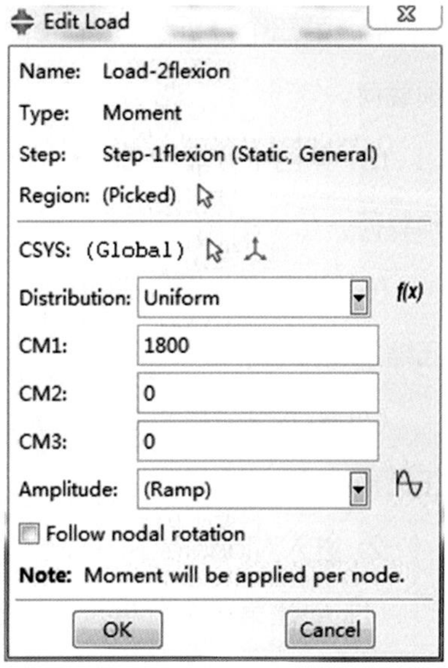

图 4-1-25 定义前屈载荷时的 Edit Load 对话框

参照前屈载荷定义的方法,定义后伸、侧弯和扭转的载荷。在所有载荷定义完以后,注意只保留 Load-1 在所有分析步下 Propagated,其他 Load 除在相应分析步中为 Created,其他均为 Inactive。

(十一) 提交分析作业

进入 Module 下的 Job 功能模块,单击主菜单中的 Job → Manager,创建 Job-1,来源为本模型,单击 Continue... 继续,在弹出对话框中可根据计算机硬件情况修改相关参数,单击 OK 按钮结束。回到 Job Manager 对话框,单击 Submit 提交。如模型有问题,返回继续修改,直到计算完成以后,单击 Results,进入 Visualization 模块。

（十二）后处理

1. 查看 C₅~C₆ 节段的关节活动度　　在 Visualization 功能模块下，选择 UR(角位移)，点击 Tools → Query → Probe values，此时 Probe 要选择 Nodes，将鼠标指针移到模型上任意节点，就可看到该节点处的角位移(通过角位移换算为角度)，如图 4-1-26 所示。

◎图 4-1-26
前屈分析步时，模型的角位移大小云图

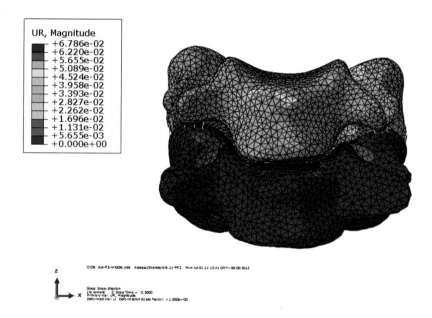

2. 查看接触面间的接触力　　在 Visualization 功能模块下，点击主菜单中的 Result → History Output，选中人工椎间盘球窝关节处的接触面，点击 Plot，视图区就会出现如图 4-1-27 所示的应力随分析步变化的曲线。

◎图 4-1-27
人工椎间盘球窝处接触应力随分析步变化曲线

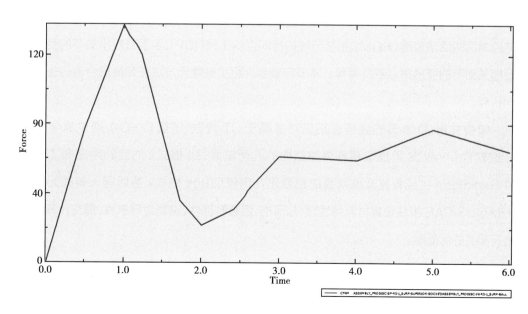

3. 查看应力分布与云图　在 Visualization 功能模块下,可查看 Mises 应力的大小与分布,如图 4-1-28 所示。

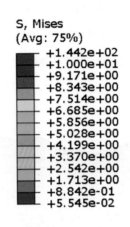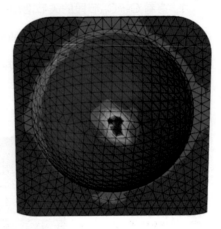

◎图 4-1-28
前屈加载分析步结束时,人工椎间盘的 Mises 应力云图

二、动态颈椎假体建模与仿真

颈椎疾病已经严重地影响着现代人的生活质量。而其成因主要是退变的间盘挤压脊髓或者神经根,进而引起上肢麻木以及头颈部疼痛。在临床上,通过切除退变间盘、增加椎间隙高度能够有效地减缓神经组织的压迫症状。目前,人工椎间盘和椎间融合器均能达到上述的目的。全间盘置换或者融合手术对颈椎造成的生物力学影响进行深入研究,有利于提高手术的成功率与术后康复的效果。

在颈椎的融合手术和人工椎间盘置换手术的生物力学研究中,最常见的分析参数包括节段术后的活动范围(ROM)、相邻节段的椎间盘的压强(IDP)、手术节段小关节的受力以及相关韧带的变形率(应变)等等。本节向读者介绍了有限元方法在颈椎融合器的生物力学研究。

如前文所述,本节的建模思路仍然是基于 CT 数据(包括 C_3~C_7),通过医学图像处理软件 MIMICS 里提取颈椎骨骼结构的几何轮廓(stl 格式),然后利用逆向工程软件 Rapidform 生成骨骼及椎间盘的参数化几何模型(igs 格式),最后导入有限元软件 ABAQUS/CAE 模块设置材料属性、划分网格、组装各部件、设置边界条件、提交计算以及进行相关的后处理。

（一）骨骼结构几何轮廓的提取

首先,将图像导入图像处理软件 MIMICS,综合利用 thresholding、region growth、multiple slice edit 、Calculate 3D 等功能实现所需椎体的三维轮廓数据(详见第二章第二节影像学几何模型建立),结果如图 4-1-29 所示。将生成各椎体的三维轮廓(三角面片)以 STL 格式出。

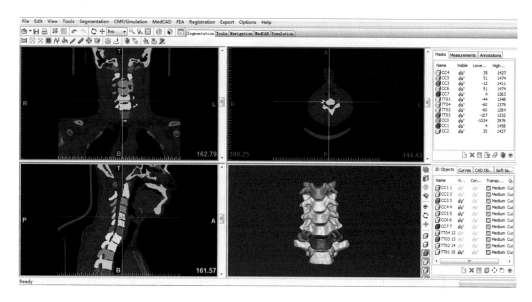

◎图 4-1-29
MIMICS 生成的各椎体的三维几何轮廓

Keynote:在 MIMICS 里提取几何轮廓时,小关节之间几乎没有缝隙,需要手工分割。

（二）颈椎各结构参数化几何模型的生成

将前面生成的 C_3~C_7 各椎体的 STL 模型分别导入逆向工程软件 Rapidform 中,充分利用其提供的平滑、分割、布尔运算等功能对椎体进行简化处理,如图 4-1-30 所示。椎体由皮质骨和松质骨构成。建模时将皮质由一层覆盖松质的覆膜结构(Skin,厚度 0.4mm)组成。

Keynote:通过 MIMICS 生成的三维几何结构表面有很多细小的凹凸不平,这种情况没有太大的实际意义,而对模型的网格划分有较大影响,所以要对椎体进行平滑处理。

Keynote:在 MIMICS 中生成的相邻的椎体之间存在一些重合的部分(Over gap),特别是在小关节的地方。而在解剖结构上看,小关节面之间应该有一定 0.5~2mm 的间隙。因此,相邻椎体之间进行布尔操作是相当的必要。

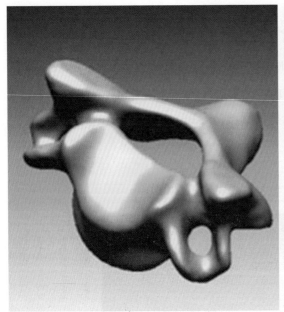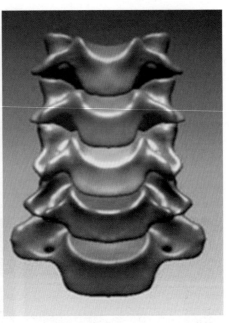

◎图 4-1-30
参数化的椎体几何模型

通过 CT 数据仅能生成骨性的结构(椎体)而椎体之间的软组织在维持脊柱的稳定性与运动性能方面起着重要作用。而软组织可以通过椎体的附着区域的解剖形态直接生成,比如相邻椎体间的间盘可能通过相邻椎体间的终板边缘线进行拉伸(Loft)来分成,如图 4-1-31A 所示 视频 4-1-1 椎体的处理;间盘的髓核与纤维环的分割曲面也可以用相同的方法来实现 视频 4-1-2 间盘的处理;纤维环上的纤维束由上下椎板成 30° 的边缘连线构成,最终的间盘几何结构如图 4-1-31B;韧带是一种只能受拉不抗压的结构(No Compression),因此本节中的韧带是由其附着点之间的五组连线来分别模拟前后纵韧带、黄韧带、关节囊韧带、棘间和棘上韧带,如图 4-1-32 视频 4-1-3 韧带的处理 视频 4-1-4 小关节软骨的处理 。

视频 4-1-1

视频 4-1-2

视频 4-1-3

视频 4-1-4

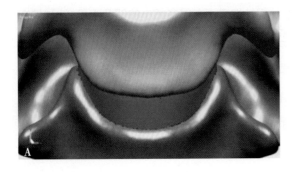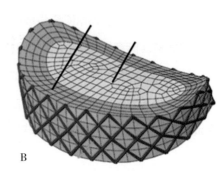

◎图 4-1-31
椎间盘
A. 椎间盘边缘轮廓的生成
B. 最终的间盘几何结构

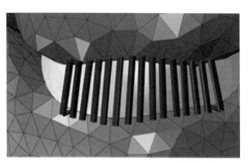 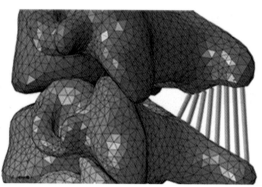

ALL　　　　　　　　　　　　　　　　　　　SL

（三）椎间撑开器和人工椎间盘的几何结构

椎间撑开器和人工椎间盘的设计目的是相同的：将退变的椎间盘（间隙狭窄）撑开以减缓对后部神经结构的压迫，但是他们的设计结构是不一样的。本节选择 DCI 假体为椎间撑开器的研究对象，分别与传统的前路融合术（前路板 + 骨移植）和人工椎间盘 Prodisc-C 置换术进行比较研究。本节中采用的假体的几何结构和尺寸如图 4-1-33 所示。研究的主要区别在于设计理念，因此忽略了一些不重要的细节，如 DCI 上的齿状结构、Prodisc-C 的开槽和螺钉上的螺纹等。建模采用了 Solidwork 以及 ABAQUS/CAE 等软件模块。

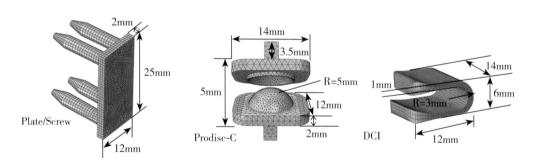

（四）网格划分

因为结构复杂，松质骨划分成四面体单元（TET），而皮质骨和终板则由与其表面共节点的壳单元（TRI）构成。因为椎间盘具有扫掠的结构特征，采用六面体单元。纤维束和韧带等因为采用的线结构，因此划分成杆单元（TRUSS）。假体因为结构规则或者可以分割成规则的区域，故采用结构化的六面体单元（HEX）划分（图 4-1-34）。

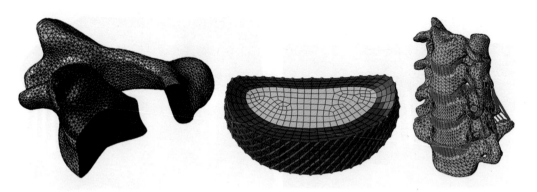

◎图 4-1-34
颈椎各结构及假体的网格划分

（五）材料属性

各结构的材料属性如表 4-1-2 所示。

表 4-1-2　各结构的材料参数

	杨氏模量（MPa）	泊松比
皮质骨	12 000	0.29
松质骨	100	0.29
终板	1200	0.29
纤维环基质	3.4	0.40
髓核	1	0.49
纤维环纤维	450	0.45
钴基合金	220 000	0.32
超高分子量聚乙烯	1000	0.49
钛合金	114 000	0.35

Keynote：Prodisc-C 由超高分子量聚乙烯的核和上下两块钴基合金终板面构成。而前路钉板和 DCI 假体则采用钛合金材料。纤维束纤维和韧带都是由不可压缩的材料设置。

（六）各部件组装

对于正常的颈椎，各结构之间的关系要尽量模拟跟真实结构一致，比如椎间盘与椎体之间、韧带附着点与椎体之间不存在相对滑动的关系，可以采用绑定（Tie）约束。而上下椎体的关节面之间是可以滑动的关系，可以采用有限滑移的接触关系（Finite Sliding Contact Formulation）来设置 ● 视频 4-1-5 对照模型的组装加载及后处理 。

在安装前路钉板的时候，将钉板移动至相应的位置后，与椎体做布尔操作，先在椎体上生成一个无缝的钉道。钉道与螺钉之间就采用绑定（Tie）约束模拟完全的骨钉整合效果。将自然的椎间盘的材料更换成松质骨的材料，就可以直接模拟植骨的相互作用。

视频4-1-5

在安装椎间撑开器与人工椎间盘的时候,同样要将假体放在相应的位置(可以在医师的指导下完成),然后进行布尔操作,实现假体与椎体之间的无缝连接(绑定约束)。在人工椎间盘的接触面之间,采用有限滑移的接触关系(Finite Sliding Contact Formulation)来设置(图 4-1-35) 视频 4-1-6　人工椎间盘置换模型及后处理 。

◎图 4-1-35
各结构的接触
关系

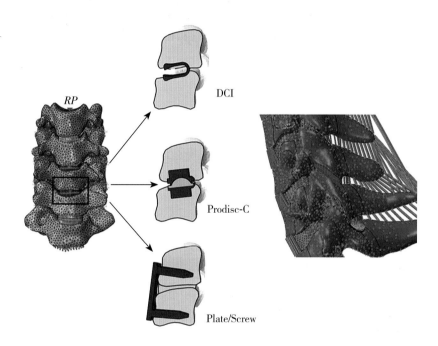

(七) 边界条件设置

对于所有的模型,将最远端椎体 C_7 的下终板在六个自由度上采用固定约束。而在近端椎体 C_3 的上终板面(中心点)上定义一个参考点,与 C_3 椎体耦合(Coupling)在一起,以后的所有载荷都可以通过这个参考点来施加在整个结构上。

在正常模型(参考模型)上,首先将 74N 的轴向力沿垂直方向施加在参考点上,然后将 1.8Nm 的力矩,同时施加在这个参考点上。调整这个力矩的方向,可以模拟颈椎的不同活动形式(前伸,后屈,左 - 右旋转,左 - 右侧弯),如图 4-1-36 所示。对于手术的模型,我们采用相同的加载方法来模拟脊柱的运动形式。

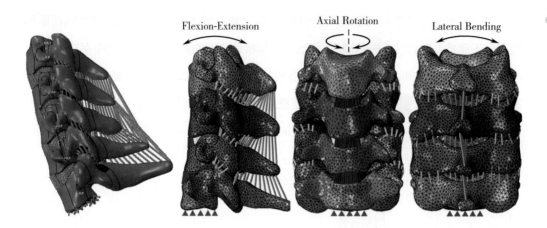

◎图 4-1-36
模型的边界和载荷条件

（八）提交运算与后处理

在 Job 模块的管理窗口新建一个 job，右击该 job，选择 submit 即可开始求解，可以通过 monitor 监视求解过程（图 4-1-37）。

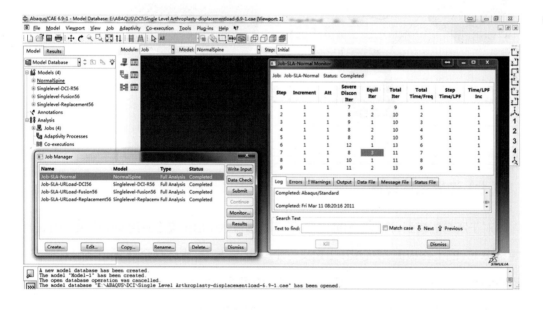

◎图 4-1-37
Job 的提交与监控

可通过 UR 来输入各椎的运动参数，图 4-1-38 可以发现各椎体上的活动范围相当接近，可以在椎体上任意选择一个点的 UR 参数作为该椎体运动的数据。UR1、UR2、UR3 分别表示绕 x 轴、y 轴、z 轴的运动。通过上下两个椎体活动度的差值就是相邻椎间的活动范围数据。

◎图 4-1-38
椎间活动度的
提取

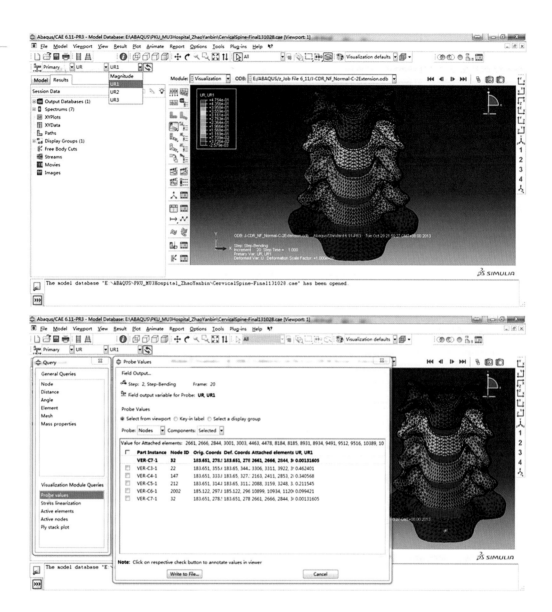

Keynote:ABAQUS 里转动是由 rad 表示的,可以通过 UR1*180/3.1415926 来计算转动角度。ABAQUS 里的各种曲线值可以通过接口输出到 EXCEL 进行数据的处理,这个功能非常的实用。另外,UR 这个参数,只能在壳、杆等非实体单元节点上才会输入,本例中的 UR 是由前面生成的 Skin 结构所表示的皮质骨所提供的。

Keynote:在图 4-1-38 中获得的 UR 是某个椎体的旋转,相邻椎体旋转角度的差值就是相邻节段椎间活动度。

相邻节段椎间盘压强在颈椎的生物力学研究中扮演着重要角色,图 4-1-39 展示了椎间压强的分布与值的提取。

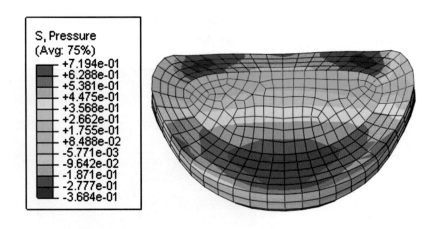

◎图 4-1-39
C₅-C₆ 椎间压强（前屈情况）

Keynote：单独显示几个结构，如某一个椎间盘，Legend 的最大值就是当前显示结构的最大值，可以直接读取记录在表格里，本例中 C_5-C_6 间盘的最大压强为 0.7194MPa。

在植入物分析中，假体的应力分布是我们所比较关心的参数，图 4-1-40 就是各种假体在最大应力出现时的应力分布。

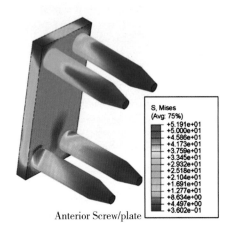

Anterior Screw/plate

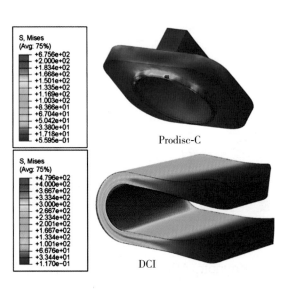

Prodisc-C

DCI

◎图 4-1-40
假体的应力分布

Keynote：对于应力、应变、位移等分布的云图来说，Legend 提供了非常有用的定量信息。

第二节　腰椎生物力学模型

田山

tsrdfz@126.com

项嫔

xiangpinde@sina.com

一、椎弓根钉拔出过程建模与仿真

　　脊椎后路融合器系统是一种应用广泛的固定受损脊椎的方法,常用于临床手术中治疗退变、创伤、畸形等脊椎外伤疾病。椎弓根钉在该系统中起到将融合器和椎弓及椎体牢固固定的重要作用(图 4-2-1)。为了获得稳定可靠的固定效果,保证骨 - 钉接触面处的力学强度非常重要。这种强度的大小通常用整钉植入椎体后的初始轴向拔出力来描述。在尸体椎骨上进行的轴向拔出实验是获取骨 - 钉接触强度的传统方法。而在研究螺钉形状、进钉位置等因素对植入后骨 - 钉接触强度的影响时,为了易于控制单一变量,滤去传统离体拔出实验中存在的骨密度、椎体形状等生物个体特性差异的影响,适宜使用有限元计算仿真的方法,在同一模型上来进行椎弓根钉的仿真拔出实验。本节就将介绍用有限元模型对腰椎椎弓根整钉的初始拔出强度进行数值模拟的流程方法。

◎图 4-2-1

植入椎弓根钉后
的椎体三视图
A. 俯视图
B. 侧视图
C. 后视图

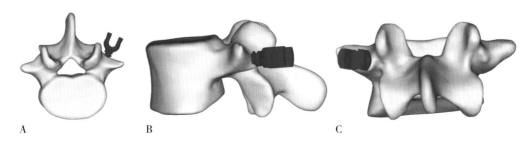

A　　　　　　　　　B　　　　　　　　　C

(一) 建模要点

1. 尽量精确地建立椎弓根钉和椎骨的几何模型。

2. 合理设置骨质的材料屈服特性。

3. 合理设置骨 - 钉接触。

4. 后处理提取实验结果关键信息。

5. 验证仿真实验结果。

(二) 流程总述

首先,建立椎弓根钉的完整几何模型,并导入三维重建软件中与椎体模型在合理位置装配。根据装配后对椎体模型椎弓根处的测量,得出将要简化的骨质方形模型的尺寸。建立骨质方形模型后,将骨 - 钉几何模型做布尔运算,模拟手术中切除骨质的过程。而后将两者分别划分网格,建立为有限元模型,并导入有限元求解器中,定义材料属性、接触属性、分析步、边界条件等信息,开始计算。计算完毕后,从结果文件中提取需要的结果数据,并与文献资料对照加以验证,分析得出结论,完成整个仿真实验。

(三) 详细流程

1. 建立椎弓根钉模型　椎弓根钉实体模型可用多种 CAD 软件绘制,在此以 CATIA V5R17 为例,介绍建模的主要步骤 视频 4-2-1 CATIA 椎弓根钉模型 。

(1) 明确目标椎弓根钉的重要几何尺寸,包括螺钉内径 r、外径 R、螺纹长度 L、螺距 d、牙形等(图 4-2-2),为建模做好准备。螺钉的后部结构对拔出过程影响极小,亦可不予构建。

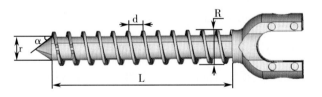

◎图 4-2-2
螺钉主要几何尺寸

(2) 绘制内径圆柱体、尖端圆锥及圆倒角:在 CATIA 中新建零件,依据螺钉尺寸,应用拉伸、旋转等基本放样方法,建立螺钉的基础模型(图 4-2-3)。

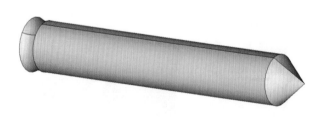

◎图 4-2-3
建好的螺钉基础模型

（3）绘制螺旋线：首先在空间中定义螺旋线起点位置和中心轴线。然后依据螺距及螺纹长度，在 CATIA 中，点击"开始"→"机械设计"→"线框和曲面设计"激活曲线设计功能。然后单击"插入"→"线框"→"螺旋线"进入螺旋曲线定义菜单（图 4-2-4）。本算例中定义螺距 3mm，高度 2.28mm（此处设定为内径值），方向逆时针，起始角度 0°，半径无变化。选定起点后，生成螺旋线完毕。

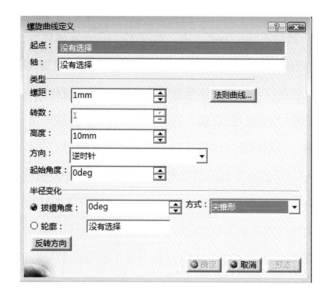

◎图 4-2-4
螺旋曲线定义
菜单

（4）绘制牙形，并沿螺旋线扫掠至终点：在草图中于螺旋线起点处绘制牙形。绘制好后，点击【插入】|【基于草图的特征】|【肋】进入扫掠设置界面，生成螺纹实体，完成螺钉模型的创建。

2. 建立骨组织的简化方形模型　最理想的仿真实验需要建立与真实实验完全相同的几何和力学模型，但多数时候，在不影响精度的前提下对模型进行简化，是节约时间、提高效率的必需选择。本例中，为了简化建模和计算的过程，将整个椎体的三维骨质模型简化为一个包裹椎弓根钉的狭窄的方形模型（图 4-2-5）。椎体骨的解剖结构在椎弓根处最为狭窄，故应保证简化后的方形骨模型的尺寸能够代表椎弓根处的几何形状。为此，需要将建好的椎弓根钉模型和椎体骨质模型进行装配，并测量装配后椎弓根处的骨质尺寸

视频4-2-2

视频 4-2-2 装配 。实施步骤如下：

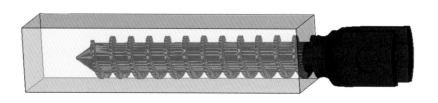

◎图 4-2-5
简化后的包裹椎
弓根钉的方形骨
质模型

（1）选取实验针对人群的代表性脊椎断层 CT 扫描图片，导入三维重建软件中重建为三维模型。

本例选取 45 岁健康男性的脊椎断层 CT 扫描图片，利用 MIMICS 重建三维模型。而后将实验椎节以 stl 格式导入模型修缮软件 geomagic，并进行光顺、填孔、删去孤立三角形等处理，通过【精确曲面】操作转换为 iges 文件。本例选择 L$_5$ 椎体进行仿真实验。

（2）装配椎体模型和椎弓根钉模型：本例中，操作为将建好的椎弓根钉模型在 CATIA 软件中另存为 iges 格式，和实验椎节一起导入 geomagic 中。此时，作为两个实体模型，椎节和椎弓根钉都可以通过【工具】|【对象移动器】操作变换位置。在装配之前，我们必须明确椎弓根钉的进钉点位置和横向角（即进钉轴向与椎体竖直对称面的夹角）。腰椎的椎弓根钉植入有一些常用原则，本例中采用 Magerl 法，在植入的过程中设置 20° 的横向角，尽量使进钉方向与椎弓根几何走向一致。调整好螺钉的位置后，使用剖视图观察螺钉边缘到椎弓根壁面的距离。首先截取过螺钉轴线的水平截面剖视图。具体方法为首先旋转视角至俯视椎体，然后在【显示】对话框中勾选【视图裁剪】功能，并拖动滚动条直到裁剪平面过螺钉轴线，即得植入后椎体过螺钉轴线的水平截面剖视图（图 4-2-6A）。用类似方法再得到过螺钉轴线的竖直截面剖视图（图 4-2-6B）。利用 geomagic 中的【点坐标】功能可以测量剖视图中指定点的距离，从而得到在椎弓根狭窄处，螺钉外径与椎弓根壁面的距离。依照此距离来设置方形骨质模型的宽和高，可以在简化模型的同时保留椎体椎弓根处的尺寸信息。本例中方形骨质模型的高为 9mm，宽为 11mm。模型长度对计算结果影响不大，只要比螺钉头部长出 1~2 倍螺距即可。

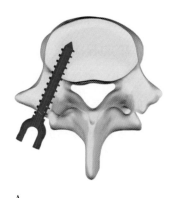 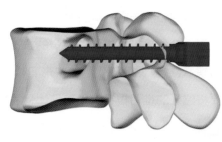

A　　　　B

◎图 4-2-6
植入后椎体过螺钉轴线的截面图
A. 俯视图
B. 侧视图

3. 模型前处理

（1）装配骨质方形模型和椎弓根钉模型：将骨质方形模型和椎弓根钉的 iges 格式模型导入 geomagic 中，用"对象移动器"进行位置调整，再分别导出为 iges 格式文件，此时的文件中就包含了刚刚调整的位置信息。将两者导入 ABAQUS CAE 成为两个 Part，然后在 Assembly 模块中将它们导入为 Instance，点击 Merge/Cut Instance 按钮进入布尔运算窗口（图 4-2-7），为裁剪后将得到的新零件命名，并选择 Cut geometry 选项，点击 Continue，选择方形骨质为被切除零件，螺钉为进行切除的零件，完成两者的布尔减运算。将新零件导出成 iges 文件，准备划分网格 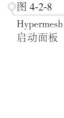 视频 4-2-3 布尔运算 。

视频4-2-3

◎图 4-2-7
ABAQUS 布尔运算窗口

◎图 4-2-8
Hypermesh 启动面板

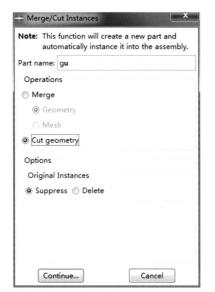

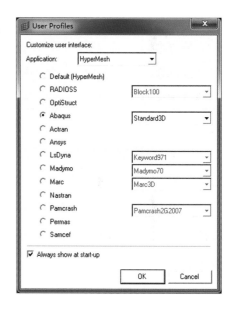

（2）划分网格：将布尔运算后的螺钉和骨质的 iges 格式文件导入网格划分软件。本例中使用较为方便快捷的 Hypermesh 三维网格自动划分功能。打开 Hypermesh，在启动面板（图 4-2-8）中设置模型的计算软件，选择 ABAQUS Standard3D。利用 3D tetramesh 中的 volumn mesh 功能，将骨质和螺钉模型分别划分网格。建议根据模型尺寸，将两个模型的网格特征尺寸都取为螺钉外径的 1/10，兼顾计算精度和速度。划分好网格后，将两个模型导出为 inp 格式的 ABAQUS 写入文件 视频 4-2-4 网格划分 。

（3）导入求解器：将划分好网格的模型导入求解器软件，设置材料属性、边界条件、分析步等前处理参数 视频 4-2-5 导入求解器及加载运算 。本例中具体操作如下：将两个 inp 文件导入 ABAQUS CAE 中成为两个 Model，将它们子目录中的 part 重命名，通过"Model"→"Copy Objects"命令将两个 part 导入至同一 Model 中，命名为 pull-out。

（4）设置材料属性并赋值：在 Property 模块中，点击 Create Material，通过 "Mechanical"→"Elasticity"→"Elastic" 设置松质骨、密质骨、椎弓根钉的弹性模量和泊松比，通过 "Mechanical"→"Plasticity"→"Plastic" 设置三者的屈服强度。而后点击 Create Section 设置截面属性，点击 Assign Section 为 part 赋值截面属性。骨质模型中，靠近螺钉尾部的一小块区域的网格应被赋予密质骨属性，而其他网格应被赋予松质骨属性。至于密质骨网格层应有多少厚度，则可通过 CT 图像，观测椎体后部人字嵴处的密质骨层厚度确定。本算例中设置密质骨厚度为 1mm。常用的椎体建模设置如表4-2-1 所示。

表 4-2-1　常用椎体建模材料属性设置

材料	弹性模量（MPa）	泊松比	屈服强度（MPa）
松质骨	100	0.2	2.0
密质骨	12 000	0.3	100
钛合金螺钉	110 000	0.3	

（5）建立螺钉随体坐标系：在 Assembly 模块中，点击 Create Datum CSYS 建立固定于螺钉上的随体坐标系 csys1。其中 X 轴平行于螺钉轴线指向螺钉头部。

（6）设置分析步及场变量输出：在 Step 模块中，点击 Create Step 新建分析步。本算例采用准静态过程模拟螺钉拔出，所有的分析步全部采用 static，general 设置。算例包含以下几个分析步：

1）初始分析步 Initial：用于定义模型的初始接触和固支约束。不需用户创建，此处也不需额外设置。

2）分析步 Incontact：螺钉轴向位移 0.001mm，使各个接触关系平稳地建立起来。此处需激活 Nlgeom（几何非线性），这样在后面的分析步中，该选项都会自动被激活。

3）分析步 pull1：螺钉轴向位移 0.1mm。仿真拔出实验从该分析步正式开始，故需根据迭代计算的需求设置 Increment（增量步）。如增量步设置过大，则迭代次数过少，数据采样点少，甚至计算也不能收敛；如增量步设置过小，则计算时间过长。需根据经验调试。在 Incrementation 标签页下，将 Initial（初始增量步）、maximum（最大增量步）、minimum（最小增量步）都设为 0.01，maximum number of increments（最大增量步数）设为100，兼顾计算质量和时间。这样，该分析步内会进行 100 次迭代，每次迭代螺钉会完成相同的位移值，0.001mm。

4）分析步 pull2：螺钉轴向位移 0.2mm。此分析步的设置与 pull1 完全一致，迭代会从 0.1mm 位移处开始。

5）分析步 pull3：螺钉轴向位移 0.25mm。此分析步的设置与 pull1 完全一致，迭代会从 0.2mm 位移处开始。

同样，在 Step 模块中，点击 ⚏⚏ Field Output Manager，在 pull1、pull2、pull3 分析步中，将场变量设置为每 10 次迭代输出一次。这样可以适当减小输出的结果文件占用的空间。

（7）设置接触和耦合：在 Interaction 模块中，点击 ⚏ Create Interaction Property 新建接触属性，在相互作用类型中选择 contact。在弹出的对话框中，点击 "Mechanical"。在 "Tangential Behavior" 下定义摩擦属性，在 Friction formulation 中选择 Penalty，在 Friction Coeff 栏填写摩擦系数为 0.2。在 Normal Behavior 中设置法向接触属性，在 Pressure-Overclosure 中选择 "Hard" Contact，勾选 Allow separation after contact 选项。完成接触属性设置。

点击 ⚏ Create Interaction 新建接触，选择 Initial Step 为接触作用的分析步，在类型中选择 General contact。在弹出的接触设置对话框中，为 Global property assignment 选择刚刚建好的接触属性，完成接触设置。

同样，在 Interaction 模块中，在螺钉尾部的竖直平面建立一几何点，并点击 ⚏ Create Reference Point 将该几何点设定为参考点 RP1。点击 ⚏ Create Constraint 设置约束，选择约束类型为 Coupling，将 RP1 和螺钉尾部的竖直平面耦合。

（8）设置边界条件：在 Load 模块中，点击 ⚏ Create Boundary Condition 新建边界条件。

在 Initial Step 中建立固支约束。在初始分析步中，选择 Symmetry 型边界条件，选择骨质模型上包裹螺钉的四个侧面，建立全位移、全角度的固支约束。

在 Incontact 分析步中，选择 Displacement 型边界条件。位移作用的元素选择为 RP1，位移参考的坐标系选择 csys1，沿 x 轴的位移大小设为 -0.001mm，其他的位移、转动分量都设置为零。

在三个代表实验进程的 pull 分析步中，同样选择 Displacement 边界条件。其他设置与 Incontact 分析步相同，只是沿 x 轴的位移大小在 pull1、pull2、pull3 中分别设为 -0.1mm、-0.2mm、-0.25mm。完成后，需打开 Boundary Condition Manager 面板，通过 deactivate 命令使所有位移边界条件只在所建立的那个分析步中生效，而在其后的分析步中失效。

（9）设置并提交作业：在 Job 模块，点击 ✈ 新建作业，选择要计算的模型为 pull-out，在 Parallelization 选项卡中，根据计算所用的工作站的性能选择是否开启 Use multiple processors 采取并行计算。如开启，可设置启用多少个处理器进行并行计算。

4. 模型后处理　在作业完成后，进入 Visualization 模块，进行后处理分析。

（1）查看骨组织和螺钉的场变量分布：不同算例的后处理过程各有侧重。就本算例而言，拔出过程中骨组织的应力、应变分布及屈服区域，是考察场变量时所应注重的，也是体外拔出实验所无法得到的。

在查看单个模型或模型局部的场变量时，双击左侧结构树中的 🔳 Display Groups 新建展示。如要考察螺钉场变量分布，可以在 Part instance 中选择螺钉部件，查看螺钉表面等效应力分布（图 4-2-9A）等信息；如要考察邻近螺纹处的骨质场变量分布，可以在 Part instance 中选择骨质部件后，在 Elements 中选择 Pick from viewport，而后在视图中选择骨质模型的半部分并将其隐藏即可，如邻近螺纹处的屈服骨质分布（图 4-2-9B）。

在查看不同螺钉拔出位移的场变量时，点击菜单栏中"Report"→"Field Output"打开场变量输出面板，点击"Step/Frame"后选择需要输出的螺钉位移点所在的分析步和时间节点，点击"Apply"，即可得到螺钉在拔出过程中任意时刻的场变量（图 4-2-9C）。

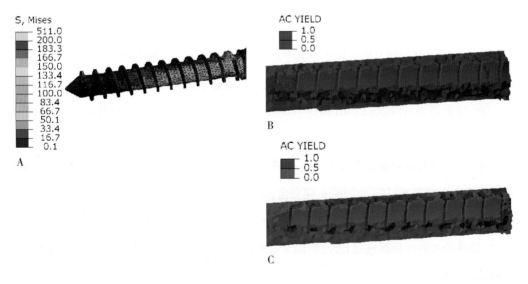

◎图 4-2-9
椎弓根钉拔出算例后处理结果云图
A. 椎弓根钉拔出瞬间螺钉表面等效应力分布
B. 椎弓根钉拔出瞬间邻近螺纹骨质屈服分布
C. 椎弓根钉拔出过程中邻近螺纹骨质屈服分布

（2）得出螺钉轴向力-位移曲线：螺钉轴向力-位移曲线是体外拔出实验中最重要的输出参数，故必须在本算例的仿真实验中输出。方法如下：

点击菜单栏"Result"→"Options"，在对话框的 Transformation 选项卡中选择 User-specified，选择椎弓根钉模型上的随体坐标系 csys1 作为输出参考坐标系。

点击菜单栏"Report"→"Field Output",点击 Step/Frame 选择输出轴向力的时间节点,在 Variable 选项卡中选择 Unique Nodal 作为输出位置,选择 RF1 作为输出量。在 Setup 选项卡中设置输出文件路径、输出数字格式等信息,完成后点击 Apply 生成输出文件。

在 Step/Frame 中不断改变输出轴向力的时间节点,同时改变文件名称,即可得到一系列 rpt 格式的输出文件。以记事本程序打开这些文件,提取位于文件最末端的求和结果,即可得到文件对应的时间节点处的固支反力,与螺钉轴向的拔出力在绝对值上相等。螺钉位移从 0 到 2.5mm,每隔 0.1mm 提取一次螺钉轴向力,即可得到轴向力 - 位移曲线(图 4-2-10)。曲线斜率随椎弓根钉轴向位移的增大而减小。算例的最终拔出力约为 1660N。

◎图 4-2-10
　仿真实验轴向拔
　出力 - 位移曲线

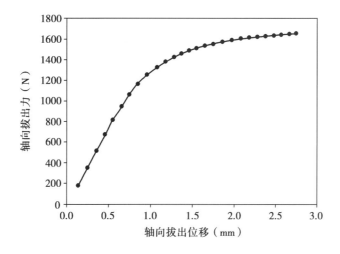

5. 验证仿真实验结果　用仿真实验方法来研究生物医学工程问题,固然可以克服实验中样本个体性差异造成的变量干扰,但同时也会引入数值方法固有的多种误差,所以在仿真实验进行完毕后,必须对其中至少一组实验结果进行精度上的验证。验证仿真实验结果精度的方法主要有两种:

(1) 利用实验结果进行验证:就本算例而言,可在力学实验机上进行体外拔出力学实验,将实验得到的拔出轴向力 - 位移曲线(图)与仿真实验结果进行对照。在严格的验证过程中,可先完成体外实验,再完成仿真实验的验证组计算。

体外实验过程中,需要注意:在植入椎弓根钉前,先用 micro CT 技术扫描样本椎体,得到椎体的几何形状、密质骨厚度、松质骨骨密度等信息,而且必须使用与仿真实验相同的椎弓根钉和植入方法。

仿真实验的验证组计算过程中,需要注意:椎体骨质模型的几何形状、密质骨厚度、松质骨骨密度(影响松质骨弹性模量和屈服强度)等信息必须从体外实验中得到的 micro CT 扫描数据提取,以尽量减小仿真模型和体外验证实验所用样本的个体性差异。

(2) 用以往文献中相似仿真实验的结果进行验证:就本算例而言,可利用经典文献中的仿真实验结果进行验证。Zhang 等于 2006 年给出了有相关体外实验验证的螺钉拔出模型。利用它的结果进行验证时,需要建立尺寸、材料属性与文献中完全相同的椎弓根钉和骨质方形模型,完成计算后,将得到的椎弓根钉轴向力 - 位移曲线与文献结果比对,完成验证。

6. 讨论   本算例利用有限元模型,实现了腰椎椎弓根钉体外拔出实验的数值仿真实验。经同型号椎弓根钉的体外实验结果验证,本算例的仿真结果中的最大拔出力具有一定的参考价值,但达到最大拔出力时的螺钉位移与体外实验结果有差距(仿真实验中螺钉位移 0.25mm 即达到最大拔出力,体外实验中螺钉位移往往达到 1~3mm 处才会达到最大拔出力)。仿真实验结果有可信度高的部分,但还有很多需要改进和完善的地方。编者希望改进的部分罗列在下:

(1) 本算例只模拟了骨质的屈服,但并未模拟骨质的破坏。事实上,松质骨由骨小梁组成,在达到破坏强度后,会随着骨小梁的断裂而不再承力。因此,体外实验中,螺钉的轴向力 - 位移曲线会在达到顶点后下降,而本算例得出的螺钉轴向力 - 位移曲线没有下降段。

(2) 本算例在处理骨 - 钉初始接触面时,只是令表面相互接触,但并未传递任何初始应力。事实上,在体外实验拧入螺钉的过程中,骨 - 钉接触面会形成压力,称为螺钉预紧力。只是预紧力难于测量,在仿真实验中的实施有不小的困难。

(3) 本算例将骨质模型的几何形状简化为方形,而没有建立整个椎体的三维模型。这对计算结果可能会有影响。

最后,本算例展示了椎弓根钉拔出仿真实验的过程和结果。作为生物医学工程的辅助研究手段,仿真实验往往可以得到比真实实验更多的细节信息,如场变量分布等等;还可以在研究中滤去实验样本的个体性差异影响,实现变量单一化。但由于生物系统往往极为复杂,仿真实验模型在建立之时,很可能经过了过量的简化,使得结果数值的绝对精度存疑。故如何在生物医学工程的课题研究中,恰当而不失时机地使用仿真实验,是广大读者值得深入思考的问题。

二、腰椎运动康复过程建模与仿真

脊柱是人体的主要受力结构,在维持人体正常的生理形态,承受各种载荷方面发挥着重要作用。腰椎是脊柱中重要组成部分,承载了人体近 2/3 的质量,是脊柱疾病的主要发病部位。腰椎疾病的治疗手段主要包括手术及非手术方法,其中运动康复手段因为具有无创、副作用小等特点逐渐受到重视而广泛用于腰椎疾病的治疗。例如腰椎牵引被广泛用于椎间盘突出病症的治疗,短时间低强度高频率的振动被证实有助于促进骨形成,抑制骨吸收,并广泛用于防治骨质疏松症的研究。而另一方面,有限元方法是腰肢研究中的一种主要手段,由于计算技术发展,使用有限元数值模拟的方法能对腰椎运动康复的生物力学影响做出更精确的预测和分析。本节将针对全腰椎 L_1~L_5 模型,详细介绍有限元方法在腰椎运动康复研究中的应用。

(一) 腰椎椎体的几何建模

1. CT 图像获得　真实的腰椎结构复杂,轮廓曲线不规则,为了建立符合人体腰椎真实解剖结构的几何模型,通过对人体腰椎的 CT 扫描数据并以 DICOM 格式存储,一定程度上人为因素更改造成的影响,减少几何失真。

视频4-2-6

2. MIMICS 三维重建　将扫描获得的 DICOM 格式的 CT 数据导入到 MIMICS 中进行显示和分割重建 视频 4-2-6 MIMICS 功能介绍 。MIMICS 可以从三个视图显示,如图 4-2-11。由于人体组织密度不同,其在 CT 图像对应的灰度值也不同,因此,根据骨组织与软组织的灰度不同,选择一个合适的阈值来生成面罩以实现图像的初步分割(图 4-2-12)。

视频4-2-7

由于阈值初步分割过程中难免会产生噪声点,想要得到比较准确的腰椎模型,需要根据腰椎的实际情况和解剖结构进行面罩的 Mask 编辑 视频 4-2-7 Mask 编辑 。主要分割工具:区域分割,编辑(添加,擦除,局部阈值),动态区域增长,形态学操作,布尔运算,孔洞填充。通过区域分割,将目标对象中感兴趣的部分分离并高亮显示,编辑 masks 绘制感兴趣区域,去除周围非目标部分,直到绘制完一个完整椎体的面罩,并与相连的其他椎体和组织分离,如图 4-2-13。

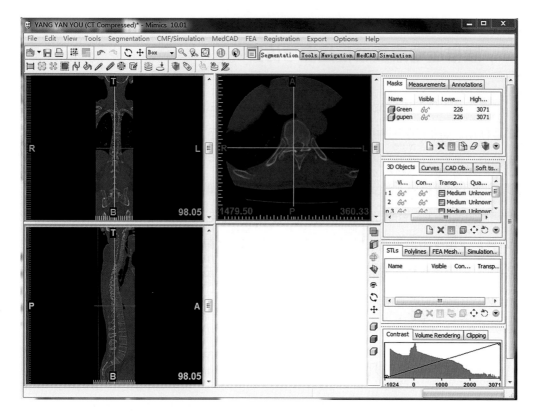

◎图 4-2-11
MIMICS 重建界面

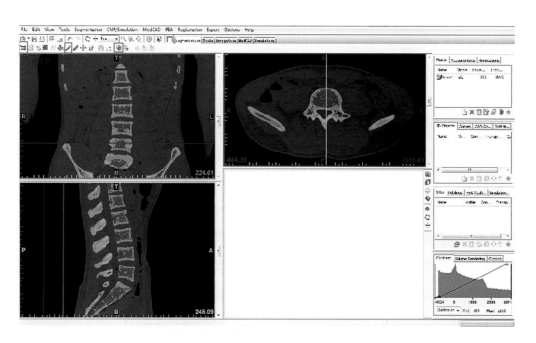

◎图 4-2-12
在 MIMICS 中设定阈值实现初步分割

◎图 4-2-13
编辑面罩分离目
标物体

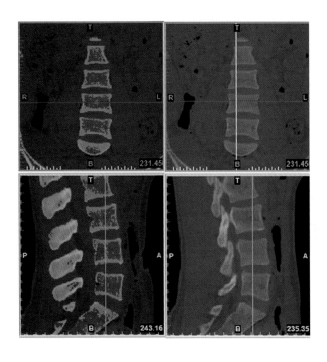

视频 4-2-8

视频 4-2-9

视频 4-2-10

　　最后通过对编辑后单个椎体的完整面罩,应用形态学操作和区域增长方式,计算生成单个椎体的 3D 模型 视频 4-2-8 接触部分处理和 3D 计算生成 视频 4-2-9 L_2 编辑 3D 修改 。使用同样方式计算生成腰椎 L_1~L_5 节段的 3D 模型,如图 4-2-14。最后将得到的三维几何边界数据保存为 Binary stl 格式文件导出 视频 4-2-10 导出模型 stl 格式 。如此便获得腰椎面结构的点云模型,它包含了各椎体间相对位置信息。

◎图 4-2-14
生成 L_4 单节椎
体与 L_1~L_5 全腰
椎三维模型

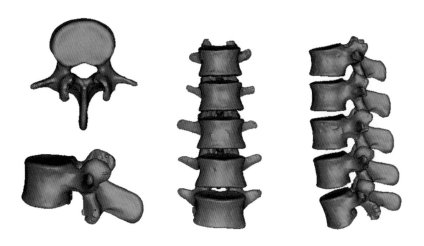

3. GEOMAGIC 曲面优化构型　在 MIMICS 中初步重建的三维腰椎几何模型还存在一定的缺陷,例如表面粗糙,存在尖峰、孔洞、坏面等问题,以 L_4 为例(图 4-2-15)。因此我们将 MIMICS 中导出的腰椎模型以 STL 格式输出到 GEOMAGIC STUDIO 中进行修复优化 ⬤ 视频 4-2-11 多边形阶段曲面优化 和曲面构型 ⬤ 视频 4-2-12 曲面造型 。

视频4-2-11

视频4-2-12

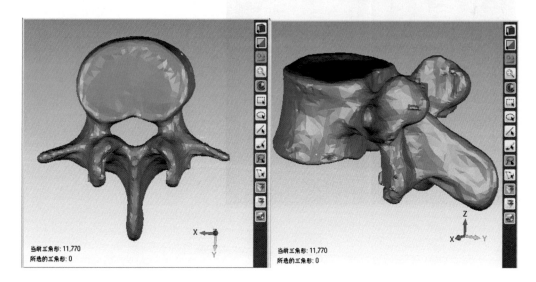

◎图 4-2-15
导入 GEOMAGIC 中的 STL 模型表面粗糙

在 GEOMAGIC 中主要进行两个阶段的处理。首先,在多边形节段,主要对模型进行修复与光滑处理,主要包括孔洞填充、去噪、平滑、去除不规则部分和网格细化等操作,这样我们将得到光滑的三角面片几何模型,并以 WRAP 格式输出,如图 4-2-16;其次,曲面构型节段,主要将平滑处理后的模型进行精确曲面构型,这部分主要进行探测轮廓线和探测曲率,生成曲面片和构造格栅,最后生成高精度的 NURSE 曲面,并以 IGS 格式导出(图 4-2-17)。

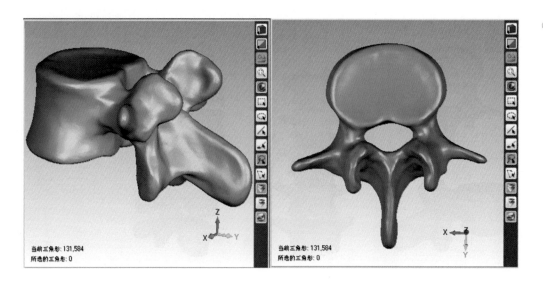

◎图 4-2-16
多边形节段处理后的光滑模型

◎图 4-2-17
曲面构型生成高
精度曲面模型

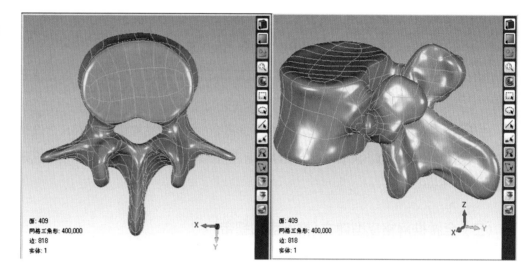

（二）椎体网格模型建立

由于 GEOMAGIC STUDIO 只能做出高精度的曲面,因此需要将生成的腰椎
NURSE 曲面以 IGS 格式导出,在 HYPERMESH 软件中进行二维网格和三维网格划分,
产生三维实体网格模型。

本文选用 HYPERMESH 的自动网格划分模块,首先利用 HYPERMESH 中的二维
自动网格划分工具 automesh 对模型进行二维网格划分,得到腰椎椎体 L_1~L_5 节段的面
网格模型,在生成的面网格模型基础上,再使用 HYPERMESH 三维网格自动划分工具
tetramesh,生成腰椎 L_1-L_5 的三维实体网格模型。最后利用 Tools 下的 check elems 进
行网格质量的检查。通过这智能的网格生成工具,同时交互地调整每一个曲面及边界的网
格参数,包括单元密度、单元长度变化趋势、网格划分算法等,提高网格质量,可以得到比较
理想的网格模型。另一方面,本文根据腰椎解剖结构,对椎体的不同解剖结构分别进行网格
模型划分并保存为不同的组件,各部件通过连接处的共节点连接,单个椎体包括皮质骨、松
质骨、后部结构和终板四个部分。
每个椎骨的外周一层0.5~1.0mm
厚为椎体皮质骨,里面是椎体松
质骨。故本模型椎体皮质骨选取
层厚 0.5mm 的椎体外围一周,每
个椎体上下约 0.5mm 的一层为
终板,内部为松质骨,以 L_4 椎体为
例,椎体网格模型如图 4-2-18。

◎图 4-2-18
L_4 腰椎三维
网格模型

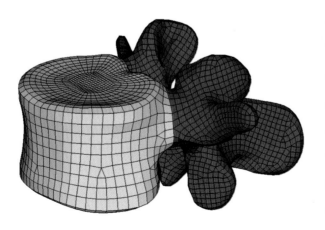

在本文中椎体的松质骨、皮质骨以及后部结构采用四面体网格单元,后部结构复杂,网格划分细密,同时对后部结构中的四对相互接触的小关节面进行进一步细化,而椎体部分的结构和曲线更简单网格也相对粗疏,这样可以在单元总数尽可能少的情况下保证计算精度。

由于椎体的结构和边界线条简单,网格尺寸选择 2mm,后部结构复杂,网格尺寸选择 1.5mm,同时考虑到后部小关节的相互接触作用,为后续计算的准确性,小关节使用更细密网格尺寸 1mm。

(三) 全腰椎网格模型建立(椎间盘和韧带)

椎间盘位于两椎体之间,在脊柱中起着衬垫的作用,同时也可增加脊柱运动的幅度。椎间盘的解剖结构主要包括三个部分:髓核、纤维环基质和纤维环纤维。

在前文建立的 L_1~L_5 腰椎椎体的三维网格模型基础之上,利用 HYPERMESH 软件来创建椎间盘的三维网格模型。椎间盘模型建立主要通过 HYPERMESH 的 3D 模块下的 linear solid 功能,将相邻椎体相对的两个面进行网格线性扩展拉伸,在 1D 中 rods 来添加纤维环纤维 视频 4-2-13 椎间盘网格 。每个椎间盘的厚度以及前后厚度各不相同,这主要基于扫描的椎体结构。椎间盘中心是椎间盘髓核,它的面积占整个椎间盘横截面积的 40%,外围是纤维环基质,其中镶嵌有 6 层连续网状的纤维环纤维(只受拉应力),纤维环与相邻终板成 ±30° 视频 4-2-14 绘制纤维环 。椎间盘模型如图 4-2-19 所示。

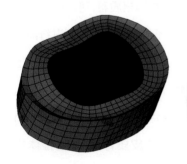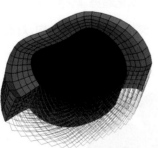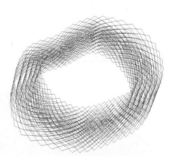

◎图 4-2-19
椎间盘网格模型

通过 HYPERMESH 软件我们获得了椎体和椎间盘的三维网格模型，接着以 Inp 格式导入 ABAQUS 中，在 mesh 模块下添加韧带 视频 4-2-15 材料属性分配和导出 inp 文件 视频 4-2-16 韧带绘制 视频 4-2-17 韧带材料 。共包括 7 条相关韧带，即：棘间韧带（ISL，interspinous ligament），棘上韧带（SSL，supraspinous ligament），前纵韧带（ALL，anterior longitudinal ligament），后纵韧带（PLL，posterior longitudinal ligament），黄韧带（FL，ligamentum flavum），囊韧带（CL，capsular ligament），肌间横韧带（ITL，interspinous ligament）。另外，模型中韧带采用 truss 单元，只受张力。

（四）模型装配和材料属性

这样就得到全腰椎有限元网格模型，该模型包括椎体皮质骨、椎体松质骨、终板、后部结构、椎间盘髓核、椎间盘基质、纤维环纤维和 7 种有关韧带。

从 HYPERMESH 中以 INP 格式导出 L₁~L₅ 椎体和椎间盘网格模型到 ABAQUS 中，并在 ABAQUS 中添加韧带，接着通过 ABAQUS 的 Assemble 功能模块进行各部件组装，我们就得到了完整的全腰椎模型如图 4-2-20。参考有关文献，腰椎模型各组成部分的单元类型与材料特性如表 4-2-2 所示。

◎图 4-2-20
全腰椎网格模型

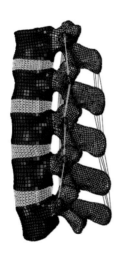
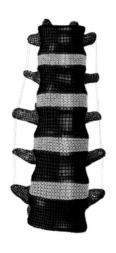
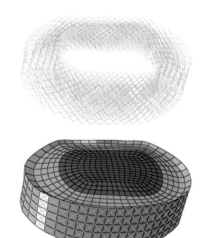

表 4-2-2　腰椎 L_1~L_5 节段有限元单元类型和材料参数

椎体结构	单元类型	杨氏弹性模量（MPa）	泊松比	截面积（mm²）	密度 t/mm³
皮质骨	四面体单元	12 000	0.30		$1.7×10^{-9}$
松质骨	四面体单元	150	0.30		$1.1×10^{-9}$
后部结构	四面体单元	3500	0.30		$1.4×10^{-9}$
终板	四面体单元	100	0.40		$1.2×10^{-9}$
髓核	六面体单元	1	0.499		$1.02×10^{-9}$
纤维环基质	六面体单元	4	0.45		$1.05×10^{-9}$
纤维环纤维	三维杆单元	400	——	0.76	$1.0×10^{-9}$
前纵韧带（ALL）	三维杆单元	8	0.35	49.1	$1.0×10^{-9}$
后纵韧带（PLL）	三维杆单元	10	0.35	22.2	$1.0×10^{-9}$
肌间横韧带（ITL）	三维杆单元	5	0.35	4	$1.0×10^{-9}$
关节囊韧带（FC）	三维杆单元	5	0.35	103.9	$1.0×10^{-9}$
棘间韧带（ISL）	三维杆单元	5	0.35	49.2	$1.0×10^{-9}$
棘上韧带（SSL）	三维杆单元	5	0.35	70.3	$1.0×10^{-9}$
黄韧带（FL）	三维杆单元	5	0.35	71.1	$1.0×10^{-9}$

（五）牵引摆动的静力学仿真

1. 问题的描述　使用 L_1~L_5 全腰椎有限元模型，设置后部小关节为面面接触，L_1 腰椎上表面左右摆幅 11.74mm，轴向旋转角 5.74°，和 L_5 腰椎的下表面施加摆动幅度 15.45mm，轴向旋转角 6.89°，同时在 L_5 下表面添加 0.3N 牵拉力载荷。结果分析腰椎椎体，髓核，纤维环的应力变化图。

建模要点：

（1）选用静力分析 static，general。

（2）通过边界位移约束设置摆动参数。

（3）详细介绍了材料属性的幅值和模型装配。

2. 建模过程

（1）定义材料属性：在窗口左上角的 Module（模块）列表中选择进入 Property 模块。进入如图 4-2-21 所示的材料参数设置界面，在该界面进行材料参数设置，以给松质骨赋材料属性为例。

1）创建材料：点击左侧工具区的 � Create Material，在 Edit Material 对话框的 Name（材料名称，如松质骨 can），点击对话框中 Mechanical（力学特性）——Elasticity（弹性）——Elastic（弹性）。在数据表中的 Young's Modulus（弹性模量）为 150，Poisson's Ratio（泊松比）为 0.3，其余参数保持默认值，点击 OK，如图 4-2-22。

◎图 4-2-21
材料设置界面

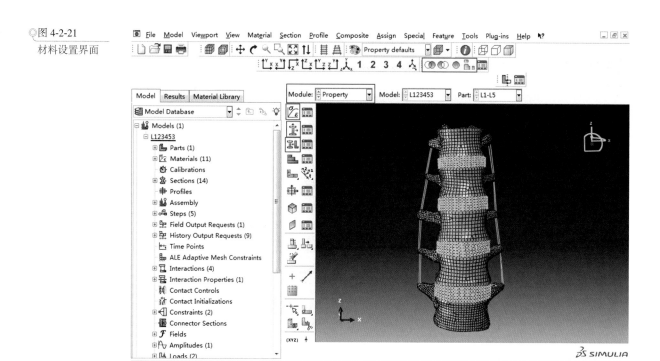

◎图 4-2-22
材料属性创建

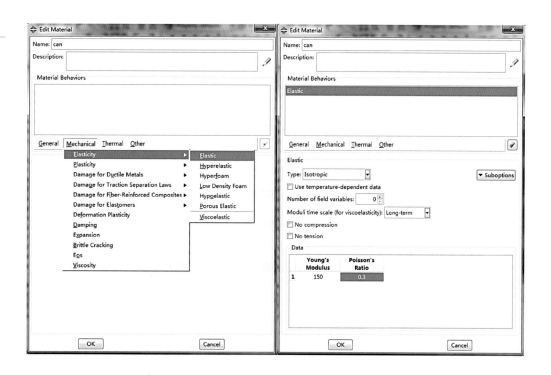

　　2) 创建截面属性：点击左侧工具区 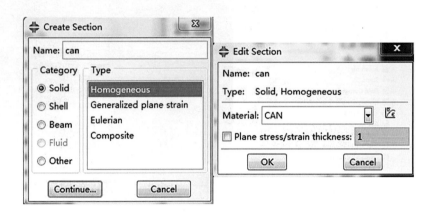 Create section，在 create section 对话框，设置 Name 名字为 can，保持默认参数不便，点击 Continue。在 Edit Section 对话框中，Material 选择相应的 can，Plane stress/strain thickness：1 保持不变，点击 OK 按钮（图 4-2-23）。

○图 4-2-23
创建部件

　　3) 给部件赋予截面属性：点击左侧工具区 Assign Section，点击上方显示选择按钮 ，选择最右侧 Create Disply Group，在 create display group 对话框的 sets 选项下选择 can 部件，点击 Replace 按钮后 Dismiss 确定，如图 4-2-24 所示。鼠标左键框选视图窗口中的松质骨部件模型，ABAQUS 以红色高亮度显示被选中部件的实体，鼠标中键确认，在 Edit Section Assignment 对话框中，将 Section 选项设为 can 部件，点击 OK 按钮（图 4-2-24）。

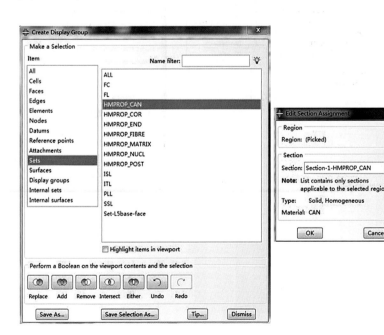

○图 4-2-24
模型部件的材料
幅值

（2）定义装配件：整个模型是一个装配件，进入 Assembly（装配）模块。点击左侧工具区 ■（instance part），在弹出的 Create Instance 对话框中，点击 Parts 内的默认部件 L1-L5 被选中，点击 OK 按钮（图 4-2-25）。

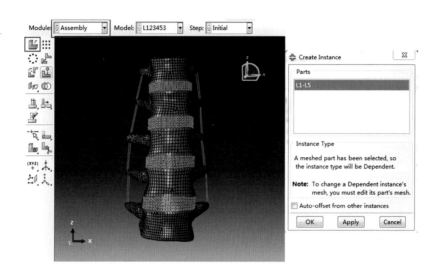

（3）设置分析步：进入 Step 功能模块，ABAQUS 会自动创建一个初始分析步（initial step），用户要创建后续分析步（analysis step），用来施加载荷。点击 ●■，在 Name 后输入 Traction，其余参数不变，Procedure type：general；列表选中 Static General，点击 continue。在弹出的对话框中，保持参数默认值，点击 OK 按钮，如图 4-2-26，可以根据需要依次建立多个分析步。

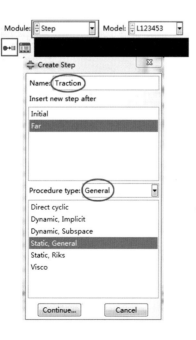

（4）接触设置：选择 Interaction 功能模块，选择 📇（Create interaction property），Type 选择 Contact 接触，Continue 后在 Mechanical 选项下选择 Tangential Behavior（切向）和 Normal Behavior（法向）接触，如图 4-2-27 所示。

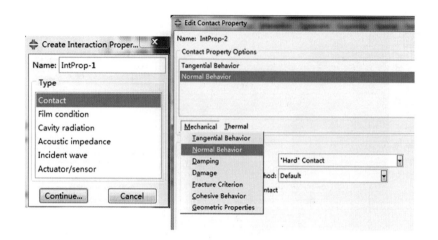

◎图 4-2-27
接触属性设置

选择 📇（Create interaction），在选项表中选择 Surface-to-surface contact（图 4-2-28），接着 continue 确定，主要步骤在 ⬚ 显示组的 Sets 组的列表中，通过 Replace 分布仅显示 L1 和 L2 的后部结构，选择 L12 相互接触的 L1 关节面为主接触面，同样的方法选择对应的 L2 小关节面为受面，同样的方法依次建立 L23、L34、L45 的小关节接触。

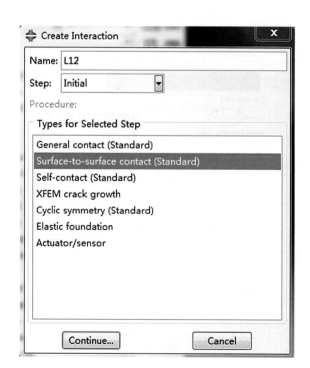

◎图 4-2-28
小关节接触设置

（5）定义边界条件和载荷：在窗口左上角 Module 列表中选择 Load（载荷）模块，定义边界条件和载荷。

点击 ▦（create load），设置名为 Tract-L5 的载荷，在 step 中选择 Traction 分析步，在 Mechanical 下选择 surface traction，点击 continue，在视窗中选中 L5 下表面，点击 done，在 edit load 对话框中，将 Traction 设置为 general（法向），将 Magnitude 设置为 0.3，其他保持默认值，点击 OK 按钮。

点击 ▦（create boundary condition），设置名为 BC-L1，step 分析步选择 Traction，选择 Mechanical，列表中选择 Displacement/Rotation，在视图区下方的 mesh，选择 by angle 选项，选中 L1 上表面，点击 done 或中键确认（图 4-2-29）。在弹出的 Edit Boundary Condition 对话框中，勾选 U1，取值 11.74，勾选 UR3，取值 5.74。同理设置 L5 下表面的摆幅和旋转角约束。

◎图 4-2-29
　边界与载荷设置

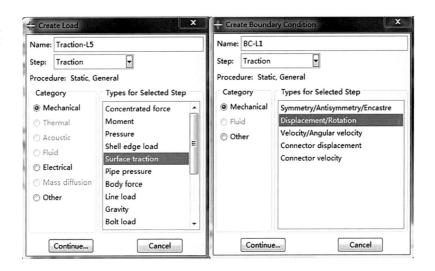

（6）提交分析：进入 JOB 模块，选择 Job Manager，点击 creat 设置 Name 输入 Tract，Continue，在 Edit Job 对话框，在 Memory 中 Maximum preprocessor and analysis memory 后设置使用的内存百分比，在 Parallelization 中，勾选 use multiple processors 设置计算内核数。保存模型，然后 Submit 提交分析，Monitor 进行计算情况查看 🔘 视频 4-2-18 模态分析算例 。

视频4-2-18

3. 后处理　将窗口左上角的 Module 列表中选择 Visualization 模块，在视图区显示未变形模块。点击 ▦（Plot Contours），显示云纹图，显示 Mises 应力的云纹图。通过 ▦ 创建显示组，在 Item 列表中选择 Elements，Method 列表中选择 Elements sets，在右侧的部件列表中分别选择髓核、纤维环、椎体部分，单独显示相应部分的应力分布云图（图 4-2-30）。

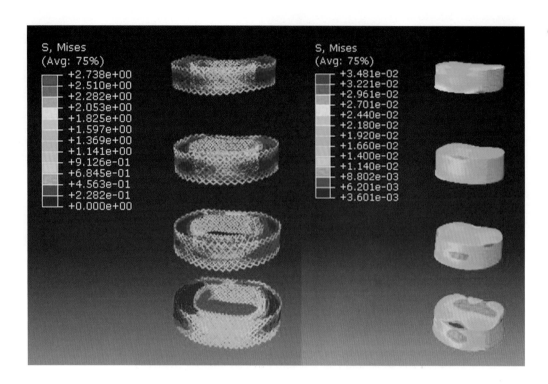

○图 4-2-30
纤维环和髓核的
应力云图

（六）腰椎振动的动力学仿真

1. 问题的描述　使用 L_1~L_5 全腰椎有限元模型，在 ABAQUS 中定义单元材料，设置后部小关节面面接触，L_1 腰椎上表面全约束，L_5 腰椎的下表面施加一个正弦振动。分析 L_4 腰椎松质骨的应力矢量 / 张量，以及各节段腰椎底部的位移随时间的变化情况。

建模要点：

（1）由于振动状态分析是动态分析，因此需要定义材料的密度。

（2）ABAQUS 中定义的量没有指定的单位，因此用户要自己保证量纲的统一。可以都使用国际单位，即 m、kg、N、s、Pa 等，密度单位 kg/m³，应力单位 N/m²。另一方面，也可以长度单位用 mm 设置数值，那么质量单位必须用 t，密度单位就需要用 t/mm²，压强单位就 Mpa 来设置数值参数的大小。只要输入的相应数值的单位满足统一的量纲就可以。必须同时使用 mm 和 t 的原因是力 = 质量 × 加速度，各个量之间的换算关系：N=kg·m/s²=0.001t×1000mm/s²=t×mm/s²，本例选用后面一组量纲。

（3）分析步为动态隐式分析步。ABAQUS 提供两种动态分析步的方法：动态显示 Dynamic Explicit 和动态隐式 Dynamic Implicit。由于本模型是简单的线性动态问题，本例选用直接法的隐式方法。

2. 建模过程

（1）定义密度：进入 Porperty 功能模块，在主菜单中选择 Material，选中相应的部分，例如选择松质骨 CAN 部分，点击 Edit，在弹出的 Edit Material 对话框中，点击 General-Density，在 Mass Density 下面输入 1E-9（图 4-2-31）。

◎图 4-2-31
　　定义密度

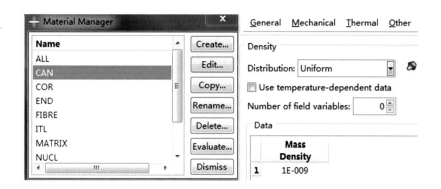

（2）定义振动分析步：

1）进入 Step 功能模块，在 name 中输入 Vibration，把 Procedure Type 设置为 General，选择 Dynamic Explicit，选择 continue，在 Time period 设置一个周期时间 T=0.1s，其他参数使用默认值，点击 OK 按钮。

◎图 4-2-32
　　正弦载荷

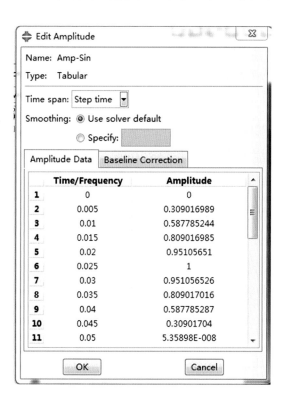

　　2）设置正弦振动的幅值时间曲线，在 step 模块下，选择菜单栏 Tools 下的 Amplitude 选择 creat，在 Name 中输入 sin10HZ，选中 Tabular（表格形式）点击 continue，将至少一个周期的时间幅值曲线复制到 Amplitude Data 的表格中（图 4-2-32）。

3）定义用于历史变量输出的集合，由于结果需要提取 L_4、L_3、L_2、L_1 椎体下底面中心的振幅位移曲线，在菜单栏 Tools-set-creat，在 creat set 对话框的 Name 中定义名为 L1-bottom-node 的集合，点中 node 项，在视窗中，Select the nodes for the set 选项框选中 individually，接着在窗口模型中选中 L_1 椎体下底面的一个中心节点，点击 done。依次分别建立 L_2、L_3、L_4 下底面中心节点集合。

4）设置场变量输出和历史变量输出，ABAQUS 的默认设置是每 10 个时间增量步输出一次场变量，本例将改为每 1/100T 的时间间隔输出场变量，即一个周期内输出 100 个输出来观察振动过程的变化。为减少结果文件的规模，删除不需要的场变量，只保留应力 S 和位移 U。

主菜单中选择 Output——Field Output Requests—Manager，在弹出的 Output Requests Manager 对画框中，选中 Vibration 点击 Edit，Frequency 设置为 Every x units of time，x=0.001，Timing 设置为 Output at exact times，将列出的默认场变量改为 S，U，然后点击 OK 按钮。同理设置 Output——History Output Requests Manager—Manager。

（3）边界载荷：设置 L1 上表面全约束，进入 load 功能模块，选中 Boundary condition manage 窗口，点击 Creat，在 Name 中输入 Fix-L1，在 Category 中选择 Mechanical，在 Types for selected step 中选择 Displacement/Rotation，点击 Continue，在视窗中 Select regions for the boundary condition 选择 by angle，输入框输入 10，在窗口选中 L1 上表面，点击 done，在 Edit Boundary Condition 对话框中，勾选全部 U1~UR3，数值设为 0。

设置 L5 小表面振动载荷，进入 load 功能模块，选中 Boundary condition manage 窗口，点击 Creat，在 Name 中输入 Vib-L5，在 Category 中选择 Mechanical，在 Types for selected step 中选择 Displacement/Rotation，点击 Continue，在视窗中 Select regions for the boundary condition 选择 by angle，输入框输入 10，在窗口选中 L1 上表面，点击 done，勾选 U1~UR3，在 U3 处设置幅值 0.4，Amplitude 选择之前设置的 Sin10HZ，点击 OK 按钮确定（注意，最后的计算幅值为 U3 与 sin10HZ 中幅值的积，故可以在设置 sin10HZ 时，默认设幅值为 1，则 U3 值为最后的计算幅值）。

（4）提交任务：进入 Job 功能模块，选择 Job Manager，点击 creat，Name 输入 Vib-sin10HZ，Continue，在 Edit Job 对话框，在 Memory 中 Maximum preprocessor and analysis memory 后设置使用的内存百分比，在 Parallelization 中，勾选 use multiple processors，设置计算内核数。保存模型，然后 Submit 提交分析，Monitor 进行计算情况查看。

3. 后处理

（1）显示云图：进入 Visualization，或打开结果文件 04sin-10HZ.odb，点击 ▨，使用右上角 ◂◂ ◂ ▸ ▸▸ 显示各个时间步上的 Mises 应力云纹图（图 4-2-33）。

◎图 4-2-33
在一个周期结束时 L_4 松质骨应力云纹图

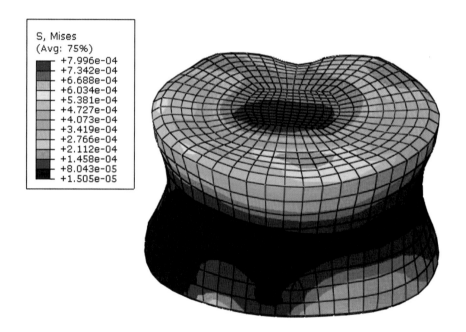

（2）显示应力张量图：点击 ▨，接着点击右侧 symbol options，在 Symbol Plot Options 对话框中，选择 Tensor 选项卡，设置 Spectrum Name 为 Red to blue，Number of intervals 滑块到 2，默认 Size 尺寸为 6，点击 apply。在 Options—common 的对话框中，在 Basic 选项卡中选择 No edges，选择 Color&Style 选项卡，将 Fill color in filled/shaded plots 后颜色选为白色。得到应力张量图如图 4-2-34 所示。

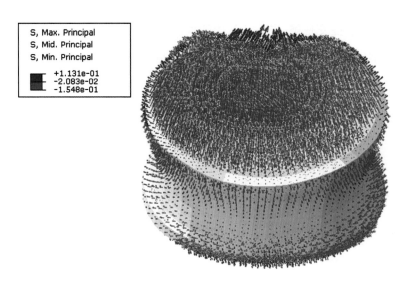

◎图 4-2-34
L_4 松质骨在一个周期时间末的应力张量图

（3）查看椎体底面中心的位移历史输出：点击 ▤，在 creat XY Data-ODB history output-continue，在 Variables 列表中同时选中 U3 at Node number in NSET L1-bottom-node，U3 at Node number in NSET L2-bottom-node，U3 at Node number in NSET L3-bottom-node，U3 at Node number in NSET L4-bottom-node，点击 Plot。接着在主菜单 File-Print 的 Print 对话框中，将 Destination 点中 File，在 File name 中选择存储路径和文件名，Format 选择输出图片格式 png，得到如图 4-2-35 结果。

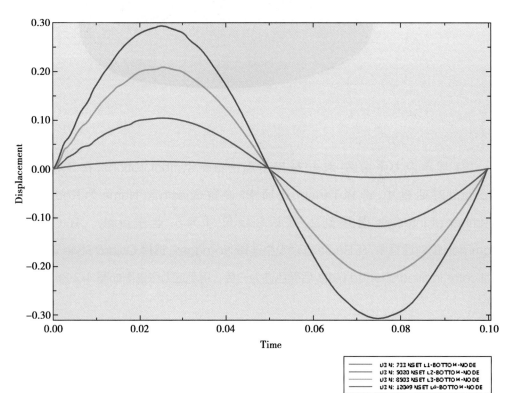

◎图 4-2-35
L_1、L_2、L_3、L_4 椎体下底面中心位移 U3 时间曲线

（七）全腰椎自由状态下模态分析

1. 问题的描述　使用 L_1-L_5 全腰椎有限元模型，进行在自由状态下的模态分析。结果提取全腰椎在自由状态下的前 30 阶固有频率和振型。

建模要点：

（1）因为是动态分析，需要添加密度属性。

（2）频率提取分析，选用线性摄动分析步（Linear perturbation）。

2. 建模过程

（1）定义密度。

（2）定义频率提取分析步：进入 step 模块，点击 ●–■，在 Name 后输入 Freq，把 Procedure type 设置为 Linear perturbation（线性摄动分析步），选中 Frequency，然后点击 continue。在 Edit step 对话框中，选择默认特征值求解器 Lanczos，并将所需特征值数目 Number of eigenvalues requested 设置 value：30。

（3）提交分析：进入 JOB 模块，选择 Job Manager，点击 creat 设置 Name 输入 Freq，Continue，在 Edit Job 对话框，在 Memory 中 Maximum preprocessor and analysis memory 后设置使用的内存百分比，在 Parallelization 中，勾选 use multiple processors 设置计算内核数。保存模型，然后 Submit 提交分析，Monitor 进行计算情况查看。

3. 后处理

（1）显示动画：在 Visualization 模块中打开结果文件，Freq.odb，点击，并使用窗口右上角提示区的 ◄◄ ◄ ► ►►，显示各阶段位移云图，（Animate：Time History）可以显示各阶振型的动画。图 4-2-36 为第 1 阶振型的位移云纹图。

（2）提取特征值：打开结果的数据文件 Freq.dat，文件中包含了所提取的特征值（eigenvalue），参与系数（participation factor）和有效质量（effective mass）。

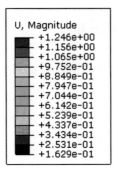

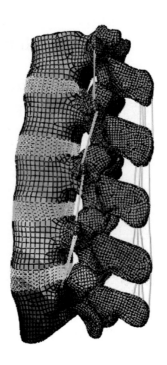

◎图 4-2-36
第一阶模态图